健康传播经典读本译丛

HEALTH COMMUNICATION IN THE 21ST CENTURY

21世纪的健康传播

（第2版）

凯文·布拉德利·赖特（Kevin Bradley Wright）

[美]　丽莎·斯帕克斯（Lisa Sparks）　　　　　著

H. 丹·奥海尔（H. Dan O' Hair）

陈　娟　译

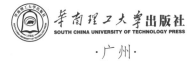
华南理工大学出版社
SOUTH CHINA UNIVERSITY OF TECHNOLOGY PRESS
·广州·

著作权合同登记号　图字：19-2020-071

图书在版编目（CIP）数据

21 世纪的健康传播：第 2 版/（美）凯文·布拉德利·赖特（Kevin Bradley Wright），（美）丽莎·斯帕克斯（Lisa Sparks），（美）H. 丹·奥海尔（H. Dan O'Hair）著；陈娟译 . —广州：华南理工大学出版社，2023.12
书名原文：Health Communication in the 21st Century（2nd Edition）
ISBN 978-7-5623-7347-6

Ⅰ . ①2… 　 Ⅱ . ①凯… ②丽… ③H… ④陈… 　 Ⅲ . ①健康－传播学 Ⅳ . ①R193

中国国家版本馆 CIP 数据核字（2023）第 065721 号

21世纪的健康传播：第2版

［美］凯文·布拉德利·赖特（Kevin Bradley Wright），［美］丽莎·斯帕克斯（Lisa Sparks），［美］H. 丹·奥海尔（H. Dan O'Hair） 著；陈娟 译

出 版 人：柯　宁
出版发行：华南理工大学出版社
　　　　　（广州五山华南理工大学17号楼，邮编510640）
　　　　　http://hg.cb.scut.edu.cn　E-mail：scutc13@scut.edu.cn
　　　　　营销部电话：020-87113487　87111048（传真）
责任编辑：张晓婷　陈　蓉
责任校对：梁樱雯
印 刷 者：广州市新怡印务股份有限公司
开　　本：787mm×1092mm　1/16　印张：20.75　字数：430千
版　　次：2023年12月第1版　印次：2023年12月第1次印刷
定　　价：68.00元

版权所有　盗版必究　印装差错　负责调换

本书框架

《21世纪的健康传播》第二版的所有章节均增添了新的议题，这些新议题囊括了健康传播研究的最新进展。除了扩大议题覆盖面，我们还新增一章（第十一章）以专门探讨政治问题与健康传播。下面，我们将对每个章节进行简要说明，并重点介绍第二版所涵盖的新研究领域。

第一章考察了与医患互动相关的关键问题和理论，包括患者的信息与情感需求、医护人员的沟通技巧训练、患者与医生健康观的差异、有效医患沟通的障碍、医疗事故与医患纠纷中的传播问题，以及医患沟通中的隐私问题。

第二章探索了与护理相关的许多传播议题和理论，包括患者与护理人员的沟通需求、临终关怀和姑息疗法以及与生命终结决策、死亡和濒死经验相关的传播议题。

第三章深入探讨了与健康相关的社会支持理论和过程。本章主要考察社会支持当前所面临的困境以及社会支持与健康结果之间的关系，以及有关各种健康互助群体的研究。

第四章通过整合跨文化传播理论和群体间理论，考察美国国内在健康和医疗服务观念上的文化差异及不同文化的医疗服务实践等主题。

第五章从组织传播理论的层面考察了医疗机构，重点讨论机构内的信息流动、管理式医疗的历史与影响、医疗业各组织之间的相互关系及医疗机构当前面临的各种问题。

第六章介绍了新传播技术在医疗服务领域的发展和应用。本章涉及多个领域，如远程医疗、互联网在协助医生和患者获取健康信息上的作用、电子病例、以计算机为媒介的互助小组以及新技术在定制和传播健康宣导信息方面的应用。

第七章聚焦大众媒介如何影响我们的健康观念、态度和行为。本章首先讨论了大众媒介的影响及其使用的相关理论，随后探讨了大众媒介信息与生活方式选择的关系、大众媒介与健康政策及直接面向消费者的广告等问题。

第八章介绍了风险传播领域的理论和相关研究。此外，本章还讨论了其他当下热议的问题，如应对恐怖主义、自然灾害以及针对高危人群的健康宣导方法等。

第九章关注的是健康传播宣导实践。本章将介绍许多与健康宣导设计、实施有关的社会影响理论，并重点介绍了以介导和人际互动的方式开展健康宣导、信息设计和宣导效果评估。

第十章讨论了与医疗服务团队相关的团队合作与群体传播理论。除此之外，跨学科的医疗团队、领导力以及医疗服务团队决策中可能出现的问题也是本章探讨的重点内容。

第十一章考察了政治与健康传播这个正在发展的领域。本章将概述在美国政治领域出现的各类健康相关问题。具体而言，本章通过框架理论探讨了媒体在政治讨论中的作用。此外，本章还就健康差距、获取医疗资源、健康类问题的污名化与歧视问题及全球健康的政治问题展开了对话。

第十二章关注到了健康传播研究中一些前途可期的领域，这些领域可能会引领未来的研究趋势。本章具体聚焦以下问题：媒体融合和自我关照、心理健康问题、跨文化健康传播的新兴趋势，以及风险／危机传播研究的发展。此外，本章还将简要讨论当前健康传播研究的一些局限性。

目录

第一部分　人际传播视角

目录

第二部分　社会、文化和组织

目录

目录

第三部分　技术与媒介的影响

目录

目录

目录

目录

绪论

《21世纪的健康传播》第二版为读者提供了一个机会，以便大家深入了解健康传播这一发展迅速且极其务实的传播学研究领域。大多数人都会认同，健康和沟通能力是人类生活中非常核心且重要的两个方面。然而，当人们从事传播学研究时，时常会被问及：到底什么是健康传播？这可能也是家人和朋友经常会问的问题——许多人不明白健康这个概念如何能与传播联系在一起。对于大多数人来说，与"健康"这个词相关的事物通常包括医生、实验室检查、候诊室、节食和锻炼，这些似乎都与传播没有关系，而"传播"这个概念则通常跟人际关系、互联网、广播和电视等词汇有关。

但是，正如我们将在本书中看到的那样，有关健康的很多事情都以复杂而有趣的方式与各种传播过程交织在一起。本书将探讨许多有趣的主题，或与传播语境相关，或以传播为导向，包括传播与健康感知、医患关系、人际关系与身体健康、卫生组织内部的传播网络、跨文化传播与健康信念、健康风险信息、健康宣导信息的设计和传播、大众媒介中的健康信息和图像，以及医疗保健服务中的新型传播技术。事实上，健康传播研究能为我们理解健康与医疗保健服务提供极为丰富的视角，我们希望阅读这本书能让大家感到兴奋和好奇。

一、学习健康传播的必要性

在过去的一个世纪里，美国和世界范围内的公共卫生和医疗保健服务都有了巨大的进步，但我们距离一个真正健康的社会和世界还有很长的道路。据统计，美国每年在医疗保健服务上的花费超过一万亿美元，医疗保健服务俨然已成为美国经济支出最大的一部分（US Census Bureau，2005）。然而，美国在为全民提供有效的医疗支持，以及最大限度的疾病和其他健康问题的预防和控制上，还存在各种问题。很多问题的严重性也许可以通过更有效的沟通来缓解，比如加强医生之间、医患之间、健康研究人员之间，以及公共卫生部门领导者与公众之间的沟通。

美国有一半的死亡事件归因于各种可避免行为和社会性因素，诸如不健康的饮食、吸烟、饮酒和不充分的锻炼（Neuhauser & Kreps，2003）。超过60%

的美国人有肥胖问题，却只有24%的人坚持适度的体育锻炼（Neuhauser & Kreps，2003）。目前的疾病筛查也十分不足。假若人们能更好地进行早期筛查，癌症的死亡率就可以降低60%（Willet，Coldtz & Muelle，1996）。如今，癌症仍然是我们面对的最重大的健康挑战之一，也是美国社会的第二大死因（American Cancer Society，2006）。研究指出，现有患者的健康维持行为（health maintenance behaviors）与死亡率之间存在着显著相关性，如一项研究发现，只有30%男性高血压患者会采取行动进行自我控制［US Department of Health and Human Services（USDHHS），1999］。此外，关于如何提高癌症和艾滋病幸存者生活质量的研究相对较少，关于通过传播过程与实践来帮助人们更好地应对终身性疾病方面的研究则更为匮乏（Kreps，2003a）。

在健康促进方面，美国很大一部分健康宣导活动并没有实质性地改善人们的健康行为（Snyder & Hamiton，2002）。例如，健康宣导的设计者们花费了数百万美元在加利福尼亚州举办"每天五份果蔬"（five a day）运动，其目的是提高民众认知，以增加民众水果和蔬菜的日常摄入量。然而，研究显示，虽然这项活动成功提升了人们对该问题的认识，但活动结束后，只有很少人真正增加了水果和蔬菜的摄入量（Foerster & Hudes，1994）。

在世界其他地区，我们可以看到很多健康问题都与传播存在着直接或间接的关系。一些全球性的问题，如医疗保健服务的缺乏、战争、贫穷、饥饿、环境问题以及健康教育的匮乏，持续困扰着世界各地的人们。不幸的是，受这些问题影响最大的却是欠发达国家及不该承受这些问题的民众。例如，非洲有超过2500万人感染艾滋病病毒/艾滋病，亚洲生活着超过600万艾滋病患者（联合国艾滋病病毒/艾滋病联合规划署，2004）。面对禽流感和恐怖主义等新近产生的问题，健康传播的研究者们正努力寻找健康风险警示的最佳途径，以帮助人们应对这类危机。

健康传播的研究者们正在致力于深入认识这些问题，以提出改进建议。尽管传播不能解释上述所有问题，但是我们深知，传播是大多数问题的一个重要的潜在因素。如果我们能更好地了解传播与健康问题之间的关系，就有可能有效地减少疾病、痛苦和死亡的发生，同时提升人们的身体和心理健康水平和社会成员对医疗保健服务的满意度。因此，本书探讨了如何理解健康传播在各种语境下对人们健康状况的改善，这些语境包括恋爱关系、社会组织和大众媒介。

二、健康传播的定义

每个人对健康或疾病都有自己的理解，然而，由于个体经验与文化差异，"健康"一词因其复杂性而很难被定义。世界卫生组织（WHO）将健康定义为一种"全方位的身体性、心理性和社会性的安康状态"（Costello，1977，p.558）。WHO 的定义将健康和疾病视作一种动态过程，而不是稳定的实体。换句话说，健康与疾病都在不断变化。该定义同时认为，健康不仅指身心健康，还包括个人的生活品质。我们将在本书中看到，在很多情况下，医疗机构中发生的各类传播问题源于人们对健康与疾病定义的不同。

如何定义传播也面临着类似的挑战。大多数对传播的定义将传播视作一个包括了信息发送者、接收者、消息本身以及传播途径的过程。然而，很多问题使得定义传播变得十分困难，例如，同时通过口头和非口头途径传达多种消息的能力、传播的互动性（当发送者与接收者相互影响时）、传播进程中的物理和心理噪音、传播渠道对发送者和接收者的数量限制，以及许多其他问题。

如果你是传播学专业的学生，那你可能已经注意到，传播学的课程通常聚焦于单一的传播语境（例如，人际传播或大众传播）。然而，健康传播研究却涵盖了许多不同的传播语境。例如，对那些从人内传播的角度切入健康传播的研究者而言，会倾向于关注人们对健康相关概念和信息的态度、信念、价值观和感受；偏向于人际健康传播的学者通常会聚焦于人际关系，例如医生与患者之间的关系，也会研究日常人际关系（比如家庭成员之间，同事和朋友之间）如何影响我们的健康。

有些健康传播的研究者会从组织层面来考察健康，他们关注卫生机构的形态，如组织内的等级制度、信息传递方式以及员工与管理者之间的关系；跨文化健康传播的研究者倾向于探讨文化在人们理解健康和疾病方面的特殊作用，以及文化差异如何影响医疗保健服务中的各类关系；有很多健康传播的研究者更偏重于社会影响，致力于通过健康信息和宣导的改进来改变大规模人群的健康行为；还有一些健康传播研究者则对大众媒介在塑造我们对健康类问题的理解及对健康和疾病的一般性理解方面的作用很感兴趣；如今，越来越多的健康传播的研究者聚焦于新技术在传播健康信息方面的作用，以及在推动有相同健康问题的人群建立社会网络和改善医患沟通方面应扮演角色的作用。

三、健康传播研究的历史

虽然"健康传播"一词在 20 世纪 70 年代中期才出现（Atkin & Marshall，1996；Rogers，1996），但传播学的研究者运用科学的方法研究健康语境中的传播问题已经有数十年之久。传播学在 20 世纪成为一门学科，而在此之前，美国已在组织各种健康问题，如酗酒、天花、食品的不当处理和存储，以及弱势群体中医疗资源不足（Peisley，2001）方面的传播和宣导上有了丰富的经验。根据 Thompson 等人（2005）的研究，健康传播领域的研究在过去 30 年中出现了指数式的增长。这种增长不仅发生在美国，也出现在世界各地的学术研究中，包括东欧／北欧国家，澳大利亚／新西兰，亚洲和英国。欧洲传播与医疗协会（European Association for Communication and Healthcare）已经创办了《患者教育与咨询》（*Patient Education and Counseling*），且每两年举办一次学术会议，吸引世界各地的来自各个学科的健康传播的研究者参会。

对传播学感兴趣的社会科学研究者在20世纪60年代后期开始研究医疗系统，这也鼓励了传播学研究者的跟进。Korsch与Negrete于1972年在《科学美国人》（*Scientific American*）上发表的《医患沟通》（*Doctor-Patient Communication*）一直被认为是健康传播领域的奠基研究（Thompson et al., 2005）。许多其他的研究成果来自医学领域，对医患互动研究有着特殊的影响。一群传播学研究背景的研究者在1972年的国际传播协会（International Communication Association）中组建了"治疗传播兴趣小组"（Therapeutic Communication Interest Group），并于1975年将其更名为"健康传播分会"（Health Communication Division）（Thompson et al., 2005）。

健康传播领域的形成为健康传播研究提供了最早的平台。国际传播协会《传播年鉴》（*Communication Yearbook*）的年度回顾中添加了许多关于健康传播的章节，这些研究开始定义并呈现这个领域。口语传播协会（Speech Communication Association）［后来更名为全美传播协会（National Communication Association）］下属的健康传播委员会（Commission on Health Communication）于1985年成立，预示着这一领域研究的进一步发展。在这之后，学术界还出现了大量聚焦于健康传播的大小型会议，包括在肯塔基大学举办的会议。

健康传播研究的推动者们创办了两种重要期刊。《健康传播》（*Health Communication*）的第一期于1989年初面世。紧随其后的是1996年创刊的《健康传播季刊》（*Journal of Health Communication*）。这些期刊向传播学和其他学科的广大读者介绍了健康传播研究，在健康传播作为一个研究领域的发展中扮演了重要的角色。

在这些发展进程中，我们发现，世界各地的大学开始增加健康传播课程。许多大学已经开设了聚焦于健康传播的项目，其他大学也在纷纷强化、扩展现有的健康传播课程内容。学者们获得健康传播研究基金的机会也在增加。此外，健康传播的研究者们开始在疾病控制中心（Center for Disease Control）、国家癌症研究所、国家药物滥用研究所（National Institute for Drug Abuse）等机构担任顾问和行政职位。

如今，健康传播研究被广泛认为是一个充满活力、理论驱动且务实的领域，且在制定国家医疗卫生政策中起到关键作用（Kreps, 2003b）。健康传播研究始终关注现实世界的重要问题，而不是学术界常见的"象牙塔"问题。Atkin与Marshall（1996）谈道：

这种专业化程度的迅猛增长得益于现实政策的需求，特别是在联邦政府的公共卫生机构以及私营医务人员间。对于解决诸如吸烟、药物滥用、不良的营养习惯和艾滋病等问题的迫切需求推动了传播过程与传播效果的系统性研究（也扩大了这个领域的资金投入）（p.479）。

健康传播为研究者提供了很多研究现实世界健康问题的机会，这让健康传播成为一个令人兴奋的研究领域。健康传播的研究者在开展非学术性的研究方面有着极为丰富的经验。实际上，你将在本书中看到的许多健康传播研究都是针对改善身体和心理健康而设计的干预措施，可以应用至各类医疗健康服务，如健康宣导、医患关系、医疗组织及新医疗技术的使用。

健康传播领域正在持续增长并呈多样化发展。新的研究方向将健康传播扩展到了许多传播学学者 30 多年前可能从未考虑过的领域，例如临终关怀和姑息疗法（hospice and palliative care）、精神信仰（spirituality）与健康、线上互助小组（on-line support groups）以及远程医疗（telemedicine）。但是，30 多年过去，许多健康传播的课题依然是当前健康传播研究的主要方向。根据 Thompson 等人（2005）对 1989—2003 年间《健康传播》研究主题的分析，超过 20% 的文章涉及医患互动，其次是健康宣导（13.4%）、风险传播（11.8%）、健康与衰老（8.4%）、语言与健康（7%）、媒体（5.9%）以及社会支持与健康（4.3%）。

健康传播领域正在使用的许多理论源自传播学、社会心理学和人类学（Atkin & Marshall，1996），这说明健康传播研究的理论在多样化的语境中发展。例如，关于医患互动的几种理论都来自人际传播研究领域，许多用于理解跨文化健康议题的理论来自人类学，与健康宣导研究相关的社会影响力理论则多从社会心理学引入。正如我们即将看到的那样，传播学研究者正在不断地完善这些早期理论，同时探索新的健康传播理论。

小结

在传播学研究中，健康传播是一个充满活力且不断发展的领域。此外，一些来自医学、公共卫生、心理学和商业学科等学科的研究者，都为人们对这一领域的认识作出了重要贡献。虽然作为一个有着清晰边界的研究领域，健康传播仅有 30 多年的历史，但美国在应对公共健康问题方面已经拥有丰富的经验，然而，无论是疾病发生率、患者对医疗保健的满意度，还是那些未达到预期结果的健康宣导数据，都在表明我们非常需要健康传播研究。许多研究者对传播的多种语境抱有兴趣，他们被健康传播吸引的原因是，这一领域具有解决重要现实问题的能力。过去 30 多年来，健康传播取得了很大的进步，但当前仍存在许多问题，它们或将在不远的将来对我们的医疗服务系统提出挑战，因此，我们认为，健康传播的研究者们正处于一个特殊的历史阶段，他们必将找到应对这些问题的方法，并最终改善医疗服务系统与民众的健康。

参考文献

American Cancer Society (2006). Cancer statistics. Retrieved January 23, 2006, from www. cancer.org.

Atkin, C., & Marshall, A. (1996). Health communication. In M. B. Salwen & D. W. Stacks (Eds), An integrated approach to communication theory and research (pp. 93 – 110). Mahwah, NJ: Lawrence Erlbaum.

Costello, D. E. (1977). Health communication theory and research: An overview. In B. D. Ruben (Ed.), Communication yearbook I (pp. 557 – 568). New Brunswick, NJ: Transaction Books.

Foerster, S. B., & Hudes, M. (1994). California dietary practices survey: Focus on fruits and vegetables, trends among adults, 1989 – 1993, topline report. Sacramento, CA: California Department of Health Services and California Public Health Foundation.

Joint United Nations Program on HIV/AIDS. (July, 2004). 2004 report on the global AIDS epidemic. Retrieved August 28, 2004, from www.unaids.org/.

Korsch, B., & Negrete, F. (1972). Doctor-patient communication. Scientific American, 227, 66 – 74.

Kreps, G. L. (2003a). The impact of communication on cancer risk, incidence, morbidity, mortality, and quality of life. Health Communication, 15, 161 – 169.

Kreps, G. L. (2003b). Opportunities for health communication scholarship to shape public health policy and practice: Examples from the National Cancer Institute. In T. L. Thompson, A. M. Dorsey, K. I. Miller, & R. Parrott (Eds), Handbook of health communication (pp. 609 – 624). Mahwah, NJ: Lawrence Erlbaum.

Neuhauser, L., & Kreps, G. L. (2003). Rethinking communication in the e-health era. Journal of Health Psychology, 8, 7 – 23.

Paisley, W. J. (2001). Public communication campaigns: The American experience. In R. E. Rice & C. K. Atkin (Eds), Public communication campaigns (3rd ed., pp. 3 – 21). Thousand Oaks, CA: Sage.

Rogers, E. M. (1996). The field of health communication today: An up-to-date report. Journal of Health Communication, 1, 15 – 23.

Snyder, L. B., & Hamilton, M. A. (2002). A meta-analysis of US health campaign effects on behavior: Emphasize enforcement, exposure, and new information, and beware the secular trend. In R. C. Hornik (Ed.), Public health communication: Evidence for behavior change (pp. 357 – 383). Mahwah, NJ: Lawrence Erlbaum.

Thompson, T. L., Robinson, J. D., Anderson, D. J., & Federowicz, M. (2005). Where have we been and where can we go? In K. B. Wright & S. C. Moore（Eds）, Applied health communication: A sourcebook. Cresskill, NJ: Hampton Press.

US Census Bureau.（2005）. Healthcare and social assistance industry data. Retrieved July 23, 2012, from www.census.gov/econ/www/servmenu.html.

US Department of Health and Human Services（USDHHS）（1999）. Health people 2000, progress review: Heart disease and stroke. Bethesda, MD: Department of Health and Human Services.

Willett, W., Colditz, G., & Mueller, N.（1996）. Strategies for minimizing cancer risk. Scientific American, 275, 325 – 333.

第一部分

人际传播视角

第一章
医患沟通

你可能在看医生时有过类似的经历：由于最近持续地咳嗽和感到乏力，你预约去医院做检查。你比预约的时间提前了 30 分钟到达医院，发现必须在等候区等待 30 分钟，护士才能将你带到检查室，而你还需要在那里再等 10 分钟才能见到医生。终于，医生到了，在用听诊器很快地检查了你的肺部，问了寥寥几个问题后，医生把护士叫进来，给你开了一些含抗生素的处方。你可能会期待医生在你身上多花一些时间，或许你还想询问自己的疾病有没有传染性，又或者你对处方药及症状会持续多久还有一些疑问。然而，你并没能找到机会说出你对自己最近频繁生病的担忧，也没来得及让医生开具一份可以用来向公司请假的诊断证明。离开医生办公室的时候，你对这次就医很不满意，因为你仍然不知道是什么原因使你生病，也不确定自己什么时候能康复，当然，还可能是因为医生没有满足你的其他需求。研究表明，提高医疗服务质量的传播干预措施应该关注医务人员和患者的沟通（Epstein et al., 2007; Sparks, 2007, 2008; Sparks & Villagran, 2010），通常而言，以患者为中心的医生被认为是更好的沟通者，因其患者满意度和配合度更高（Street, Gordon & Haidet, 2007）。

大多数医生和患者所面对的现实是，某些疾病的确诊（例如癌症或艾滋病）会伴随着恐惧的情绪，这是我们需要更加重视沟通的原因，良好的沟通可以帮助患者应对不确定性和消极情绪，而这些情绪会以前所未有的方式挑战患者的认知和情感能力（Sparks & Villagran, 2010）。医患间开诚布公的沟通可以对抗伴随疾病诊断而至的对自我认同的攻击。当患者对疾病在认知、情感和行为层面的反应，与他们必须面对和克服的生理疾病等问题杂糅在一起时，沟通变得极为重要（Villagran & Sparks, 2010）。正如上文中提及的那些不愉悦的就诊体验，你可能也在医生或者其他医疗保健服务人员那里经历过，这些问题通常都是医疗服务机构中常见的沟通问题。人们很容易认为这是医生的责任，但我们必须知道，沟通问题很少是单方面的，且很可能由多种因素导致。医患沟通可能会有助于促成理想的健康结果并改善生活质量，也可能给医患双方都造成重大的损失，其结果完全取决于我们应对问题的方法。许多患者认为医生没有聆听自己的心声，有很强的控制欲，或直接忽视了自己的许多担忧。需要指出的是，人们通常意识不到，作为患者的自己在医患关系中所扮演的角色同样很重要，患者与医生及其他医务人员进行沟通的方式也会对患者能否获得令人满意的医疗服务产生重要的影响。要知道，医务人员也希望患者对其获得的服务感到满意。当然，健康传播关注的不仅仅是患者对医务人员是否满意。在过去的几十年中，医学、护理学和传播领域的研究者广泛研究了医患沟通，他们发现，医生和患者在医疗健康语境中沟通的方式对患者身心健康、医疗差错及医疗事故诉讼等问题都可能产生潜在影响。

本章将探讨医患关系的许多问题。具体来说，本章将讨论医务人员与患者对健康、医疗保健服务需求的理解有何不同，医患沟通的特征，以及成功的和失败的医患互动所产生的种种结果。

第一节　医务人员和患者对健康与医疗的看法

医务人员和患者对健康服务及医疗保健的看法往往有着很大的差异。医务人员的视角在很大程度上受到他们所接受的专业训练、教育及他们在医疗服务机构中日常工作经验的影响，而大多数患者则通常未接受过特殊的医疗服务训练，或者说他们并不具备相关的专业知识，比如生物学和解剖学。相反，绝大部分民众每天依赖媒体、人际渠道及主观的健康常识来了解健康和医疗服务系统（Cline，2011）。在接下来的内容中，我们将会探讨医患双方对健康和医疗服务系统的不同看法，以及这些看法如何影响医务人员与患者之间的沟通，进而影响到患者的健康结果与生活质量。

一、医务人员的视角

（一）医务培训

在许多方面，医务人员通过与患者类似的方式来学习有关健康的知识（至少在他们接受专业培训之前）。例如，医务人员会像患者一样，从媒体那里学习各种对健康产生影响的议题及各种生活方式与行为。除此之外，医务人员在生活中有时候自己就会成为患者。但是，鉴于大多数医务人员所接受的专业训练，他们能通过与普通患者完全不同的视角来看待健康和医疗服务。当然，不同类型的医务人员所接受的训练的程度、时长和复杂性会有所不同。通常而言，医生、医生助理、护士和技术人员所受的教育和训练各有不同，但所有医务人员在适应医学和医疗工作方面会有一些共性。

每一位医生都经历过非常艰难的学习和技能训练，这也是医生在医疗服务从业者中地位如此高的原因之一。大多数医生在本科时就已经是医学预科专业，他们会修习大量的自然科学和生物科学的课程。像很多标准化考试一样，想要学医的学生必须参加医学院入学考试（medical college admissions test, MCAT），只有足够高分的幸运儿才能进入医学院学习。而医学院的学习对大多数医学生来说也是一个十分艰苦的过程，除了数百个学时的学习与临床培训，医学生还会经历被罚做苦工、老师与同学的尖锐批评等重要阶段。

在医学院，医生们学习并适应着正式的医学术语与非正式的"行话"。此外，医学生经常拥有特殊的地位，这种权力和地位一方面由社会赋予，另一方面，医学院的日常活动也在强化这一认知（du Pré，2004），这种强化在查房过程中就有所呈现，如医学生与患者及地位较低的医务人员（比如技术人员）的互动。如今，尽管许多医学院在教学中会强调沟通在医疗服务中的重要性，并开设了一些专门讲授沟通技巧的课程，然而，大多数的医生训练仍然集中在生理健康及临床的技术层面。结束医学院的学习后（通常需要四年的时间），（美国）大多数州要求申请医生执业许可的人必须有实习经历，并做过一段时间的住院医生（具体时间因州执照要求和专攻方向而异）。

当然，医生只是整个医疗服务系统中诸多医疗服务专业人员之一。医生助理、执业护士、技术人员、药师、职业理疗师和营养师也是我们在大多数医院和诊所中经常看见的医务人员。和医生一样，这些职业的受教育程度、训练与他们的地位各不相同。在沟通方面，这些医务人员与患者的互动同医生一样频繁（甚至更频繁），他们对病患的治疗成效也有着很重要的贡献。

在其他医疗领域，比如牙科，医务人员种类繁多且地位差异较大。牙医学院有着与医学院类似的教育、训练与压力。在牙科的世界里，牙医有着与医生类似的地位，但他们还需要其他的工种，如牙科保健员和牙科助理的帮助，这些医务人员的受教育程度与训练水平也存在较大的差异。在大多数州，成为一名牙科保健员需要获得科学学士学位，而成为一名牙科助理仅需要两年制学位或证书。医疗机构通常还有许多职员，例如接待员、办公室经理和处理医保索赔的人员。本章主要关注医生与患者的沟通，但我们也必须认识到，患者在寻求医疗服务时会与许多其他的医务人员互动，因此，本章考察的许多医生与患者之间的沟通问题也适用于其他医务人员。然而，鉴于医生的受教育水平、社会地位及他们在诊断和治疗中的重要作用，大多数健康传播研究都聚焦于医生与患者的互动。

（二）医务人员沟通技巧培训

正如你可能已观察到的，医务人员在工作中会花费大量时间与患者进行沟通。然而，迄今为止，大多数医务人员在如何与患者进行有效沟通上只接受过很少的训练。在过去的几十年中，研究人员发现，沟通技巧培训可能会改善医务人员与患者之间的沟通，且医务人员高效的沟通技巧与患者的健康成效呈正相关，包括提升配合度、对医疗服务的满意度以及对身体和心理健康的益处（Aspden, et al., 2007; Kaplan, Greenfield & Ware, 1989; Stewart, 1995）。医务人员需掌握的情感上难度最大的沟通方式，也许是以充满理解和安慰的方式将坏消息告知患者（Sparks et al., 2007; Sparks & Villagran, 2010）。患者会为医生创造表达同理心的机会，即使患者对这位医生并不熟悉，医生也常常只是通过承认当下的情形的方式来处理，并不会真正地分享自己的经验或感受（Bylund & MaKoul, 2005）。有关坏消息沟通的研究通常只注重消息本身，而非这一消息对患者或医务人员的社会或情感意义（Sparks et al., 2007）。具有同理心的沟通方式可以提升患者对医务人员沟通能力的认可，且在大多数情况下可以表达对患者感受的理解，即使实际上没有分担患者的情绪压力（Hemmerdinger, Stoddard & Lilford, 2007）。Beach 等人（2004）发现，医生很少会在医疗诊治过程中披露关于自己的事情，也很少表达个人感受，他们通常使用直接的方式来传递坏消息。

在美国的大多数大学，沟通技巧训练是医学／医疗保健服务课程设计中相对欠缺的一部分，这很大程度是因为医学院、护理学院以及其他与健康相关的职业培训中高强度的训练都针对的是生理方面的健康。近年来，在医学院和健康科学教员的努力下，医学和健康相关的课程中增添了更多关注社会心理问题的内容（包括沟通问题），但沟通技巧培训仍然只是医学和健康教育中很小的一部分。而与此同时，越来越多的研究则表明，沟通技巧——比如以适当的方式向患者传达坏消息的能力（Eggly & Tzelepis, 2001; Wakefield, Cooke & Boggis, 2003），会对患者的健康产生重要影响。这些发现引起了那些颇具影响力的组织的重视，例如美国医学院协会（Association of American Medical Colleges, 1999）。美国医学院协会要求所有医学院校都应在获取医学执照许可的过程中，面向医学生开展沟通技能的知识测试（van Zanten, Boulet & McKinley, 2007）。

尽管像美国医学院协会这样的专业医疗组织坚信沟通技巧是优质医疗保健服务的重要组成部分，但对那些正在学习成为医务人员的学生们而言，他们往往对沟通技巧培训、沟通技巧类选修课程保持非常消极的态度（Batenburg & Smal, 1997; Rees, Sheard & McPherson, 2002）。医学生要么觉得这些课程的内容是常识，要么觉得它们过于简单，并认为自己已经具备良好的行医沟通能力。相较于医学、生物学和其他自然科学的课程，传播通常被一些医学生和其他未来的医务人员视为"软科学"，或者说被认为具有较低的科学严谨性或实用价值，这容易使他们产生一些想法，如传播技巧相对而言并不重要，但这可能是因为他们没有接触过健康传播的研究者主持的复杂研究。例如，除了本科阶段选修过公共演讲课，大多数学生几乎没有接受过其他沟通方面的训练。然而，沟通技巧并不"软"，尤其是考虑到代价高昂的医疗失误所造成的巨大影响——这些失误往往与沟通中的误解有关（Cohen，2007；Valente，et al.，1988）。据统计，医疗事故造成的损失估计为8.87亿美元（Aspden et al.，2007），且医疗事故经常导致患者更大程度的痛苦并增加死亡人数（Gandhi et al.，2003）。鉴于医务人员与患者之间可能存在的大量沟通问题及其给患者带来的相关的负面结果，沟通技能的训练应该可以让医生及其他医务人员受益良多。

然而，在医学教育中添加沟通技巧课程时，"许多课程设计直到医学课程后半部分才引入沟通技巧教学，且总在强调其与临床实践部分的结合"（Humphris & Kaney，2001，p.225）。与此同时，其他医务人员，例如药理学专业的学生，他们的训练也不总是包含沟通技能的内容（Noland & Rickles，2009）。大学三年级与四年级医学生所接受的训练比一年级和二年级的学生更侧重于实际的临床工作，后者主要在教室里听课或参与针对标准化患者（假装是患者的人）的模拟培训。但是，与患者沟通的实际经验对于学习和练习医疗沟通技能更为重要。Kaufman 等人（2000）发现，那些在临床环境中拥有与患者沟通的基本技巧的医学生，他们比缺乏经验的医学生更有信心与患者沟通。与男性医学生相比，女性医学生对沟通技能学习的态度往往更为积极；研究人员还发现，男性医学生在学习沟通技能方面比女性医学生要慢一些（Marteau et al.，1991；Wright et al.，2006）。

（三）医务人员在实践中面临的挑战

（1）持续上升的医疗成本与激烈的竞争。美国国民每年在医疗保健上的支出超万亿美元，并且这个数字在未来仍会大幅增加（US Census Bureau，2005）。考虑到这些支出，今天的医疗服务系统向医务人员提出许多挑战，包括如何更好地与患者沟通、提供优质的医疗服务。为了维持财务收入，医疗卫生机构希望在为数量庞大的患者提供服务的同时降低成本，这在许多方面影响了医务人员的工作方式。在大多数美国市场，能够提供医疗服务的医院与其他医疗服务机构之间的竞争日益激烈，这的确为消费者提供了多样的选择，但医疗服务机构也因此越来越忧心忡忡，如担心被竞争对手夺走自己的市场份额。在许多城市，癌症中心、急诊医护服务及妇女健康中心等专业医疗服务组织都是大医院的有力竞争对手。尽管这些专业服务为消费者提供了更多的选择机会，但竞争依然加剧了市场的经济压力，让许多机构在增加医务人员工作量的同时，还限制了医务人员原本可以为患者提供的许多服务，以确保其财务上的竞争力。

（2）管理式医疗对医患沟通的影响。自20世纪80年代中期以来，管理式医疗的兴起一直是应对成本上升和市场激烈竞争的重要方式。管理式医疗意指"对医疗服务的供给进行财务和组织上的管理"（Lammers，Barbour & Duggan，2003）。"管理式医疗"一词经常被赋予各种负面含义，并被视为商业控制、自主权的丧失及有限选择等概念的同义词。但是，如果没有管理式医疗，大多数医务人员在经济上将很难生存，且如果没有这些组织，大多数患者将无法负担医疗服务的花费。关于管理式医疗，我们将在第五章中进行更深入的探讨。

大多数管理式医疗计划都会对医生向患者提供的治疗步骤、药物、诊断测试及其他治疗建议进行财务限制以控制成本，这种做法被称为按人头计费（capitation）。为避免昂贵的治疗步骤和服务，按人头计费会寻找成本更低的替代方案，以帮助消费者将其医疗费用控制在相对较低的水平。如果患者需要更高价的治疗方案或药物，管理式医疗计划将不会支付这些服务（或者只能支付其中的一小部分），这种情况通常会让医务人员和患者感到失望，因为患者不得不负担这些费用。最近，本书第一作者的妻子不得不让她的医生写信给她的管理式医疗机构，要求为自己增加每月600美元的药物保险覆盖，这部分花费没有出现在她的计划中，但她的医生认为该药物会对她的病情有所帮助。

管理式医疗系统往往给医务人员带来很大的压力，因为他们虽然具备为患者提供最佳医疗服务的能力，却受到患者管理式医疗计划的限制。医务人员被管理式医疗计划的局限性所束缚，一些医务人员甚至憎恶管理式医疗计划对治疗过程的干预。迫于压力，医生往往还缩短患者的疗程，这更可能会引发一些不利于医患关系的沟通问题。另外，在管理式医疗计划下，医患关系也会受到计划条款的限制，因此，当患者的计划被另一家管理式医疗机构购买，或该计划决定从可供患者选择的医疗服务中删除某医生时，医患关系将会就此中断。

（四）隐私与医患关系

在处理患者信息及医疗机构中与患者相关的信息时，医务人员经常会遇到一些困难。例如，患者通常会在治疗过程中被问及大量涉及私密信息和敏感信息（Duggan & Petronio，2009；Petronio & Sargent，2011）的问题，包括性行为、身体功能、饮食与运动习惯、对疾病的恐惧以及家庭暴力等，这些问题通常令人尴尬。与此同时，医务人员还掌握着很多患者信息，例如，绝症患者还能活多久，某些治疗方法将会导致的疼痛及花费的金额，以及一些可能侵犯患者隐私的事情。护士则一方面要知晓患者的私密信息，另一方面又需要让自己在护理过程中免受某些信息影响，因此，他们要在患者护理和患者隐私之间找寻一个平衡。

"传播隐私管理理论"（communication privacy management theory）（Petronio，2002）能帮助我们理解医务人员面对的这类困境。该理论认为，人们相信个人是自身私密信息的所有者，并有权控制自己的私密信息。但是，我们还需要考虑隐私的管理责任问题，如医务人员通常认为他们是患者信息的共同所有人（Petronio & Reierson，2009）。但需要注意的是，医疗服务过程中对患者私密信息的收集往往是单方面的，患者需要透露关于自己的敏感信息，而护士和其他医务人员则不需要与患者分享他们的敏感或私密信息。另外，就像上面提到的，护士和其他医务人员经常不会向患者透露某些信息，特别是当这些信息可能会增加患者恐惧感、不适感或侵犯患者隐私时。同时，为了保持个人和职业界限，医务人员可能会向患者隐瞒一些信息，这大概率会增加医务人员与患者间的心理距离（Petronio & Sargent，2011）。针对以上问题，传播隐私管理理论可以提供有效的理论框架，便于我们更好地理解人们沟通私密信息或敏感信息时的策略，以及如何根据具体情形和语境来调整沟通规则。

（五）医务人员对患者和沟通的理解

在医学院，医生需要接受医疗访谈的训练，但与患者进行有效沟通是一个极其复杂的过程。在一个较短的时间内，医生必须从数百种可能的疾病与治疗情况中得出一种或几种疾病的诊断，在这个过程中，患者自述的疾病史及其表达能力可以在很大程度上帮助医生排除很多不相关的、引发现有症状和担忧的情况（Mentzer & Snyder，1982）。要知道，许多疾病和健康状况都有相似的症状，如引发胸痛的原因可能是相对无害的消化不良，但也可能是心肌梗死（心脏病发作）。

确定患病原因的过程在很大程度上是一个排除法，因此，医生和其他医务人员通常需要患者提供比较详尽的信息，从而排除那些不影响患者状况的因素。对医务人员而言，从患者那里得到这类信息是一项艰难的任务，因此，他们通常会问一些问题，以帮助缩小病因的探究，同时排除那些他们认为无关的信息。医务人员很少仅依靠患者的自述，而是通过患者提供的信息，辅之以身体检查、诊断测试，以及通过咨询同行或从医学书籍与数据库中得到的信息，在互相印证后作出诊断。遵循生物医学方法的医生通常特别关注患者的身体状况，他们与患者的交流明确而具体，例如了解有关身体症状方面的情况（Rater et al.，1997）。

当存在某个医生看来不相关，但患者却认为有关联的因素时，问题往往就出现了。此时，如果医生没有理会患者提出的某个或多个说法，患者可能会认为医生很冷漠。而让事情变得更复杂的则是，医生的初步诊断并不总是正确，在这种情况下，患者如能进一步提供信息，就能极其有力地帮助医生进行正确诊断。然而，在就医过程中，患者也可能会隐瞒他们的私生活或某些令人尴尬的部位的敏感信息，此外，不同的患者描述其健康状况的能力也有所不同。例如，某些患者不想透露他们饮酒、饮食和吸烟的情况，认为这可能会导致医务人员对他们产生负面印象，或担心他们的医疗保险费用会因此而上升；许多患者也不愿意谈论他们的性器官、排便情况，以及那些他们认为不得体或不相关的话题，谈论这类话题也可能涉及种族和文化禁忌，在患者群体日渐多样化的医疗环境中，这很可能会引发一些问题。

诸如患者年龄之类的其他因素，也会影响医患沟通的效果。幼儿大多没有能力向医务人员提供有关其健康史或症状的准确信息，患有认知障碍的老年人可能记不清或很难向医生说清楚那些可以帮助医生作出正确诊断的信息（Nussbaum，Ragan & Whaley，2003），这些都对医务人员与幼儿及老年患者的沟通带来了额外的挑战。

正如你所看到的，医务人员必须拿捏好以下两者之间的分寸：一方面，他们需要从患者那里获取足以帮助他们作出正确诊断的信息，评估哪些信息可能不相关并将之排除；另一方面，他们需要鼓励患者，使之提供那些不愿透露但却可能与病情有关的信息。

医生和其他医务人员所接受的训练还包括依靠患者的语言以及非语言暗示来评估患者的健康问题，然而，医务人员既有的对患者的看法和态度可能会影响他们与患者的沟通方式。医生对患者暗示的解读不仅会影响他们与患者的互动，还会影响治疗方案的选择（Geist & Hardesty，1990）。一些社会性因素，比如患者的种族、性别和年龄，甚至外貌方面的因素，如患者是否肥胖，都会影响医生向患者提供哪些方面的信息及医生愿意探讨的治疗方案。医务人员还会评估患者在态度上的暗示，他们会观察患者是否有合作意愿，是否是一个"不合作的患者"（通常是抱怨者／争论者，或者是挑战医生权威的人）。医生通常很想摆脱"不合作的患者"。这里的问题在于，医生对患者的看法往往建立在他们与患者的交往和先前的经验之上。医生跟其他人一样可能存在选择性认知，或倾向于用过去的经验来接收新的信息。

医务人员对患者的期望通常基于患者的语言和非语言（口头或非口头）暗示，这可能会影响他们的治疗建议及其向患者提供的信息。研究发现，医务人员对患者依从性的期望会影响他们在多大程度上愿意与患者讨论、推荐患者进行结肠直肠癌筛查（Dulai et al.，2004；Shokar，Carlson & Shokar，2006）。

二、患者的视角

（一）患者的社会化

多数人对医疗系统的了解来自大众传媒、家人和朋友，以及自己在就医过程中与医务人员的互动（Brashers，Goldsmith & Hsieh，2002；Cline，2011）。每个人都曾是患者，但很少有人会批判性地审视自己如何学习成为患者，也很少会反思自己与医生互动时的交流行为。我们关于怎样当一个患者的知识大多来自大众传媒。像《实习医生格蕾》这样的电视剧会让我们对医学世界有更深入的了解，我们也通过这类节目观察患者与医务人员之间的互动。但是，这些观察有时会让人产生不切实际的期望，例如会让我们对医务人员的友善程度与效率、诊断与治疗能力都有着过高的期待。在第七章中，我们将探讨大众媒介所展示的医疗服务与个体感知到的医疗服务之间的差距。

大多数人通过日常语言来获取对健康和医疗系统的认知（Cline，2003，2011）。换句话说，我们对健康和健康状况的现实的认知是由我们的日常互动所塑造的。这种观点被称为"社会建构现实"（Berger & Luckman，1966）。在学习健康与医疗、如何成为一个好患者上，我们可以从家人和朋友那里学到很多。在我们的一生中，日常涉及与健康相关的语言也会在很长一段时间内影响我们的认知。我们与医务人员及医疗机构打交道的经验都需要通过语言来完成，而我们对疾病、医务人员、医疗系统，及许多其他有关健康的普遍看法则会被每个人身处的社交网络所使用的语言来建构。

语言很少中立。一些语言的普遍运用，如"医生是机械师"这样的隐喻，包含着对于医生和药物的特定意义与理解，且往往暗示着某种行为。例如，如果一个女人认为她的医生本质上是一个机械师，那这种理解可能会让她以特定的方式来看待医生。多数人在与机械师的互动中很少有别的交流——除了告诉他们什么需要修理，然后获得一个评估。机械师在修理散热片时也不需要关怀和同情这辆车。因此，将"医生"称为"机械师"传递着对医生行为的特定理解，比如说医生在"修复"断臂时总是冷漠且漫不经心的。

其他因素，如疾病史、性别、社会经济地位、文化以及年龄，都会在患者的社会化方面扮演着重要的角色。相比那些健康问题较少的人，那些有着持续性健康问题的人会更频繁地看医生，他们往往会对医务人员和医疗机构产生不同的看法，这些看法基于他们与医务人员的交往史以及他们长期与医疗系统打交道的经验。总体而言，美国的女性比男性更愿意寻求医疗服务，她们更有可能定期看医生，比如因女性特有的健康问题看妇科医生，她们在医疗服务方面遇到的问题也往往比男性更多（Beck，1997）。包括种族差异、性取向等的文化差异，是影响患者社会化的重要因素（详见第四章），例如一些移民不信任美国的医疗体系，也不会遵循主流的健康文化观念。最后，在对医务人员和医疗系统的看法上，老年人通常与年轻人截然不同。对许多老年人而言，在他们成长的年代，很少有人会质疑医生的权威，那时候也没有管理式医疗，这些经历往往会影响老年人对医疗服务的看法及他们与医务人员沟通的方式。这些因素不仅会影响患者对医疗服务的认知，也会影响医生，如他们经常会在与患者的交流中因对方年龄、性别、地位和种族的不同而采取不同的沟通方式。

（二）患者的感受和期望

思考一下你是如何看待健康和医疗的。人们看待它们的方式可能受到多种因素的影响，例如电视和其他大众媒介、与他人的日常互动、人们患病和去看医生的一手经验，或者所有这些因素的综合。在这些经历中，每一种感受都会影响人们对健康和医务人员的看法。随着时间的推移，这些经验会以图式（schema）的形式存储于人们的记忆中，成为指导人们行为的心理结构或模板（Reed，1988；Schank & Abelson，1977）。图式很有用，因为它有助于减少人们日常活动时思考或认知的难度。拿看医生这件事来说，如果人们的大脑每次都必须重新处理所有的信息，比如理解接待员和护士的角色、认识医疗访谈的全过程，如同从未见过这些人和事等，那就会产生所谓的认知超载，即大脑所要处理的信息过多。

幸运的是，图式为我们提供了一种心理蓝图，有助于指导我们在医疗环境中的期望和行为。但是，由于这种模式基于先前的经验，它可能会在医患交流中影响我们的期望与沟通（O'Hair，Allman & Moore，1996）。当人们对社会环境的最初期望被打破时，他们可能会作出积极或消极的反应，医疗健康环境似乎正是如此。例如，根据之前与其他医生交流的经验，一位患者希望他的新医生温暖而富有同情心，但新医生在沟通中却表现得冷漠且疏远，而违背了这种期望，那么这可能会让患者对医患互动非常不满意。但是，另一位患者（例如年长的男性）可能希望他的医生帮他做决定，如果医生鼓励他更多地参与治疗方案的选择，那这一鼓励很有可能也违背了患者的期望，患者会对这种互动感到不舒服。

事实上，患者对医生的认知与其对医患互动的期望存在很大差异，认识到这一点很重要。一些患者可能不希望与医生谈论他们的生活方式、感受，或者回答他们的问题，而其他患者可能对这些互动抱有很高的期望。然而，许多患者都希望医生技术与沟通能力双全，但医生则认为，技术能力往往才是患者最重要的期望之一（Anderson，2001）。

对医患关系更深入的认知会影响到患者的期望。例如，对医患关系持家长式医疗观念（paternalistic views of healthcare）的患者更倾向于认为，患者的任务是服从和配合，医生应在医患互动中起主导作用，毕竟医务人员要比患者更懂医疗，并会为患者的利益着想（Beisecker & Beisecker，1993）。对医患关系持家长式看法的患者会期待遇到以这种方式沟通的医务人员，也会对这样的医务人员感到满意。

但当患者对医患关系持消费主义医疗观念（consumeristic views of healthcare）时，他们更可能在与医生沟通时（例如提问、沟通疑虑时）起着积极的作用，此外，他们还期望医生在互动中不要占主导地位，也并不太强调医生的权威或地位（Beisecker & Beiscker，1993）。较之于具有家长式观念的患者，那些具有消费主义观念的患者对医患关系的期望往往有很大不同，他们更多地将这种关系视为双方的信息交换，类似于其他服务类型中的服务者和消费者之间的交易。换句话说，持消费主义医患关系理念的患者常常会觉得："我为诊治花了很多钱……我应该得到我想要的。"他们的这种需求可能会掩盖其对医生社会地位的认可。例如，想想你付了多少大学学费，如果大学生觉得课堂所得不值其所付的学费，就通常不会在乎教授是否有声望（例如，如果他们没有学到太多东西或教授很无聊）。

然而，医疗服务中的消费主义观念存在一些问题。作为患者，有时我们并不知道究竟什么才对我们最好。同样，大学生通常不具备评判某一特定学科重要性的专业知识，并且他们可能不喜欢但又被要求阅读某些书籍或做作业。同样地，患者经常会反对某些检查或环节，甚至认为它们不重要或很多余，但医生可能认为这些是治疗患者的关键环节。

在医疗健康的语境中，患者对健康的信念、对健康问题的归因会以重要的方式影响他们的行为。Martin（2007）发现，那些认为自己在工作中不太容易患上腕管综合征的人（即便所从事的工作使他们有患上腕管综合征的风险）通常不太可能向医生寻求帮助。研究发现，人们对慢性健康问题严重性的认知会影响他们看医生的频率，以及他们对建议治疗的坚持程度（Cameron & Leventhal，2003）。例如，认为自己病情不严重的哮喘患者就不大可能坚持使用糖皮质激素治疗（Chambers et al.，1999），而高血压患者如果不相信高血压会使人更容易患心脏病或中风，他们就不太可能坚持看医生或进行治疗（Kressin et al.，2007）。

（三）患者的不安

想象一下，如果你身上突然出现皮疹并迅速蔓延全身，你会有多么担心呢？这是橡树中毒、食物中毒，还是更严重的疾病？这种不安的体验会直接影响搜集和解释疾病信息的传播过程（Babrow，2001；Brashers，2001；Parrott，Stuart & Cairns，2000），并以多种方式影响医患沟通。在医患互动中，患者通常怀有很强的不确定感，因其医学知识水平通常远低于医生（Sheer & Cline，1995）。此外，来自媒体、家人和朋友的疾病信息还会互相矛盾，加之以医疗系统的不确定性等，都是医患交谈时让患者感到不适的原因（Shore，2003）。

人们会在生病和看医生时感受到种种不确定性，其来源则比较多元，例如医生所说的专业语言与话语，医护人员潜在的错误，以及一边搜集准确的信息一边尽量保持积极心态以应付疾病所带来的精神压力（Babrow，Kasch & Ford，1998）。减少疾病的不确定性可能有助于患者更好地应对健康问题，但情况并非总是如此（Czaja，Manfredi & Price，2003）。有时，诊断出威胁生命的疾病，例如癌症或艾滋病，则可能会增加而不是减少不确定性。尽管患者可能知道自己的症状由癌症引发，但诊断仍然会带来许多不确定性，比如他们接下来的症状、治疗方案，以及疾病将如何影响他们的人际关系。

奥斯汀·巴布罗（Austin Babrow）（2001）提出的问题整合理论试图研究人们在面对疾病时，为了应对不确定性而使用的健康信息管理过程。Babrow（2001，2007）认为，不确定性的含义在很大程度上取决于正在经历疾病的患者的价值观，这些价值观指导人们如何使用信息来应对不确定性；问题整合理论认为，不确定性是一个复杂的现象，有些人希望增加不确定性，而不是减少或避免不确定性（Bob，2007）。此外，一个人寻求或回避信息的期望会影响他处理健康问题的最终方式。例如，如果优先考虑阻止癌症的进展，癌症患者可能会决定搜集最积极的化疗方案来减少疾病的不确定性，而较少考虑这种治疗的副作用。而一个人如果知道自己身患癌症，这本身就可能会影响他求助他人的决定（Babrow，2007）。但是，怀疑自己感染艾滋病病毒后，有的人可能会回避信息（例如艾滋病病毒检测或有关症状的信息），因为过着具有不确定性的生活可能比知道自己感染了艾滋病病毒更让人心宽。当一个人认为感染艾滋病病毒会让自己遭受污名化时，或者害怕面对死亡时，情况尤其如此。

问题整合理论一直是一个很有用的框架，可以让我们理解患者如何面对各种健康方面的问题，包括怀孕和分娩（Matthias，2009）、乳腺癌（Dennis，Kunkel & Keyton，2008）的不确定性以及生活中的决策（Hines et al.，2001）等。问题整合理论很可能继续成为理解患者不确定性及应对未来健康问题策略的重要框架。

（四）患者的需求和目标

你有过这样的经历吗？即使感觉相对良好，但你还是会去看医生，以便从医生那里得到一张证明，以帮助你登记缺勤或缺课？也许有时候你去看医生时并没有症状，比如皮疹或胃痛，但你担心这些症状可能预示着更大的健康问题。患者与医生及其他医务人员交流时通常会有多种需求和目标，许多患者去看医生是为了缓解身体症状，但他们可能还有其他需求，包括从医生那里确认一些健康问题。例如，几年前，本书的第一作者几次因腹痛去急诊室就诊，每次都被告知"很可能是消化不良"，可以服用一种抗酸药进行治疗。当时，他正在写博士论文，几位医生都告诉他消化不良可能与压力有关。而他则认为，尽管医生认为该问题"不严重"，但他的腹痛可能与更严重的问题有关，因此，他觉得自己没有被认真对待并感到生气。终于，在某日凌晨三点，他再次由于剧烈的疼痛去到急诊室，医生决定对其进行血液与超声检查，结果发现他需要进行紧急的胆囊手术。在这种情况下，患者通常希望医生来确认他们所提出的健康问题是合理的。

即使当患者出现身体症状时，减少对症状产生原因的恐惧也应该优于控制患者症状的需求。例如，患者可能因患有持续性的皮疹而感到不适，但由于他过去与多个性伴侣有过无保护措施的性行为，再加上从宣传册中获知过包括皮疹在内的艾滋病症状，患者就可能更关心他是否感染了艾滋病病毒，而不是如何缓解皮疹症状。其他患者可能也需要向医务人员坦言自己的医疗恐惧。有些人默默承受着健康问题的困扰，他们害怕看医生，因其担心症状可能由严重的疾病（例如癌症）引发。在这种情况下，医生或许是第一个告知患者这些症状的起因的人，而患者对这些症状的担忧可能已经持续了数周、数月或数年，此时，首先应该帮助患者面对事实，而不是缓解或理解这些症状。此外，在医学访谈中，患者还需要医生传达关心、情感支持、安慰与人际温暖。对患者而言，医务人员在这些需求上对患者的满足也许与医疗需求同样重要，甚至更重要。

第二节　医患互动

随着经济社会的发展，医患沟通已发生了许多变化。直到相对较近的年代，医务人员和患者还都习惯于家长式医疗，即医生"知道得最多"而不应受质疑。如今，医务人员被鼓励投入更多的精力关注患者及其需求，而患者则要对自身的护理承担更多责任。因此，传播学研究者和医学研究者对医患沟通的兴趣倍增，甚至《美国医学协会杂志》(*Journal of the American Medical Association*) 也有针对医患沟通的专栏。本节将探讨医患沟通的特征及其与各种结果间的关系。我们首先探讨传播适应理论，这是研究医患沟通的概念框架。

一、传播适应理论——理解医患互动的框架

传播适应理论（communication accommodation theory，CAT）认为，在与不同的社会群体进行互动时，说话者会调整或修改自己的言语和非言语沟通，以相互适应（Giles, Coupland & Coupland, 1991；Giles et al., 1987）。虽然每个人都是独一无二的个体，但我们都属于一定的社会群体，而群体的划分则基于年龄、种族、族裔、社会经济背景、信仰、态度、价值观和兴趣等多个变量，我们会根据对方属于群体内（我们认为自己所属的群体）还是群体外（我们认为自己不属于的群体）来对其形成判断。根据教育、培训、地位（对于医生而言）及对健康与医疗的不同看法，医生和患者可能被视为不同社会群体中的成员。他们使用着不同的语言，而这些不同的语言还体现着双方对健康与医

疗极其不同的看法。

交际适应理论认为，对群体外部成员的认知将以多种方式影响我们的沟通。当我们通过调整自身语言与非语言的沟通方式来强调自己与另一个人的相似性（在言语、手势、话题等方面）时，这就是趋同（convergence）。虽然医生和患者来自不同的社会群体，但医生可以通过解释患者的问题或使用患者能理解的语言（而不是医学术语）与其交流。

与此相反，如果我们在交流时基于所感知到的社会群体差异来强调自己与另一个人之间的不同，这就是所谓的趋异（divergence）。在与患者交流时，医务人员可能会强调专业知识或社会地位，进而产生偏离效应。在说服患者尝试或遵守某种治疗方案时，医生可能会使用医学术语，但也可以通过其他方式来呈现自己的专业知识。与患者沟通时，医务人员如过分强调自身的专业知识或权威性，则可能导致过度适应（overaccommodation）。在这些情况下，患者可能会觉得医生是高人一等的，或是在居高临下地与他们交流（例如，像对待孩子一样说话，因患者不健康的生活方式或无法坚持治疗而对其进行惩罚）。

正如 Sparks 等人（2012）所指出的，医患关系中所有参与方都必须能充分理解对方基于社交习惯或具体语境而期待的"恰当"的对话，并在沟通时进行配合，方能达成良好互动。如何选择"恰当"的配合度取决于医患互动的具体语境，而护理关系也在医患互动中扮演着重要角色。Sparks 等人的这一研究揭示了医疗保健适应性（healthcare accommodation）在非正式医患关系中的作用。该研究显示，适应感知（perceived accommodation）可以解释 34.57% 的变量关系，并与适应性、尊重、礼貌和信任等变量之间存在相关性。这似乎说明了这些变量对医患互动的影响越来越重要，尤其在非正式的远程医疗与护理状态下。该研究使用了已通过验证的医疗保健沟通适应性量表（healthcare communication accommodation scale），测量了非正式的医务人员对其护理对象配合程度的感知，其结论正好与之前关注医务人员的配合程度是如何影响患者的坚持与治疗结果的许多研究相反。因此，适应感知这个变量足以说明，在整个医患沟通过程中，医务人员对患者配合度的感知及来自被护理人员的信任有着我们远未了解的重要性（Sparks，Rogers & Bevan，2012）。

下面，我们将讨论一些或成功或失败的医患沟通案例。基于交际适应理论的群体内与群体外差异视角，我们将尝试去理解医务人员和患者的不同看法及其如何影响医患沟通。

二、失败的医患沟通的特征

不幸的是，许多医务人员并没有听完患者自述，或随意打断，导致他们错过了诊断或一些相关的信息。正如我们在本章前面所看到的，医生与其他医务人员将大量的时间花在了病因探究上。鉴于大多数医生的工作繁重，其他压力也会限制他们与每位患者的交流（例如管理压力），医生通常会以省时为考量，来评估者健康问题的可能原因。为了以恰当的方式帮助患者，并系统地排除与患者无关的因素，医生们通常会使用一种特别的沟通方式，即自己控制对话走向。

医生可能会通过封闭式问题或向患者发出指令（例如"躺下并正常呼吸"）来控制与患者的沟通。医生会根据患者病历中的信息，提前设定与患者的对话议程。在这种情况下，病历可以为医生提供患者诉求与病史，并提示可能的病因。然而，尽管设置会面的议程可以帮助医生节省时间，但如果患者没有参与感，也可能引发沟通问题。

在医患沟通中，非语言交流往往会造成麻烦。交流会同时发生在内容层面（content level）（或者说口头表达的内容）与关系层面（relational level），后者极度依赖非语言线索。在关系层面的沟通中，权力、地位和控制通常会呈现出来。我们倾向于给地位较高的人（例如医生）更多的空间，并常常将谈话控制权让渡给他们。沟通的语调往往比实际所说的内容更能揭示两个人之间的关系。当患者向医生传递信息时，他们或自信或消极，这都会以各种方式来影响医患关系。医生可以触碰患者，但患者触摸医生则会被认为不合适，所以，患者通常要等医生去看他们，而不是他们去看医生。

O'Hair（1989）提到，医生和患者都会通过谈判来尝试控制医疗进程中的医患关系。医生的控制主要体现在质疑患者、作出断言、谈论患者的反应或打断患者等方面。患者则会试图通过询问医生、寻求某些药物或治疗方法，以及改变话题等方法来表现自己的干预。O'Hair（1989）发现，当患者不想获得控制权或以中立的信息来回应医生时，医生控制对话的可能性是患者的两倍。但是，当医生以中立的信息回应患者后，后者就不太想去获得控制权。换句话说，虽然患者有时会希望控制对话，但他们大多数时候还是选择把控制权交给医生。

如果患者将控制权交给医生（或其他医务人员），那他们面临的风险要么是无法为医生提供有助于诊断的信息，要么是在互动过程中无法满足自身需求。虽然医生有时可能需要掌控和患者的对话，但如果医生使用控制性策略来主导对话且不允许患者参与，医患沟通就一定会出现问题（Eggly & Tzelepis，2001）。在这些状况下，医务人员很有可能无法从患者那里获得有用信息，或无法满足其需求。此外，对那些感知医生控制交谈的患者而言，他们通常不会对问诊很满意，但这取决于他们对互动的期望（例如，他们对医患关系的看法是家长式的还是消费主义的）。

三、如何改善医患沟通

在医疗进程中，由于医患双方在背景、看法、需求和期望方面存在差异，他们很难达成令人满意的沟通效果。然而，了解并关注这些问题是如何影响健康结果，将为改善医患沟通走出第一步。本部分将探讨有助于改善医患沟通，进而实现双赢的两种办法。

（一）解决患者的担忧

在与患者沟通时，医务人员通常可以不显著增加互动时间就能解决一些社会心理问题，当然，是否耗费更多时间则要视具体情况而定（Brown，Stewart & Ryan，2003）。就提高患者满意度与改善其健康状况而言，解决患者的担忧至关重要（请参见下面的讨论），因此医务人员和管理式医疗组织对"以患者为中心（patient-centered）"的沟通倾注了更多的兴趣。"以患者为中心"的沟通关注患者在心理和社会环境层面作为"完整的人"的情况（Hirsch et al.，2005；Mast，Kindlimann & Langiwitz，2005）。换句话说，"以患者为中心"的理念促进了基于每个个体的个性特征、状况和背景来改进医疗效果（Smith，2002）。Roter 与 Hall（2004）开发了"以患者为中心"的量表，变量包括允许患者披露其认为有意义的信息、使用开放式问题、向患者提供信息以解决其生物医学与社会心理问题、鼓励患者自信起来，并增加各种将沟通重点转移至患者的行为。"以患者为中心"的医患沟通会带来更好的患者总体满意度，在改善生物医学及功能性恢复上也有很好的效果（Smith，2002；Wanzer，Booth-Butterfield & Gruber，2004）。

因此，越来越多的医疗中心提供了相对"全面"的途径，以更好地满足每个患者的生理与心理需求（Lefkowitz，2006），包括对传统医疗环境的调整，如通过精心设计来改善医院环境，使其更像是私人住宅中的客厅（Frey et al.，2000；Richardson et al.，2000）。此外，越来越多的医疗中心开始向患者提供传统医疗以外的替代服务，以满足其社会心理需求，例如放松疗法、按摩、咨询和互助支持小组（Wright & Frey，2008）。

Lambert 等人（1996）认为，以患者为中心的护理"要求在任何时候都必须尊重患者的需求、偏好和信念"（p.27）。Vanderford 等人（1997）则认为，患者是积极的解读者、管理者及自身健康或不健康的定义者，而不是消息的被动接收者或反应者。他们的研究提倡以患者为中心的医疗保健法，该方法有三个假设：①患者的经历至关重要；②患者的自我认定是其患病经历的核心问题；③对患者的经历必须进行语境化解读。医务人员还需要考虑患者的年龄、性别、受教育经历、需求、期望、文化观念及许多其他的健康观念和就医经历，这些都可能影响到患者在治疗期间的看法。

医务人员应避免打断患者，并应尽可能鼓励患者表达。通过了解关系性沟通（relational communication）及其特定的沟通模式，医务人员可以改变其沟通方式，以更好地适应患者。医务人员不应假定患者能够了解医患沟通中所涉及的所有内容，并且，只要有可能，就应该尝试根据患者的受教育程度和生活背景来调整自己的表达。此外，医务人员应避免用高人一等的语气与患者进行沟通，而要尊重患者的感受和他们对健康的看法，并表达对患者的关心。

Roter 与 Hall（2011）强调了医患互动研究中的非语言沟通，并认为这一领域需要更多的关注。非语言沟通是情感聆听、表达对患者的情感关怀并积极影响患者的关键组成部分。非语言沟通涉及广泛的线索，如肢体语言、手势、面部表情、眼球的转动、声调、肢体接触、时间的使用及身体姿势。医务人员的非语言沟通技巧对于解读患者的非语言线索至关重要，例如疑惑、疼痛、恐惧、焦虑、对身体触摸的敏感性，以及各种不适。成功解码此类非语言沟通的要素可以帮助医务人员更好地满足患者需求，提高后者对医患关系的满意度（Griffith et al.，2003），并可以减少导致误解或负面互动的可能性，这些都可能导致患者依从性问题、患者流失和渎职诉讼。例如，Ambady 等人（2002）发现，比起没有被诉诸法庭的医生，那些因医疗事故被起诉过的医生会在说话时带入更多负面语气。令人惊讶的是，尽管越来越多的研究都强调沟通技能培训的重要性，但现有的这类培训仍然很少涉及非语言沟通（Hall et al.，2009）。

综上，成功的以患者为中心的非语言沟通通常与以患者为中心的语言沟通密切相关（Roter & Hall，2011）。在医患沟通中，这是传达与解码一系列复杂信息及相关内容时离不开的两大要素。

（二）认识医务人员的想法与需求

Sparks 与 Villagran（2010）认为，为了促进健康信息的传播与理解，我们必须首先提升医务人员的健康知识，进而达到改善医患沟通的目的。出人意料的是，Frank 等人（2007）发现，总体而言，医务人员对影响患者健康的许多问题知之甚少，包括蚊媒疾病、受污染的饮用水等（Villagran et al.，2010）。除了与患者的互动，医疗人员还有一系列其他责任，而这些责任与实际诊断及病理学上的治疗都关系不大（Sparks & Villagran，2010）。

但是，作为最常用的健康消息来源（Pecchioni & Sparks，2007；Pennbridge, Moya & Rodrigues，1999），医务人员最主要的责任是向患者传递最相关、最新的健康信息。然而，令人惊讶的是，无论是医务人员还是医疗机构，通常并没有做好向患者及护理人员提供健康相关信息的准备，而这恰恰是正确医疗决策的必需品（Villagran et al.，2010）。健康传播的研究者越来越多地报告说，现有的治疗选择通常在不确定、模棱两可、各种错误信息充斥及情绪激动和痛苦的环境中作出，导致医学进步所带来的红利并未能惠及患者（Sparks & Villagran，2010）。因此，医务人员必须有很强的领悟力，以保证自己通过各种渠道搜集到的健康信息全面而准确，并考虑以举例的方式与患者进行最佳沟通。例如，健康素养的四个组成部分包括：①文化和概念性知识；②听和说（口语素养）；③写作和阅读（书面素养）；④计算能力（统计知识和对其他数据的认知）（IOM，2004）。

但是，促成良好的医患沟通不仅是医务人员的责任，也是患者的责任，他们需要认识到医务人员的局限性，并在整个医疗进程中发挥更积极的作用（Harrington，Noble & Newman，2004）。患者需要意识到医务人员无法包揽一切，除此之外，当今的医疗系统非常复杂，医务人员在同时诊断并治疗多名患者时要应对许多压力。虽然患者有权要求医务人员提供有尊严、优质的护理服务，但他们也应意识到医务人员只是凡人，在公事公办的情况下，医务人员所面临的职业压力可能会对医患沟通产生负面影响。患者可以掌握更多的健康知识，并在与医务人员交谈时表现出更多的自信，以改善医患沟通。当然，考虑到患者的受教育程度、健康观念、需求及对医疗的看法的多样性，这绝非易事。但是研究发现，在健康教育和患者沟通技巧的培训中增加患者的参与度，可以有效提升医患沟通（Cegala et al.，2000；Cegala，Post & McClure，2001）。Cegala 等人（2007）发现，患者在与医护人员交谈中的参与度会显著影响医生向患者提供的信息数量与类型。此外，Harrington 等人（2007）发现，较之未接受过培训的患病儿童父母，接受过沟通技能培训的父母更愿意核实信息并向医生表达他们的担忧。简而言之，所有的研究都证明了在医疗进程中增加患者参与医患互动的重要性。

第三节　医患沟通的结果

许多医疗结果的成功与失败都与医患沟通有关。尽管沟通很少是影响健康状况的唯一因素，但事实表明，沟通涉及患者对医患接触的满意度及其需求是否得到满足，其重要性显而易见。本节将探讨医患互动如何分别影响医务人员和患者。

一、医疗满意度

患者满意度似乎是与医患沟通相关的关键结果之一。对医务人员的服务满意度可能会影响其他结果，例如坚持治疗，最终改善身体的健康状况。对某位医生感到满意的患者更有可能继续找这位医生看病，也可能会将这位医生推荐给朋友和家人。当然，这也会给医务人员带来潜在的收入。

患者对医务人员的满意度在很大程度上与其人际沟通技巧有关。研究发现，满意度通常与医务人员向患者传达温暖、提供情感支持、有效性、理解与关怀的能力相关（Brown，Stewart & Ryan，2003；Kim，Kaplowitz & Johnston，2004），还与医务人员在同患者沟通时能否成功找到生物医学层面的诊疗和社会心理问题之间的平衡点（Roter et al.，1997）有关。当患者被鼓励表达担忧、提出讨论并指出问题时，他们也会对医务人员更满意（Linn，Linn & Stein，1982）。此外，患者的满意度与其对技术能力的感知等因素相关，尽管这似乎不如患者对医务人员人际沟通能力的感知那么重要（Tarrant et al.，2003）。相反，患者的不满与医务人员沟通起来不温暖或不友善、等候时间长、医务人员无法认可患者的担忧、解释不清楚医疗状况、诊断与治疗，以及医学术语的使用不当有关（Brown，Stewart & Ryan，2003）。

二、对治疗的依从性

成功的医患沟通还与患者对医务人员提供的治疗方案、健康状况管理策略是否依从相关（Colin，DiMatteo & Gelberg，1996；Kim，Kaplowitz & Johnston，2004；Moore et al.，2004）。事实上，研究人员认为，医患沟通是预测患者依从性的最重要的变量之一（Brown，Stewart & Ryan，2003；Moore et al.，2004）。不遵守处方乱吃药被称为"流行病"（Sherman，2007）和"全球范围内的严重问题"（WTO，2003），平均而言，16.4%的慢性病患者未按处方服药（Gadkari & McHorney，2010）。慢性患者群的医疗依从性主要取决于患者的感知，包括药物需求、对药物的担忧以及对药物的承受能力（Gadkari & McHorney，2010；McHorney，2009）。在这三个预测变量中，需求感知及对担忧的感知是特别强大的依从性驱动因素（McHorney，2009）。良好的医患沟通往往会让患者学到更多的知识，对自己的病情、症状和治疗选择充分了解后，患者就更有可能遵循医生的建议。在患者对医务人员可信度的认知上，沟通发挥着重要作用，研究发现，这也会影响到患者在多大程度上采纳医生推荐的治疗（Avtgis，Brann & Staggers，2006；Wrench & Booth-Butterfield，2003）。

医生在教育患者和帮助患者理解复杂的医学信息方面扮演着重要的角色（Thompson，Whaley & Stone，2011）。如果医生和其他医务人员试图向患者传递过多信息，使用过多医学术语且不解释其含义，或假设患者了解自身的治疗状况，则会增加患者不遵守医务人员的治疗建议的可能性。

此外，医务人员如果没有花时间去理解患者生活中存在的、可能会降低患者依从性的问题，则会降低患者严格遵从治疗方案的可能性。例如，假设一名医生为刚接受髋关节置换手术的老年患者开了几种药，给出了一种物理疗法，却没有询问患者日常生活的相关问题，如家庭成员是否能为其提供帮助及对药物的理解，那么，如果缺乏足够的家庭支持或交通工具，患者就可能无法接受物理治疗。在药物方面，患者可能不明白同时服用两种或三种药物会导致药物的相互作用，例如使其昏昏欲睡或恶心，而这可能会让患者无法继续使用某些或全部药物。

最后，成功的医患沟通还与身心健康状况有关，包括减轻患者的焦虑、心理困扰、减少疼痛与症状以及提高正常功能的能力（Greenfield et al.，1988；Roter et al.，1995）。

第四节　沟通与医疗事故诉讼

大多数人并不一定认为沟通在医疗事故诉讼中很重要。你可能知道，医疗事故诉讼是美国医疗体系面临的一个严重问题，其中许多诉讼都与医患沟通问题有关（Hickson et al.，2002；Wofford et al.，2004）。医疗事故诉讼对于医疗保健系统而言成本高昂，并且该费用将会以更高的医疗保险费与看病费用一起，转嫁到每个患者身上。1995—2000年间，美国医疗事故的赔偿金增加了70%，每项索赔约350万美元（Freedman，2002）。尽管大多数患者不会起诉医生，但那些打赢了医疗纠纷官司的患者通常能获得数十万至数百万美元的赔偿金。医疗事故索赔的增加导致医生需要购买医疗事故保险，医生要么无力负担该费用，要么因额外的保险费用而蒙受经济损失。

由于医疗事故诉讼，诸如美国国家医疗补助（Medicaid）、美国国家医疗保险（Medicare）这样的由美国联邦税收支持的政府医疗机构也开始寻求更多的资金支持（这导致更高的税收）。许多州已推动立法，对民众从医疗事故诉讼中获得的赔偿进行限制，但是这个问题会持续存在于将来的医疗系统中。

医患沟通问题可能会增加发生医疗事故诉讼的风险（Hickson et al.，2002；Vincent，Young & Philips，1994）。至关重要的是，我们应该要了解如何与目标人群（比如，老年人的癌症诊断）及他们的家人就其特定、微妙的健康状况进行沟通，可以降低发病率和死亡率、加深对复杂诊断的了解、提高治愈率和生存率，甚至可以减少医疗事故（Sparks，O'Hair & Kreps，2008b）。根据Brown等人（2003）的说法，如果医务人员能够提供明确的证据表明其已充分告知患者有关介入治疗的利弊，并让患者在知情状况下进行选择，就可以最大程度地减少医疗事故的发生。在未能披露风险或承诺的药物有效性超出实际时，医务人员容易受到负面评价（O'Hair，Kreps & Sparks，2007）。因此，医患关系中的有效沟通是医疗服务的重要组成部分（Sparks & Villagran，2010）。

Hickson等人（2002）发现，如果患者觉得他们在就诊期间没有得到医生或其他医务人员的良好治疗，或者他们的诉求没有得到充分解决，就会增加患者起诉医务人员或医疗机构的可能性。大多数容易提起医疗事故索赔的患者都会存在沟通问题，如感觉被医生忽视、认为医生对诊断或治疗的解释不足，或医生很匆忙（Hickson et al.，1994）。此外，如果患者认为医生不体恤自己的处境或需求、缺乏人际温暖、或者觉得他们对自己的问题不屑一顾，以及给出了具有欺骗性的回答，他们更有可能采取法律行动。相反，良好的医患沟通会带来更少的医疗事故诉讼（Beckman et al.，1994）。

第五节　医患沟通的其他挑战

在本节中，我们将讨论健康传播的研究者关注的另外两个医患沟通的挑战：向患者/亲人通报坏消息，以及与老年患者的沟通问题。

一、通报坏消息

健康传播的研究者一度更加关注医务人员如何在医疗机构中通报坏消息（Gillotti & Applegate，1999；Gillotti，Thompson & McNeilis，2002；Sparks，et al.，2007；Thompson，1994）。健康信息是一种关键资源，来源于成功的健康传播（Kreps，1988a，1988b，2003）。有效、及时的沟通可以帮助患者及其家人收集对健康有着重大威胁的信息，并帮助他们确定避免、应对这些威胁的策略（Kreps，2003）。医生越来越关注如何有效且适当地传递对患者而言是坏消息的健康信息（Mast，Kindlimann & Langiwitz，2005；Ptacek & Eberhardt，1996）。

尽管通报坏消息是医患互动的重要组成部分，但对医务人员而言，这仍然是一个令人畏惧的事情（Barnett，2004）。通报坏消息对于医生来说很困难，因此，诸如"扔炸弹"之类的短语通常被用来描述这个艰巨的任务（Baile et al.，2000；Mueller，2002）。但有效完成这项任务，有助于提高患者的满意度、减少患者的情绪反应（Mast，Kindlimann & Langiwitz，2005）。

尽管医生一直都是通报坏消息的人，但是，随着慢性病及与生活质量相关问题的增加（请参阅第二章），了解坏消息对患者和医务人员双方都会产生影响，这就凸显了其重要性。这种类型的沟通方式会极大地影响患者对医患互动及整体医疗的满意度（Whaley，1999）。此外，告知健康状况，特别是通报坏消息，对医患互动有重大影响，并与一些重要的沟通变量（如患者满意度和依从性）直接相关（Thompson，1994）。有研究表明，通报坏消息需要复杂的沟通策略，它往往不同于其他类型的医疗互动（Gillotti，Thompson & McNeilis，

2002）。然而，患者越来越希望可以了解自身的健康状况和相关诊断，这表明医生必须具备以恰当的方式告知患者其健康状况的能力（Gillotti & Applegate，1999）。即便在癌症这类紧急状况下，患者也很想知道诊断的真相（Sparks，2003a，2003b）。

在医学文献中，坏消息被定义为一个多步骤过程，该过程会导致以下情况的出现：使患者失去希望、威胁患者的身心健康、破坏患者既有的生活方式，或使患者可选择的生活模式变少（Barnett，2004；Bor et al.，1993）。换句话说，医疗语境中的坏消息是指对人的健康产生负面影响的任何信息（Buckman，1996）。尽管大多数有关坏消息的医学文献都集中于客观通报严重疾病的诊断，尤其是癌症（Hoy，1985），然而，从疣、牛皮癣、红眼病到不孕不育，坏消息所包含的内容其实很广泛。

不管坏消息的类型如何，医生都有很多难以通报的原因。一个普遍的担忧是坏消息将影响患者，这通常是人们隐瞒坏消息的原因。例如，医生经常向患者隐瞒坏消息，这是因为他们担心坏消息可能会使患者的病情恶化（Mueller，2002）。美国医学会的第一条医学道德准则就建议医生向患者传递坏消息时要小心谨慎（Vanderkieft，2001）。

二、人口统计学特征对坏消息通报方式的影响

当医务人员传递坏消息时，许多不同的人口统计特征会潜在地影响消息的通报方式。患者与医务人员的性别、年龄、种族及受教育程度都可能导致医务人员通报坏消息的策略有所不同。

例如，医患双方的性别组成就可能改变医务人员对坏消息的通报方式。当女性医务人员遇到女性患者时，她们更有可能就预防措施进行交流，如乳房和骨盆检查（Franks & Bertakis，2003）。同性别之间的沟通障碍较少，因此，医务人员会自始至终使用安慰策略（Gjerberg，2002）。另外，医务人员与患者的年龄也会影响医患互动（Eva，2002）。年长的医务人员通常扮演父母角色，倾向于习惯性地安慰患者（Thom，2001）。研究表明，医患双方无论谁更年长或更年轻，年龄都会影响患者对沟通满意度的看法（Eva，2002）。最后，患者的种族也会改变医务人员对坏消息的通报。美国医务人员向白人和非裔美国患者传递坏消息时会很直接（Ishikawa et al.，2005；Johnson et al.，2004），而向拉美人和亚洲人传递坏消息时则始终会表达安慰（Sleath，Rubin & Huston，2003；Sung，1999）。

医务人员还会根据患者的受教育水平来改变其通报坏消息的策略。受教育程度较低的患者，通常社会经济地位较低。出于一些医务人员普遍的误区，他们认为受过高等教育的患者通常对一般的医疗问题了解得更多，所以这些患

者从医务人员那里得到坏消息时往往会收到较少的信息与安慰（Alshidi et al.，2001；Duran-Tauleria & Rona，1999；Gergen，1996；Mitchell et al.，1989）。

患者对坏消息的感知可能不仅受人口统计学特征的影响，还受其个人想法与经历的影响。患者并不会统一地将大多数诊断视为坏消息，个人对坏消息的反应取决于许多个人因素，包括年龄、家庭责任和文化（Davis，1991）。例如，虽然英语国家的绝大多数患者希望了解他们的诊断与治疗情况，但在其他国家，希望获得相对充分的信息披露的个人比例却要低得多（Davis，1991）。

有效的医患沟通可以改变患者在接受治疗之前（预防）和诊断后的行为（Dearing et al.，1996；Greenfield，Kaplan & Ware，1985；Kreps & O'Hair，1995）。研究表明，许多因素会影响患者对沟通及突发坏消息呈现方式的满意度。例如，有充分的证据表明，坏消息的通报方式会极大地影响患者对消息的反应方式（Kreps & O'Hair，1995；Mast，Kindlimann & Langiwitz，2005；Mueller，2002）。

尽管应对突发性坏消息经常被认为是医生最艰巨的任务之一，但医学院通常不为这项复杂的工作提供正式培训（Vanderkieft，2001；Yedidia et al.，2003）。这方面的空白呼唤健康传播的研究者协助医务人员有效解决与突发性坏消息相关的不适与不确定性（Cegala & Lenzimeir Broz，2003）。当医务人员可以通过技能培训和模拟问诊来练习应对突发性坏消息时，他们会感到更加自信，并降低他们的孤立感（Eggly & Tzelepis，2001；Wakefield，Cooke & Boggis，2003）。有效的培训可使医务人员在通报坏消息时观察患者的个人态度与情绪反应，还可以帮助医生提高危机干预和沟通技巧（Ungar et al.，2002）。

通报坏消息的地点和社会环境很重要。医生一致认为，坏消息应该在舒适的地点传递，这样可以为患者提供私密且相对安静的空间。这个空间应足够大，可以容纳多名医务人员和患者家属（Buckman，1996；Maynard，1991）；其次，通报信息的时机很重要，应安排患者方便的时间。如果时间仓促，患者可能会认为医生对自己和治疗进程很冷漠。然而，有证据表明，尽管大多数患者想知道坏消息，但医生可能会延迟通报（Blanchard et al.；Hopper & Fischbach，1989），而且一些医生希望避免讨论病情的发展（Seale，1991），这可能是因为这种互动会带来不适感。

无论诊断的严重程度如何，突发性坏消息很明显是医疗行业令人恐惧并压力重重的事情。医学生应该学习在通报坏消息时可以使用的各种沟通策略。在这种情况下，医务人员往往可以决定患者的满意度与依从性。我们还需要指定和实施更多的培训项目，这些培训不仅要面向医学生，还要面向执业医生。通过使用规定的沟通指南，正式与非正式的医务人员以及教育者与培训者，都可以提高他们的学生与员工在坏消息互动上的信心。

三、医务人员与老年患者的沟通

65岁及以上的老人通常会花很大一部分时间与医生交流，与年轻患者相比，他们花在医院的时间更多（Thompson，Robinson & Beisecker，2004）。随着人均寿命的延长，医疗技术与新药物都会使人们有更长的时间来管理健康问题，在未来，美国老年人的就诊次数将会大量增加（Thompson，Robinson & Beisecker，2004）。

与医生的互动对老年患者的生活质量具有重要影响（Beisecker & Thompson，1995）。大多数老年人对医务人员感到满意，然而，种种对医务人员与老年患者互动的研究表明，二者之间的沟通确实存在很多问题，且这些问题都可能对老年人的医疗保健、生活质量产生负面影响（Adelman & Greene，2000；Greene & Adelman，2001，2002）。下面将详细讨论这些沟通问题。

Adelman等人（1991）发现，与年轻患者相比，医生面对年长患者时更加自视甚高且更为冷漠。医生通常不太可能与老年患者分享医疗决策（Greene et al.，1989），尽管这取决于医务人员所接受的与老年患者沟通的相关培训。在与老年患者的交流中，医生通常发起更多的话题，尽管患者提出话题的比例也相当高（Thompson，Robinson & Beisecker，2004）。

在许多医务人员与老年患者的问题互动中，都存在着患者的需求得不到满足的可能性。一项研究发现，27%的老年糖尿病患者都无法在与医生的会面中解决其当前的问题（Rost & Frankel，1993）。与其他年龄组一样，许多医生都回避解决老年患者的心理问题。研究人员发现，与老年患者沟通时，医生通常将重点放在治疗上，并倾向于花较少的时间讨论心理问题。这是因为讨论这类问题（例如感情问题和财务困难）对许多医生来说都非常不愉快，因为它们经常会引发尴尬或恐惧等强烈的情绪。因此，许多医生都非常抗拒解决老年患者的社会心理问题。在医疗进程中，以社会心理为导向的沟通可以促进医患间的社会支持交流，并在实现精准诊断、给出更适当的治疗方案上发挥重要作用。有关医务人员和老年患者的大多数研究都集中于医患关系，而关于老年患者与护士、临床工作人员及其他医务人员间的互动研究则较少。

老年患者通常对医务人员（尤其是医生）持有家长式的观念，与年轻患者相比，他们不会不信任医生，在医疗进程中也很少通过转移话题来改变或质疑医生的决定。老年患者通常不愿向医生表达抱怨、困惑、失望或误解，与医生交谈时，他们的问题要少于年轻患者（Adelman et al.，1991）。他通常也不愿在医疗进程中表露自己的担忧（Adelman et al.，1991），但研究人员认为，如果给予足够的时间让他们表达自己的担忧并提出问题，老年患者可能会更积极地向医生寻求信息。

对于老年患者而言，尤其是当他们患有多种慢性病且必须接受多种药物治疗时，遵循医疗程序可能是一个重大的问题（Coe，1997；Haug & Ory，1987）。然而，不遵守医疗程序似乎不是因为老年患者不愿意遵循医嘱。当医务人员花更多时间向老年人解释药物、交叉疗效以及治疗中其他重要的事情时，似乎会增加老年人对医疗程序的依从性（Beisecker & Thompson，1995）。

（1）对老年人的刻板印象。像社会中的其他个体（包括老年人自己）一样，如果医生对老年患者有着负面刻板印象，这可能会影响他们的沟通与治疗决策。医务人员通常认为，老年人热衷于谈论丧亲或健康问题等负面话题。不幸的是，像所有刻板印象一样，社会对老年人的刻板印象通常基于对老年人及衰老过程的误解（Hummert，Shaner & Garstka，1995）。对老年患者抱有负面刻板印象的医务人员可能会尝试减少与他们相处的时间，或带着负面刻板印象进行交流，如摆出高人一等的姿态（就像对待孩子一样和他们说话）。另外，对于老年医学知识的了解相对匮乏的医务人员可能将某些健康问题归因于年龄而不是疾病，这就会影响他们的医疗决策。虽然医生都会在医学院接受一些老年医学的培训，但只有相对少数的人专门从事老年医学研究，其他类型的医务人员即便为老年患者提供医疗服务，也不大了解衰老过程与老年人健康问题。

传播适应理论（CAT）可以作为一个有用的框架，被用来理解我们对老年人的刻板印象及医患互动的关系。传播适应理论认为，当来自不同社会群体的人进行互动时，他们会调整或修改自己的言语与非言语交流，以相互适应（Gallois，Ogay & Giles，2004；Gilles，Coupland & Coupland，1991；Gilles et al.，1987）。

回想一下，当我们根据一个人"是否属于我们这个群体"来做决定时，我们可选择多种方式与其沟通，包括趋同、趋异、过度适应或适应不足。医务人员与年长患者交流的一种常见行为是过度适应。例如，在与老年人交谈时，年轻的医务人员通常会提高音量或放慢语速，尤其当他们认为老年人有听力障碍或认知障碍时。此外，当来自不同社会群体的人感知到他们缺乏共同话题时，就会出现适应不足。如果医务人员认为自己与老年患者没有太多共同话题，他们可能会坚持"安全"的话题，如谈论天气。适应不足可能会使老年患者被剥夺更多有意义的谈话。一般而言，过度包容的行为会被认为是施舍，而不够包容的行为则会导致不满意的对话。出于专业原因，尽管医务人员的内部沟通经常需要回避患者，但在与老年患者进行互动时，医务人员应尝试统一风格，并避免沟通过度或沟通不足。

对于那些为老年患者提供服务的医务人员而言，语言管理是一项需要学习的重要沟通技能。语言管理强调接收者在接收对话时所需的能力及适应这些需求的能力，如话题选择、反馈引导等（例如，人们在谈话中发出的"嗯嗯"和"对"的声音）或转向行为（Gallois，Ogay & Giles，2004；Shepard，Giles & LePoire，2001）。在沟通过程中，语言管理非常重要，它可以向沟通对象传递他们正在被倾听的信号，并让对方理解他们想要表达的内容。类似交流反馈这样的行为可以让说话者知道有人在听，并且很专注。语言管理对于医务人员与老年患者的沟通来说非常重要，这能让患者确认可以谈论自己的需求与担忧。

与其他年龄组类似，医生与老年患者之间的成功沟通会带来更高的护理满意度、更好的病史自述、对医生治疗建议更好的依从性，以及更少的急救服务（Stuart，2002；Wasson et al.，1984）。此外，Weiss 与 Blustein（1996）发现，与医生建立长期关系的老年患者住院更少，花费也更低。

（2）陪同者对医患互动的影响。老年人的陪同者（通常是配偶或成年子女）可能会对老年患者与医务人员之间的交流产生较大影响（Adelman，Parks & Albrecht，1987）。Beisecker（1989）发现，在她的研究中，大约一半的老年人带了一个人陪同参与医患沟通。当有同伴在场时，年龄较大的患者向医生抛出的话题较少，往往不大自信，并且较少与医生进行共同决策。

在就诊期间的互动中，陪同人员通常扮演各种角色，包括帮助老年人记住信息、提供情感支持与陪伴、帮助决策，以及帮助患者提出意见或翻译。Beisecker 与 Thompson（1995）提出了医疗就诊中老年患者陪同者的三种不同角色。他们认为，扮演"看门狗"（watchdog）角色的陪同者会代表患者提供信息，或详细说明患者所提供的信息，同时也被鼓励向医生提供准确、完整的信息；扮演"另一半"（significant other）角色的陪同者则为患者和医生提供相关信息；最后，扮演"代理患者"（surrogate patient）角色的陪伴者在医疗进程中比实际患者扮演着更为积极的角色，例如为患者回答问题或提出疑虑。在这种情况下，医务人员与陪伴者的交流要多于患者。

（3）管理式医疗对医务人员与老年患者互动的影响。与管理式医疗组织、健康保险和国家老年人医疗保险制度有关的问题通常会影响医务人员与老年患者的关系。美国人在 65 岁时开始享受国家医疗保险（Medicare），该项目的福利可以帮助那些受持续性健康问题困扰的老年人负担得起医疗费用，但医保的报销会受到较大限制，例如只限定某些医务人员、治疗方式和药物的使用权限。老年人通常只能通过美国国家医保获得最低限度的报销，以支付持续性健康问题所需的药物的费用，甚至许多老年人必须减少生活中其他方面的花费才能配到药。在这些人中，有许多人无力负担（或获得）用于弥补药物价格与国家医保报销之间的差额的补充医疗保险。遗憾的是，这意味着经济能力有限的老年人可能不得不放弃一些食物或其他必需品才能吃上药，他们也有可能决定不吃药（这可能会使他们的健康状况恶化）。

虽然管理式医疗（managed care）会让医疗服务更便宜，但其对成本削减的关注可能会对医务人员与老年患者的互动产生负面影响。根据 Crystal（2002）的说法，管理式医疗机构的管理员会对医生施压，减少医生的门诊时间，这就会显著影响医务人员有效介入老年患者健康行为的能力。此外，管理式医疗实践中，为减少成本而频繁更换有管理式医疗服务许可的医务人员，则可能破坏老年患者的信任，导致那些具有处理老年患者经验的医生及其他医务人员无法与其接触，患者对整体医疗服务则更为不满（Crystal，2002）。此外，管理式医疗计划的局限性可能让医务人员与老年患者都感到非常沮丧（Stuart，2002）。

小结

受教育水平、培训和生活经验的不同必然会带来医患双方对健康与医疗的不同看法，这就使得两者间的沟通变得非常复杂。尽管医务人员与患者之间存在差异，但医患间仍然可以产生良性的、令人满意的沟通。为了实现这个目标，医患双方必须认识到他们在健康与医疗、需求、目标及互动方式等方面存在的重要差异，医患间的良性沟通可以产生很大的益处，包括患者满意度的提高、健康状况的改善及医疗成本的降低。

参考文献

Adelman, M. B., Parks, M. R., & Albrecht, T. L. (1987). Beyond close relationships: Support in weak ties. In T. L. Albrecht & M. B. Adelman (Eds), Communicating social support (pp.126-147). Newbury Park, CA: Sage.

Adelman, R. D., & Greene, M. G. (2000). Communication between older patients and their physicians. Clinics in Geriatric Medicine, 16(1), 1-24.

Adelman, R. D., Greene, M. G., & Charon, R. (1991). Issues in physician-elderly patient interaction. Ageing and Society, 2, 127-148.

Alshidi, A. M., Bener, A., Brebner, J., & Dunn, E. V. (2001). Asthma diagnosis and management in adults: Is the risk of underdiagnosis and undertreatment related to patients education levels? Journal of Asthma, 38, 121-126.

Ambady, N., LaPlante, D., Nguyen, T., Rosenthal, R., Chaumeton, N., & Levinson, W. (2002). Surgeons' tone of voice: A clue to malpractice history. Surgery, 132, 5-9.

Anderson, C. M. (2001). Communication in the medical interview team: An analysis of patients' stories in the United States and Hong Kong. Howard Journal of Communications, 12, 61-72.

Aspden, P., Wolcott, J., Bootman, J. L., & Cronewett, L. R. (2007). Preventing medication errors: Quality chasm series. National Academy of Sciences Executive Summary. Retrieved February 7, 2007 from http://www.nap.edu, 1-7.

Association of American Medical Colleges (AAMC). (1999, October). Contemporary issues in medicine: Communication in medicine (Report Ⅲ). Washington, DC.

Avtgis, T. A., Brann, M., & Staggers, S. M. (2006). Perceived information exchange and health control expectancies as influenced by a patient's medical interview situation.

Communication Research Reports, 23, 231 – 237.

Babrow, A. S. (2001). Uncertainty, value, communication, and problematic integration. Journal of Communication, 51, 553 – 573.

Babrow, A. S. (2007). Problematic integration theory. In B. B. Whaley & W. Samter (Eds), Explaining communication: Contemporary theories and exemplars (pp. 181 – 200). Hillsdale, NJ: Lawrence Erlbaum Associates.

Babrow, A. S., Kasch, C. R., & Ford, L. A. (1998). The many meanings of uncertainty in illness: Toward a systematic accounting. Health Communication, 10, 1 – 23.

Baile, W. F., Buckman, R., Lenzi, R., Glober, G., Beale, E., & Kudelka, A. P. (2000). SPIKES—A six-step protocol for delivering bad news: Application to the patient with cancer. Oncologist, 5, 302 – 311.

Barnett, M. (2004). A GP guide to breaking bad news. The Practitioner, 2, 392 – 404.

Batenburg, V., & Smal, J. A. (1997). Does a communication skills course influence medical students' attitudes? Medical Teacher, 19, 263 – 269.

Beach, M. C., Roter, D., Larson, S., Levinson, W., Ford, D. and Frankel, R. (2004). What do physicians tell patients about themselves? A qualitative analysis of physician self-disclosure. Journal of General Internal Medicine, 19, pp. 911 – 916.

Beck, C. S. (1997). Partnership for health: Building relationships between women and health caregivers. Mahwah, NJ: Lawrence Erlbaum.

Beckman, H. B., Markakis, K. M., Suchman, A. L., & Frankel, R. M. (1994). The doctor-patient relationship and malpractice: Lessons from plaintiff depositions. Archives of Internal Medicine, 154, 1365 – 1370.

Beisecker, A. E. (1989). The influence of a companion on the doctor-elderly patient interaction. Health Communication, 1, 55 – 70.

Beisecker, A. E., & Beisecker, T. D. (1993). Using metaphors to characterize doctor-patient relationships: Paternalism versus consumerism. Health Communication, 5, 41 – 58.

Beisecker, A. E., & Thompson, T. L. (1995). The elderly patient-physician interaction. In J. F Nussbaum & J. Coupland (Eds), The handbook of communication and aging research (pp. 397 – 416). Mahwah, NJ: Lawrence Erlbaum.

Berger, P. L., & Luckman, T. (1966). The social construction of reality. New York: Anchor Books.

Blanchard, C. G., Labrecque, M. S., Ruckdeschel, J. C., & Blanchard, E. B. (1988). Information and decision-making preferences of hospitalized adult cancer patients. Social Science Medicine, 27, 1139 – 1145.

Bor, R., Miller, R., Goldman, E., & Scher, I. (1993). The meaning of bad news in HIV disease: Counseling about dreaded issues revisited. Counsel Psychological Quarterly, 6, 69 – 80.

Brashers, D. E. (2001). Communication and uncertainty management. Journal of

Communication, 51, 477－497.

Brashers, D. E., Goldsmith, D. J., & Hsieh, E. (2002). Information seeking and avoiding in health contexts. Human Communication Research, 28, 258－271.

Brown, J. B., Stewart, M. A., & Ryan, B. L. (2003). Outcomes of patient-provider interaction. In T. L. Thompson, A. M. Dorsey, K. I. Miller, & R. Parrot (Eds), Handbook of health communication (pp. 141－161). Mahwah, NJ: Lawrence Erlbaum.

Buckman, R. (1996). Talking to patients about cancer. British Medical Journal, 31, 699－700.

Bylund, C., & MaKoul, G. (2005). Examining empathy in medical encounters: An observational study using the empathic communication coding system. Health Communication, 18, 123－140.

Cameron, L. D., & Leventhal, H. (2003). The self-regulation of health and illness behavior. London: Routledge.

Cegala, D. J., & Lenzimeir Broz, S. (2003). Provider and patient communication skills training. In T. L. Thompson, A. M. Dorsey, K. I. Miller, & R. Parrott (Eds), Handbook of health communication (pp. 95－119). Mahwah, NJ: Lawrence Erlbaum.

Cegala, D. J., McClure, L., Marinelli, T. M., & Post, D. M. (2000). The effects of communication skills training on patients' participation during medical interviews. Patient Education and Counseling, 41, 209－222.

Cegala, D. J., Post, D., & McClure, L., (2001). The effects of patient communication skills training on the discourse of elderly patients during a primary care interview. Journal of the American Geriatrics Society, 49, 1505－1511.

Cegala, D. J., Street, Jr., R. L., & Clinch, C. R. (2007). The impact of patient participation on physicians' information provision during a primary care medical interview. Health Communication, 2, 177－185.

Chambers, C. V., Markson, L., Diamond, J. J., Lasch, L., & Berger, M. (1999). Health beliefs and compliance with inhaled corticosteroids by asthmatic patients in primary care practices. Respiratory Medicine, 93, 88－94.

Cline, R. J. (2003). Everyday interpersonal communication and health. In T. L. Thompson, A. M. Dorsey, K. I. Miller, & R. Parrott (Eds), Handbook of health communication (pp. 285－313). Mahwah, NJ: Lawrence Erlbaum.

Cline, R. J. (2011). Everyday interpersonal communication and health. In T. L. Thompson, R. Parrott, & J. F. Nussbaum (Eds), The Routledge handbook of health communication, 2nd ed. (pp. 377－396). New York: Routledge.

Coe, R. M. (1987). Communication and medical care outcomes: Analysis of conversations between doctors and elderly patients. In R. A. Ward & S. S. Tobin (Eds), Health in aging (pp. 180－193). New York: Springer.

Cohen, M. R. (2007). Causes of medication errors. In M. R. Cohen (Ed.), Medication errors (pp. 55－66). Washington, DC: American Pharmacist Association.

Crystal, S. (2002). Commentary: Health care organizational structure, prevention, and health behavior among the elderly. In K. W. Schaie, H. Leventhal, & S. L. Willis (Eds), Effective health behavior in older adults (pp.287-299). New York: Springer.

Czaja, R., Manfredi, C., & Price, J. (2003). The determinants and consequences of information seeking among cancer patients. Journal of Health Communication, 8, 529-562.

Davis, H. (1991). Breaking bad news. Practitioner, 235, 522-526.

Dearing, J. W., Rogers, E. M., Meyer, G., Casey, M. K., Rao, N., Campo, S., & Henderson, G. M. (1996). Social marketing and diffusion-based strategies for communicating health with unique populations: HIV prevention in San Francisco. Journal of Health Communication, 1, 343-363.

Dennis, M. R., Kunkel, A., & Keyton, J. (2008). Problematic integration theory, appraisal theory, and the Bosom Buddies Breast Cancer Support Group. Journal of Applied Communication Research, 36, 415-436.

Duggan, A., & Petronio, S. (2009). When your child is in crisis: Navigating medical needs with issues of privacy management. In T. Socha & G. Stamp (Eds), Parents, children, and communication II: Interfacing outside of home (pp. 117-132). Thousand Oaks, CA: Sage.

Dulai, G. S., Farmer, M. M., Ganz, P. A., Bernaards, C. A., Qi, K., Dietrich, A. J., et al. (2004). Primary care provider perceptions of barriers to and facilitators of colorectal cancer screening in a managed care setting. Cancer, 100, 1843-1852.

du Pré, A. (2004). Communicating about health: Current issues and perspectives (2nd ed.). Boston: McGraw-Hill.

Duran-Tauleria, E., & Rona, R. J. (1999). Geographical and socioeconomic variation in the prevalence of asthma symptoms in English and Scottish children. Thorax, 54, 476-481.

Eggly, S., & Tzelepis, A. (2001). Relational control in difficult physician-patient encounters: Negotiating treatment for pain. Journal of Health Communication, 6, 323-347.

Epstein, R. M., Shields, C. G., Franks, P., Meldrum, S. C., Feldman, M. & Kravitz, R. L. (2007). Exploring and validating patient concerns: Relation to prescribing for depression. Annals of Family Medicine, 5, 21-28.

Eva, K. W. (2002). The aging physician: Changes in cognitive processing and their impact on medical practice. Academic Medicine, 77, S1-S6.

Frank, E., Elon, E., Carrera, J. S., & Hertzberg, V. S. (2007). Predictors of US medical students' prevention counseling practices. Preventive Medicine, 44(1), 76-81.

Franks, P., & Bertakis, K. D. (2003). Physician gender, patient gender, and primary care. Journal of Women's Health, 12, 73-80.

Freedman, M. (2002, June). The tort mess. Forbes. Retrieved September 29, 2002, from www. forbes. com.

Frey, L. R., Adelman, M. B., Flint, L. J., & Query, J. L., Jr. (2000). Weaving meanings together in an AIDS residence: Communicative practices, perceived health outcomes, and the symbolic construction of community. Journal of Health Communication, 5, 53 – 72.

Gadkari, A., & McHorney, C. A. (2010). Medication nonfulfillment rates and reasons: Narrative systematic review. Current Medical Research & Opinion, 26, 683 – 705.

Gallois, C., Ogay, T., & Giles, H. (2004). Communication accommodation theory: A look back and a look ahead. In W. Gudykunst (Ed.), Theorizing about intercultural communication (pp. 121 – 148). Thousand Oaks, CA: Sage.

Gandhi, T. K., Weingart, S. N., Borus, J., Seger, A. C., Peterson, J., Burdick, E., et al. (2003). Adverse drug events in ambulatory care. New England Journal of Medicine, 348, 1556 – 1564.

Geist, P., & Hardesty, M. (1990). Reliable, silent, hysterical, or assured: Physicians assess patient cues in their medical decision making. Health Communication, 2, 69 – 90.

Gergen, P. (1996). Social class and asthma, distinguishing between the disease and the diagnosis. International Journal of Epidemiology, 25, 388 – 393.

Giles, H., Coupland. N., & Coupland, J. (1991). Accommodation theory: Communication, context, and consequence. In H. Giles, J. Coupland, & N. Coupland (Eds), Contexts of accommodation: Developments in applied sociolinguistics (pp. 1 – 68). Cambridge: Cambridge University Press.

Giles, H., Mulac, A., Bradac, J. J., & Johnson, P. (1987). Speech accommodation theory: The first decade and beyond. In M. L. McLaughlin (Ed.) Communication yearbook 10 (pp.13 – 48). Beverly Hills, CA: Sage.

Gillotti, C. M., & Applegate, J. L. (1999). Explaining illness as bad news: Individual differences in explaining illness-related information. In B. B. Whaley (Ed.), Explaining illness: Research, theory, and strategies (pp.101 – 120). Mahwah, NJ: Lawrence Erlbaum.

Gillotti, C. M., & Thompson, T., & McNeilis, K. (2002). Communicative competence in the delivery of bad news. Social Science and Medicine, 54, 1011 – 1023.

Gjerberg, E. (2002). Gender differences in doctors' preference—and gender differences in final specialization. Social Science Medicine, 54, 591 – 605.

Golin, C. E., DiMatteo, M. R., & Gelberg, L. (1996). The role of patient participation in the doctor visit: Implications for adherence to diabetes care. Diabetes Care, 19, 1153 – 1164.

Greene, M. G., & Adelman, R. D. (2001). Building the physician-older patient relationship. In M. L. Hummert & J. F Nussbaum (Eds), Aging, communication, and health: Linking research and practice for successful aging (pp. 101 – 120). Mahwah, NJ: Lawrence Erlbaum.

Greene, M., & Adelman, R. (2002, January). Physician-older adult patient communication about cancer. In G. L. Kreps (Chair), Consumer-Provider Communication Symposium, Bethesda, MD.

Greene, M. G., Adelman, R., Charon, R., & Hoffman, S. (1989). Concordance between physicians and their older and younger patients in the primary care medical encounter. Gerontologist, 29, 808 – 813.

Greene, M. G., Adelman, R. D., Friedmann, E., & Charon, R. (1994). Older patient satisfaction with communication during an initial medical encounter. Social Science and Medicine, 38, 1279 – 1288.

Greenfield, S., Kaplan, S., & Ware, J. E. (1985). Expanding patient involvement in care: Effects on patient outcomes. Annals of Internal Medicine, 102, 520 – 528.

Greenfield, S., Kaplan, S. H., Ware, J. E., Jr., Yano, E. M., & Frank, H. J. (1988). Patients' participation in medical care: Effects on blood sugar control and quality of life in diabetes. Journal of General Internal Medicine, 3, 448 – 457.

Griffith, C., Wilson, J. F, Langer, S., & Haist, S. A. (2003). House staff nonverbal communication skills and standardized patient satisfaction. Journal of General Internal Medicine, 18, 170 – 174.

Hall, J. A., Roter, D. L., Blanch, D. C., & Frankel, R. M. (2009). Nonverbal sensitivity in medical students: Implications for clinical interactions. Journal of General Internal Medicine, 24, 1217 – 1222.

Harrington, J., Noble, L. M., & Newman, S. P. (2004). Improving patients' communication with doctors: A systematic review of intervention studies. Patient Education & Counseling, 52, 7 – 16.

Harrington, N. G., Norling, G. R., Witte, F. M., Taylor, J., & Andrews, J. E. (2007). The effects of communication skills training on pediatricians' and parents' communication during "sick child" visits. Health Communication, 2, 105 – 114.

Haug, M. R., & Ory, M. G. (1987). Issues in elderly patient-provider relations. Research on Aging, 9, 3 – 44.

Hemmerdinger, J., Stoddard, S., & Lilford, R. (2007). A systematic review of tests of empathy in medicine. BMC Medical Education, 24, 1 – 8.

Hickson, G. B., Wright Clayton, E., Entman, S., Miller, C., Githens, P. B. et al. (1994). Obstetricians' prior malpractice experience and patients' satisfaction with care. Journal of the American Medical Association, 272, 1583 – 1587.

Hickson, G. B., Federspiel, C. F., Pichert, J. W., Miller, C. S., Gauld-Jaerger et al. (2002). Patient complaints and malpractice risk. Journal of the American Medical Association, 287, 2951 – 2957.

Hines, S. C., Babrow, A. S., Badzek, L., & Moss, A. (2001). From coping with life to coping with death: Problematic integration for the seriously ill elderly. Health Communication, 13, 327 – 342.

Hirsch, A. T., Atchison, J. W., Berger, J. J., Waxenberg, L. B., Lafayette-Lucey, A., Bulcourf, B. B., & Robinson, M. (2005). Patient satisfaction with treatment for chronic pain: Predictors and relationship to compliance. Clinical Journal of Pain, 21, 302 – 310.

Hopper, S. V., & Fischbach, R. L. (1989). Patient-physician communication when blindness threatens. Patient Education Counsel, 14, 69 – 79.

Hoy, A. M. (1985). Breaking bad news to patients. British Journal of Hospital Medicine, 34, 96 – 99.

Hummert, M. L., Shaner, J. L., & Garstka, T. A. (1995). Cognitive processes affecting communication with older adults: The case for stereotypes, attitudes, and beliefs about communication. In J. F. Nussbaum & J. Coupland (Eds), Handbook of communication and aging research (pp. 105 – 131). Mahwah, NJ: Lawrence Erlbaum.

Humphris, G. M., & Kaney, S. (2001). Assessing the development of communication skills in undergraduate medical students. Medical Education, 35, 225 – 231.

Institute of Medicine (IOM) (2004). Health literacy: A prescription to end confusion. Washington, DC: National Academy of Sciences Press.

Ishikawa, H., Roter, D. L., Yamazaki, Y., & Takayama, T. (2005). Physician-elderly patient-companion communication and the roles of companions in geriatric encounters. Social Science Medicine, 60, 2307 – 2320.

Johnson, R. L., Roter, D., Powe, N. R., & Cooper, L. A. (2004). Patient race / ethnicity and quality of patient-physician communication during medical visits. Journal of General Internal Medicine, 19, 101 – 110.

Kaplan, S. H., Greenfield, S., & Ware, J. E., Jr. (1989). Assessing the effects of physician-patient interactions on the outcomes of chronic disease. Medical Care, 275, S110-S127.

Kaufman, D. M., Laidlaw, T. A., & Macleod, H. (2000). Communication skills in medical school: Exposure, confidence, and performance. Academic Medicine, 75, S90-S92.

Kim, S. S., Kaplowitz, S., & Johnston, M. V. (2004). The effects of physician empathy on patient satisfaction and compliance. Evaluation and the Health Professions, 27, 237 – 251.

Kreps, G. L. (1988a). Relational communication in health care. Southern Speech Communication Journal, 53, 344 – 359.

Kreps, G. L. (1988b). The pervasive role of information in health and health care: Implications for health communication policy. In J. Anderson (Ed.), Communication yearbook (Vol. 11, pp. 238 – 276). Newbury Park, CA: Sage.

Kreps, G. L. (2003). Impact of communication on cancer risk, incidence, morbidity, and quality of life [Special issue]. Health Communication, 15(2), 163 – 170.

Kreps, G. L., & O'Hair, D. (Eds). (1995). Communication and health outcomes. Cresskill, NJ: Hampton Press.

Kressin, N. R., Wang, F., Long, J., Bokhour, B. G., Orner, M. B., Rothendler, J., et al. (2007). Hypertensive patients' race, health beliefs, process of care, and medication adherence. Journal of General Internal Medicine, 22, 768 – 774.

Lambert, B. L., Street, R. L., Cegala, D. J., Smith, D. HL., Kurtz, S., & Schofield, T. (1996). Provider-patient communication, patient-centered care, and the mangle of practice. Health Communication, 9, 27 – 43.

Lammers, J. C., Barbour, J. B., & Duggan, A. P. (2003). Organizational forms of the provision of health care: An institutional perspective. In T. L. Thompson, A. M. Dorsey, K. I. Miller, & R. Parrott (Eds), Handbook of health communication (pp.319 – 345). Mahwah, NJ: Lawrence Erlbaum.

Lefkowitz, B. (2006). Community health centers: A movement and the people who made it happen. New Brunswick, NJ: Rutgers University Press.

Linn, M. W., Linn, B. S., & Stein, S. R. (1982). Satisfaction with ambulatory care and compliance in older patients. Medical Care, 6, 606 – 614.

Marteau, T. M., Humphrey, C., Matoon, G., Kidd, J., Lloyd, M., & Horder, J. (1991). Factors influencing the communication skills of first-year clinical medical students. Medical Education, 36, 127 – 134.

Martin, H. (2007). Patients' health beliefs and adaptation to carpal tunnel syndrome based on duration of symptomatic presentation. Journal of Hand Therapy, 20, 29 – 35.

Mast, M. S., Kindlimann, A., & Langiwitz, W. (2005). Recipients' perspective on breaking bad news: How you put it really makes a difference. Patient Education and Counseling, 58, 244 – 251.

Matthias, M. S. (2009). Problematic integration in pregnancy and child-birth. Contrasting approaches to uncertainty and desire in obstetric and midwifery care. Health Communication, 24, 60 – 70.

Maynard, D. W. (1991). Bearing bad news in clinical settings. In B. Dervin & M. J. Voigt (Eds), Progress in communication sciences (Vol. 10, pp. 143 – 172). Norwood, NJ: Ablex.

McHorney, C. A. (2009). The adherence estimator: A brief, proximal screener for patient propensity to adhere to prescription medications for chronic diseases. Current Medical Research and Opinion, 25, 215 – 238.

Mentzer, S. J., & Snyder, M. L. (1982). The doctor and the patient: A psychological perspective. In G. S. Sanders & J. Suls (Eds.), Social psychology of health and illness (pp.161 – 181). Hillsdale, NJ: Lawrence Erlbaum.

Mitchell, E. A., Stewart, A. W., Pattenmore, P. K., & Asher, M. I. (1989). Socioeconomic status in childhood asthma. International Journal of Epidemiology, 18, 888 – 890.

Moore, P. J., Sickel, A. E., Malat, J. Williams, D. Jackson, J., & Adler, N. E. (2004). Psychosocial factors in medical and psychological treatment avoidance: The role of the doctor-patient relationship. Journal of Health Psychology, 9, 421 – 433.

Mueller, P. S. (2002). Breaking bad news to patients. Postgraduate Medicine, 112, 3 – 18.

Noland, C. M., & Rickles, N. M. (2009). Reflection and analysis of how pharmacy students learn to communicate about medication errors. Health Communication, 24, 351 – 360.

Nussbaum, J. F., Ragan, S., & Whaley, B. (2003). Children, older adults, and women: Impact on provider-patient interaction. In T. L. Thompson, A. M. Dorsey, K. I. Miller, & R. Parrott (Eds), Handbook of health communication (pp.183 – 204). Mahwah, NJ: Lawrence Erlbaum.

O'Hair, H. D. (1989). Dimensions of relational communication and control during physician-patient interactions. Health Communication, 1, 97 – 115.

O'Hair, H. D., Allman, J., & Moore, S. D. (1996). A cognitive-affective model of relational expectations in the provider-patient context. Journal of Health Psychology, 1, 307 – 322.

O'Hair, H. D., Kreps, G. L., & Sparks, L., (2007). Conceptualizing cancer care and communication. In H. D. O'Hair, G. L. Kreps & L. Sparks (Eds), Handbook of communication and cancer care (pp. 1 – 12). Cresskill, NJ: Hampton Press.

Parrott, R., Stuart, T., & Cairns, A. B. (2000). The reduction of uncertainty through communication during adjustment to spinal cord injury. In D. O. Braithwaite T. L. Thompson (Eds), Handbook of communication and people with disabilities: Research and application (pp. 339 – 352). Hlillsdale, NJ: Lawrence Erlbaum.

Pecchioni, L., & Sparks, L. (2007). Health information sources of individuals with cancer and their family members. Health Communication, 21, 143 – 151.

Pennbridge, J., Moya, R., & Rodrigues, L. (1999). Questionnaire survey of California consumers' use and rating of sources of healthcare information including the internet. Western Journal of Medicine, 171, 302 – 305.

Petronio, S. (2002). Boundaries of privacy: Dialectics of disclosure. New York: SUNY Press.

Petronio, S., & Reirerson, J. (2009). Privacy of confidentiality: Grasping the complexities through Communication Privacy Management. In T. Afifi & W. Afifi (Eds), Uncertainty and information regulation in interpersonal contexts: Theories and application (pp. 365 – 383). New York: Routledge.

Petronio, S., & Sargent, J. (2011). Disclosure predicaments arising during the course of patient care: Nurses' privacy management. Health Communication, 26, 255 – 266.

Ptacek, J. T., & Eberhardt, T. L. (1996). Breaking bad news: A review of literature. JAMA, 276, 496 – 502.

Reed, S. K. (1988). Cognition: Theory and applications (2nd ed.). Pacific Grove, CA: Brooks/Cole.

Rees, C., Sheard, C., & McPherson, A. C. (2002). A qualitative study to explore undergraduate medical students' attitudes towards communication skills learning. Medical Teacher, 24, 289 – 293.

Richardson, M. A., Sanders, T., Palmer, L. J., Greisinger, A., & Singeltary, S. E. (2000). Complementary/alternative medicine in a comprehensive cancer center and the implications for oncology. Journal of Clinical Oncology, 18, 2505 – 2514.

Rost, K., & Frankel, R. (1993). The introduction of the older patient's problems in the medical visit. Journal of Health and Aging, 5, 387 – 401.

Roter, D. L., & Hall, J. A. (2004). Physician gender and patient-centered communication: A critical review of empirical research. Annual Review of Public Health, 25, 497 – 519.

Roter, D. L., & Hall, J. A. (2011). How medical interaction shapes and reflects the physician-patient relationship. In T. L. Thompson, R. Parrott, & J. F. Nussbaum (Eds), The Routledge handbook of health communication, 2nd ed. (pp. 55 – 68). New York: Routledge.

Roter, D. L., Hall, J. A., Kern, D. E., Barker, L. R., Cole, K. A., & Roca, R. P. (1995). Improving physicians' interviewing skills and reducing patients' emotional distress: A randomized clinical trial. Archives of Internal Medicine, 155, 1877 – 1884.

Roter, D. L., Stewart, M., Putnam, S. M., Lipkin, M. J., Stiles, W., & Inui, T. S. (1997). Communication patterns of primary care physicians. Journal of the American Medical Association, 277(4), 350 – 356.

Schank, R., & Abelson, R. (1977). Scripts, goals, and understanding. Hillsdale, NJ: Lawrence Erlbaum.

Seale, C. (1991). Communication and awareness about death: A study of a random sample of dying people. Social Science Medicine, 32, 943 – 952.

Sheer, V. C., & Cline, R. J. (1995). Testing a model of perceived information adequacy and uncertainty reduction in physician-patient interactions. Journal of Applied Communication Research, 23, 44 – 59.

Shepard, C. A., Giles, H., & Le Poire, B. A. (2001). Communication accommodation theory. In W. P. Robinson & H. Giles (Eds), The new handbook of language and social psychology (2nd ed.). Chichester: John Wiley.

Sherman, F. (2007). Medication nonadherence: A national epidemic among America's seniors. Geriatrics, 62, 5 – 6.

Shokar, N. K., Carlson, C. A., & Shokar, G. S. (2006). Physician and patient influences on the rate of colorectal cancer screening in a primary care clinic. Journal of Cancer Education, 21, 84 – 88.

Shore, D. A. (2003). Communicating in times of uncertainty: The need for trust. Journal of Health Communication, 8, 13 – 14.

Sleath, B., Rubin, R. H., & Huston, S. A. (2003). Hispanic ethnicity, physician-patient communication, and antidepressant adherence. Comprehensive Psychiatry, 44, 198 – 204.

Smith, R. C. (2002). Patient-centered interviewing: An evidence-based method (2nd ed.). Philadelphia, PA: Lippencott Williams & Wilkins.

Sparks, L. (2003a). An introduction to cancer communication and aging: Theoretical and research insights. Health Communication, 15, 123 – 132.

Sparks, L. (Ed.). (2003b). Cancer communication and aging [Special Issue]. Health Communication, 15(2), 123 – 258.

Sparks, L. (2007). Cancer care and the aging patient: Complexities of age-related communication barriers. In H. D. O'Hair, L. Sparks, & G. L. Kreps (Eds), Handbook of communication and cancer care (pp. 233 – 249). Cresskill, NJ: Hampton Press.

Sparks, L. (2008). Family decision-making. In W. Donsbach (Ed.) The international encyclopedia of communication, 4, (pp. 1729 – 1733). Oxford, UK and Malden, MA:

Wiley-Blackwell.

Sparks, L., & Villagran, M. (2008). La Communicación en el Cancer: Communicación y apoyo emocional en el laberinto del cancer. [English translation: Communication and emotional support in the cancer maze.] Spain: Aresta.

Sparks, L., & Villagran, M. (2010). Patient and provider interaction: A global health communication perspective. Cambridge: Polity Press.

Sparks, L., Rogers, K., & Bevan, J. (2012). Factors in distant caregiving relationships: An intergroup communication approach. Journal of Communication in Healthcare, 5, 12 – 22.

Sparks, L., O'Hair, H. D., & Kreps, G. L. (Eds)(2008a). Cancer communication and aging. Cresskill, NJ: Hampton Press.

Sparks, L., O'Hair, H. D. & Kreps, G. L. (2008b). Conceptualizing cancer communication and aging: New directions for research. In L. Sparks, H. D. O'Hair, & G. L. Kreps, (Eds), Cancer communication and aging (pp.1 – 14). Cresskill, NJ: Hampton Press.

Sparks, L., Villagran, M., Parker-Raley, J., & Cunning-ham, C. (2007). A patient-centered approach to breaking bad news: Communication guidelines for health care providers. Journal of Applied Communication Research, 35, 177 – 196.

Stewart, M. A. (1995). Effective physician-patient communication and health outcomes: A review. Canadian Medical Association Journal, 152, 1423 – 1433.

Street, R. L., Jr., Gordon, H., & Haidet, P. (2007). Physicians' communication and perceptions of patients: Is it how they look, how they talk, or is it just the doctor? Social Science Medicine, 65, 586 – 598.

Stuart, B. (2002). How provider payment policies affect the health-care-seeking behavior of the elderly. In K. W. Schaie, H. Leventhal, & S. L. Willis (Eds), Effective health behavior in older adults (pp. 191 – 228). New York: Springer.

Sung, C. L. (1999). Asian patients' distrust of western medical care: One perspective. Mount Sinai Journal of Medicine, 66, 259 – 320.

Tarrant, C., Windridge, K., Boulton, M., Baker, R., & Freeman, G. (2003). Qualitative study of the meaning of personal care in general practice. British Medical Journal, 326, 1310 – 1315.

Thom, D. H. (2001). Physician behaviors that predict patient trust. Journal of Family Practice, 50, 323 – 328.

Thompson, T. L. (1994). Interpersonal communication and health care. In M. L. Knapp & G. R. Miller (Eds.), Handbook of interpersonal communication (pp.696 – 725). Newbury Park, CA: Sage.

Thompson, T. L., Robinson, J. D., & Becisecker, A. E. (2004). The older patient-physician interaction. In J. F. Nussbaum & J. Coupland (Eds.), Handbook of communication and aging research (2nd ed., pp.451 – 477). Mahwah, NJ: Lawrence Erlbaum.

Thompson, T. L., Whaley, B. B., & Stone, A. M. (2011). Explaining illness: Issues concerning the co-construction of explications. In T. L. Thompson, R. Parrott, & J. F. Nussbaum (Eds), The Routledge handbook of health communication, 2nd ed. (pp.293 – 305). New York: Routledge.

Ungar, L., Alperin, M., Amiel, G. E., Bcharier, Z., & Reis, S. (2002). Breaking bad news: Structured training for family medicine residents. Patient Education and Counseling, 48, 63 – 68.

US Census Bureau. (2005). 2005 service sector annual survey: Health care and social assistance services. Retrieved July 23, 2012, from: www. census. gov/svsd/www/services/sas/ sas_data/ sas62. htm.

Valente, C. M., Antlitz, A. M., Boyd, M. D., & Triosi, A. J. (1988). The importance of physician-patient communication in reducing medical liability. Maryland Medical Journal, 37, 75 – 78.

Vanderford, M. L., Jenks, E. B., & Sharf, B. F. (1997). Exploring patients' experiences as a primary source of meaning. Health Communication, 9, 13 – 26.

Vanderkieft, G. K. (2001). Breaking bad news. American Family Physician, 64, 1975 – 1978.

van Zanten, M., Boulet, J. R, & McKinley, D. (2007). Using standardized patients to assess the interpersonal skills of physicians: Six years' experience with a high-stakes certification examination. Health Communication, 22, 195 – 205.

Villagran, M. M., & Sparks, L. (2010). Social identity and health contexts. In H. Giles, S. Reid, & J. Harwood (Eds), The dynamics of intergroup communication (pp. 235 – 248). New York & Berlin: Peter Lang.

Villagran, M. M., Weathers, M. Keefe, B., & Sparks, L. (2010). Medical providers as global warming and climate change health educators: A health literacy approach. Communication Education, 59(3), 312 – 327.

Vincent, C., Young, M., & Philips, A. (1994). Why do people sue doctors? A study of patients and relatives taking legal action. Lancet, 343, 1609 – 1613.

Wakefield, A., Cooke, S., & Boggis, C. (2003). Learning together: Use of simulated patients with nursing and medical students for breaking bad news. International Journal of Palliative Nursing, 9, 32 – 40.

Wanzer, M. B., Booth-Butterfield, M., & Gruber, K. (2004). Perceptions of health care providers' communication: Relationships between patient-centered communication and satisfaction. Health Communication, 16, 363 – 384.

Wasson, J. H, Sauvigne, A. E., Mogielmicki, R. P, Frey, W. G, Sox, C. H, Gaudette, C., & Rockwell, A. (1984). Continuity of outpatient medical care in elderly men: A randomized trial. Journal of the American Medical Association, 252, 2413 – 2417.

Weiss, L., & Blustein, J. (1996). Faithful patients: The effect of long-term physician-patient relationships on the costs and use of health care by older Americans. American Journal of Public Health, 86, 1742 – 1747.

Whaley, B. B. (Ed.). (1999). Explaining illness: Research, theory, and strategies. Mahwah, NJ: Lawrence Erlbaum.

Wofford, M. M., Wofford, J. L., Bothra, J., Kendrick, S. B., Smith, A., & Lichstein, P. R. (2004). Patient complaints about physician behaviors: A qualitative study. Academic Medicine, 79, 134−138.

World Health Organization. (2003). Adherence to long-term therapies. Geneva: World Health Organization.

Wrench, J. S., & Booth-Butterfield, M. (2003). Increasing patient satisfaction and compliance: An examination of physician humor orientation, compliance-gaining Strategies, and perceived credibility. Communication Quarterly, 51, 482−503.

Wright, K. B., & Frey, L. R. (2008). Communication and care in an acute cancer center: The effects of patients' willingness to communicate about health, healthcare environment perceptions, and health status on information seeking, participation in care practices, and satisfaction. Health Communication, 23, 369−379.

Wright, K. B., Bylund, C., Ware, J., Parker, P., Query, J. L., Jr., & Baile, W. (2006). Medical student attitudes toward communication skills training and knowledge of appropriate provider-patient communication: A comparison of first-year and fourth-year medical students. Medical Education Online, 11, Available: http: //www. med-ed-online. org.

Yedidia, M. J., Gillespie, C. C., Kachur, E., Schwartz, M. D., Ockene, J. O., Chepatis, A. E., Snyder, C. S., Lazare, A., & Lipkin, M. (2003). Effect of communications training on medical student performance. JAMA, 290, 1157−1165.

第二章

护理与沟通

尽管你可能永远不需要照顾患病的亲人，但你很有可能在未来的某个时候成为护理人员。大多数年轻人不会考虑为患者提供陪护。陪护是人一生中可能经历的最困难但也最有意义的过程之一。虽然已预料到挑战如此令人生畏，但我们大多数人都没有做好准备，以应对即将到来又相对未知的陪护挑战。目前，约有6570万美国人（占美国成年人的29%）从事非正式护理服务［全国护理联盟/美国退休人员协会（NAC/AARP），2009］。其中，500万～700万人提供远程服务（Benefield & Beck，2007）。

根据美国国家家庭护理人员协会（National Family Caregivers Association，2005）的统计数据，美国有超过5000万护理人员。这些人通常是患者的家庭成员和朋友，他们的护理并没有报酬。由于平均寿命的延长、老龄人口的增加，以及医疗技术的进步帮助了那些长期受疾病困扰的患者延长了生命，可以预计未来几十年内，美国的非专业护理人员数量将会增加（Stoltz，Uden & Willman，2004）。值得注意的是，家庭护理是无偿的，也可能会持续很长一段时间，近乎一个持续性的时间投入（Baillie，2007）。此外，如果护理人员认为没有其他可选择的人或其他替代方案，那么，家庭护理会成为一个被动的决定（Brereton & Nolan，2000）。正如Bevan 与 Sparks（2010）所指出的，护理经历通常会导致家庭进入转型期，人们必须视情况来调整家庭成员间的沟通与行为，以应对家庭压力的变化，变得坚韧并保持情感上的稳定。因此，在远程家庭护理中，沟通能力尤为重要，研究表明，家庭沟通、健康与对癌症等疾病的调试能力之间存在相关性（Helgeson & Cohen，1999）。

马克·吐温曾经说过："用词准确与用词几乎准确之间的差异如同闪电与萤火虫之间的区别。"对于患者而言，成功、高效的护理离不开良好的沟通。从发病到康复或死亡，患者会在这一进程中遇到许多正式或非正式的护理人员和医务人员。可惜的是，在我们的现有文化下，大多数人并不愿意谈论护理和死亡过程。因此，当我们护理某人或处理亲人的死亡时，会发现自己往往没有做好准备。照顾一个长期身缠疾病的亲人，并看着其一步步走向死亡，是一件非常困难的事情，但对死亡或临终的讨论却是我们文化中的禁忌。年轻人总觉得陪护亲人距离自己还很遥远。令人遗憾的是，研究人员发现，非专业护理人员通常没有做好应对挑战的准备，并且也常常发现自己很难满足家人和其他亲人的需求（Andrews，2001；Sarna & McCorkle，1996）。

　　研究人员发现，美国的医疗体系往往无法为临终者提供充分的护理（Field & Cassel，1997；Foley & Gelband，2001），临终者经常因疼痛和社会心理问题而面临着诊断与治疗不足（Bernabei et al.，1998；Martin，Emanuel & Singer，2000；Reb，2003）。此外，临终者并不总是受到尊重，他们与医务人员存在着沟通问题，家庭成员也很难在其临终期间得到足够的社会支持（Lawton，2000）。在美国和其他国家（或地区），临终护理（end-of-life care）通常由医生和护士提供，但他们在照顾临终者方面的培训还远远不够（Barclay et al.，2003；Rhymes，1990）。因此，研究人员建议我们应该就这些问题去学习如何进行有效沟通，并从社会层面采取措施来改善临终护理（Sparks，2003；Travis，Sparks-Bethea & Winn，2000）。本章将围绕护理过程、临终护理及临终过程中的沟通展开探讨。

第一节　护理

一、需要长期护理的患者与护理人员特征

　　护理人员被定义为"向患病或残障的亲戚（或朋友）提供无偿帮助或为其安排帮助的人"（Donelan et al.，1998，p.243）。正如我们前面提到的，社会中有越来越多的人正在成为护理人员（Sparks，Travis & Thompson，2005；Travis & Sparks-Bethea，2001；Travis，Sparks-Bethea & Winn，2000）。这些人中的许多人，例如中年人，会发现自己既要抚养孩子又要赡养父母，这就是所谓的"三明治一代"（Richards，Bengston & Miller，1989；Williams & Nussbaum，2001）。护理工作是一个潜在的公共卫生问题，它将给本身就深陷各种疾病的护理人员带来挑战（Talley & Crews，2007）。护理工作与护理人员的健康程度呈负相关，美国有 17% 的护理人员健康状况一般或较差，而这一比例在普通成年人中为 13%（NAC / AARP，2009）。随着人类寿命的延长，个体的寿命也在增加，并且随着医学的进步，那些长期疾病缠身的人也可能活得很久。然而，尽管医学的进步能够延年益寿，但绝症患者依然会因疾病而感到疼痛、不适，带病生活与即将离世的现实，以及疾病可能限制其行动能力甚至使其生活无法自理，这些都会造成患者心理上的困扰。

　　变老不一定意味着不健康或需要亲人照顾。目前，只有大约 5% 的老年人

会接受机构的长期护理，但随着婴儿潮一代的老龄化，这一数字预计在未来几十年内还会增加（Blevins & Deason-Howell，2002）。尽管65岁以上的人占了美国死亡人口的绝大部分，但大多数老年人还是健康的（Blevins & Deason-Howell，2002）。据统计，美国大多数需要长期帮助的老年人由其家庭成员来照顾（Sparks-Bethea，2002），在未来，需要照顾父母的中年夫妻数量预计会增加（Moody，1994）。

尽管大多数人倾向于把疾病缠身等同于老年人，但我们要记住，任何年龄阶段的人都可能需要长期护理。某些疾病（例如某些类型的癌症）会影响各年龄段的人（尽管老年人患大部分癌症的风险更高），此外，也有一些需要长期护理的疾病（例如艾滋病）更常见于年轻人。大多数死于长期性疾病的人都患有心脑血管疾病和癌症（Centers for Disease Control and Prevention，2004）。

在社会中，有经济能力为亲人请专业护工的人相对较少，因此他们会选择自己承担责任。作为护理人员、伴侣和家庭成员，他们可能需要花大量时间来满足父母的基础生理活动，但大多数人却没有陪护所必需的经验、技能或经过专业的培训。研究表明，随着老龄人口的不断增加，对老年人长期的综合护理往往会成为他们的家庭责任（Miller et al.，2008）。成年子女和家庭中的女性比男性更容易成为护理人员（Fowler & Fisher，2009；Wolff & Kasper，2006），因为女性的寿命比男性长，而且男性更倾向于娶比自己年轻的女性。此外，女性常常被认为比男性更擅长护理，这些观念形成了社会期望，即女性比男性更适合成为护理人员。不幸的是，这些刻板印象直接导致社会中的女性承担了成为护理人员的责任，但其实，她们中的许多人并没有做好准备（Fowler & Fisher，2009）。这些女性护理人员中有许多只有固定收入，经济能力和社会资源有限（Williams & Nussbaum，2001）。此外，诸如刻板印象、记忆力和语言问题等代际障碍也会给老年人带来许多沟通问题，这也可能造成冲突，阻碍有效的医疗护理（Sparks & Nussbaum，2008）。

二、远程护理

Bevan与Sparks（2011）将远程护理（long-distance caregiving）定义为在空间距离较远的情况下从事护理工作。远程护理在美国越来越常见（Bevan & Sparks，2011），并对信息质量、不确定性及护理的质量产生了很大影响（Bevan，Jupin & Sparks，2011），远程护理不仅会加剧信息回避和对健康护理的负面看法，也会增加人际冲突和远程护理中的健康问题（Bevan et al.，2012）。随着家庭住宅间的距离增加（Zechner，2008），为老人提供远程护理的人的压力往往也会增大。研究表明，距离通常会带来额外的护理负担（Kelsey & Laditka，2009；Mitnick，Leffler & Hood，2010）。美国内科医生协会（the

American College of Physicians）在他们的护理人员道德准则中建议医生"认识到空间距离遥远的护理人员可能面临独特的挑战"（Mitnick，Leffler & Hood，2010，p. 257）。此外，将空间距离与情感支持联系起来也是人际传播和健康传播的相关研究领域，因为这类研究涉及那些旨在帮助他人应对情感困扰的信息（Burleson，2003）。研究表明，一些远程家庭护理人员的主要责任是提供情感支持（Roff et al.，2007）。对于护理创伤性脑损伤患者的兄弟姐妹而言，情感支持（包括鼓励、一般支持和陪伴以及抽空查看）通常与空间距离无关（Degencffe & Burcham，2008）。另外，在成年子女对父母的护理中，未来预期的情感支持并不会因空间距离改变而发生改变（Baldassar & Baldock，2000；Baldassar，Wilding & Baldock，2007）。

Bevan 等人（2012）研究了远程护理中与负面健康感知相关的冲突频率和策略。结果表明，冲突频率及分散、回避的冲突策略都正向预测了远程护理人员的负面健康感知。但是，在远程护理中，合作、妥协与负面健康感知无关。此外，Koerner 等人（2010）认为家庭在提供护理方面的冲突越频繁，护理人员的不健康症状就越多。另外，如果家庭关系（包括冲突）比较差，也会引发更多的护理人员健康问题（Francis et al.，2010）。尽管远程护理是一个研究相对不足的领域，但它正日益成为重要的公共卫生问题，我们应该展开更深入的研究，以更好地了解远程护理对护理人员、护理对象及整个医疗系统的影响（Bevan & Sparks，2011）。

三、护理人员的职责

护理人员在满足患者需求方面起着至关重要的作用（Andrews，2010；Meyers & Grey，2001；Siegel et al.，1991；Weitzner，McMillan & Jacobson，1999），他们经常处理与沟通相关的各种问题，这些问题对患者的身心健康以及护理人员本身都具有重要意义。Allen 等人（2002）指出，"先前的研究表明，临终患者、护理人员与临终关怀人员之间的沟通质量会影响患者和护理人员"（p.508）。尽管研究者们认为，沟通是提供护理的一个重要组成部分（Bakas，Lewis & Parsons，2001；Martinez，1996；Zamborsky，1996），但很少有研究真正考察具体的沟通变量与长期疾病患者的健康结果之间存在什么关系。

护理人员必须应对的责任包括：①为患者提供基础生理活动方面的帮助及情感支持；②成为患者与跨学科医疗服务团队间的联络人；③为患者处理经济与社会事务；④监测患者指标变化并报告医生。这些任务为参加临终关怀计划的癌症患者的护理人提出了许多沟通挑战，我们将在下文更详细地研究这些挑战。

如我们所见，大多数患者的主要护理人员是家庭成员，他们没有足够的能力来应对照顾患者所带来的生理和情感压力（Andrews，2001； Rusinak & Murphy，1995； Sarna & McCorkle，1996）。虽然训练有素的医务人员（如我们将在后面讨论的临终关怀工作者）能在实施医疗护理和照顾患者的各种基础生理活动方面提供支持，但家庭护理人员必须处理各种琐事，包括提供情感支持、负责接送、管账、监测症状、协调日程、应付更多的家务和其他差事，且护理人员的负担会随着患者病情的进展而增加（Andrews，2001； Laizner et al.，1993）。这些事情加上要面对亲人即将逝去的压力，可能会让护理人员身心俱疲。此外，护理人员的负担还与简陋的家庭护理条件有关，这不仅会增加患者被送入看护机构的风险，还会让护理人员更抑郁，甚至患上精神类疾病（Haley et al.，2003； Skirton & Glendinning，1997； Turner，Killian & Cain，2004）。

护理人员与自身的社会网络、医生的沟通可以有效缓解压力，特别是当他们能够利用沟通技巧获得援助和情感支持时。此外，许多护理人员发现，幽默可以有效应对冗杂的护理工作，且往往能缓解护理过程中的压力（Harzold & Sparks，2007； Sparks et al.，2005； Sparks-Bethea，Travi & Pecchioni，2000）。Harzold 与 Sparks（2007）还发现，成年子女会不满父母对其隐瞒癌症信息，这也意味着话题回避常常会成为照顾关系中的一个问题。Willyard 等人（2008）发现，对于成年的兄弟姐妹来说，尽管他们会回避讨论谁来照顾父母，但是承担护理责任的人往往会认为自己没有从兄弟姐妹那里得到应有的帮助。护理过程中的许多压力都会带来沟通上的困难，如话题回避和人际冲突。当护理人员必须远距离履行职责时，这种困难往往会加剧（Bevan & Sparks，2011）。

遗憾的是，护理人员通常缺乏有效满足患者需求及其自身需求所需的各种沟通技巧（Andrews，2001； Balcas，Lewis & Parsons，2001）。一个可能影响护理人员通过沟通来调动其社交网络支持的变量就是沟通能力（communication competence）。沟通能力指能够构建、使用适当有效的信息来满足目标（或需求），且成功地建立、维持满意关系的能力（Wiemann，1977）。Query 与 Wright（2003）发现，如果拥有一个沟通能力较好的护理人员，会降低患有癌症的老年人及其护理人员的压力感，以及较高的支持网络（support network）满意度。

四、护理与关系之改变

当家庭成员承担护理人员的角色时，他们之间的沟通可能会出现一些变化（Richards，2004； Sparks-Bethea，2002； Williams & Nussbaum，2001）。照顾子女和父母的经济成本、照顾亲友的情感成本可能会破坏婚姻满意度。照顾父母的已婚夫妻普遍呈现出较低的婚姻满意度，他们表示，父母一方在家会减少夫妻双方的整体沟通时间、私人时间，并导致夫妻之间还要就某些问题进行专门的沟通，如做决策。这些交流方式的改变甚至会影响到那些长期的、稳定的婚姻，因为伴侣在照顾年迈的父母时总是会遇到婚姻满意度下降的问题（Sparks-Bethea，2002）。

对于护理人员来说，理解患者从健康到患病阶段的身份骤变非常重要。一直认为自己很健康的人，却在某一天突然变成了患者，如何让他们认同自己的病患身份甚至幸存者身份，是我们需要考虑的重要方面。无论是通过朋友、家人还是个人经历来体验诸如癌症这样的健康问题，我们都经历了从预防、诊断、治疗、生存到生命终结这一系列过程，在这个过程中我们与健康体验的多重关系与/或有关医疗健康体验的对话，使我们的社会身份在整个生命周期中不断强化、再协商，并带来各种变化（Sparks & Harwood，2008）。另一个问题是，在健康状况下，我们对自我的概念化可以改变与健康相关的心理取向和行为，从而影响具体的健康结果（Harwood & Sparks，2003；Sparks & Harwood，2008）。例如，由于担心确诊癌症会带来污名化，一些患者会在与疾病抗争时采取多种策略来避免这些污名。患者社会身份的转变可能极大地影响到患者与其不同护理人员之间的关系。

正如 Harwood 与 Sparks（2003）进一步指出的那样，在那些具有特定健康问题（例如癌症或心脏病）家族病史的人群中，家庭认同（family identity）可能至关重要。例如，有乳腺癌家族史的女性应增强对这种疾病的认知和信息获取，自觉采取预防措施，并且知晓相关疾病的治疗方案（Harwood & Sparks，2003；Pecchioni & Sparks，2007）。但是，这些女性对家庭认同的程度可能很关键。家庭参与度较低或家庭认同程度低的人可能会忽视家族病史，从而认为自己不那么容易患病（Harwood & Sparks，2003；Sparks & Harwood，2008）。

从健康的人（属于加强身份）到不健康的人（被引入以前没有经历过的新的身份），患者这一社会身份的转变是那些正式和非正式护理人员与其沟通时要考虑的重要问题。患者以前充满活力、精力充沛，患病后这些特征却荡然无存，护理人员应理解这一转变带来的复杂心情，采用更适当、有效的沟通策略，以应对患者强烈的身份取向及随之而来的身份转变。

五、症状管理中的沟通问题

研究人员发现，护理人员和患有长期疾病的人在互动过程中会相互影响，影响双方的身心健康。例如，一些研究人员发现，患者的发病通常与护理人员的情绪抑郁或负担感之间存在相关性（Andrews，2001；Given et al.，1997；Sarna & Brecht，1997）。患者的发病会增加护理人员的日常工作量，并带来更多的心理压力。癌症患者可能会出现很多与疾病及治疗相关的症状，包括疼

痛（Allen et al.，2002；Donnelly，Walsh & Rybicki，1994）、疲劳与呼吸困难
（Nail，2002）。根据 Bakas 等人（2001）的说法，"家庭护理人员不仅要能识别
这些症状，而且还必须帮助患者来应对它们"（p.849）。

缓解疼痛是照顾绝症患者的一个常见方式（Brescia et al.，1992）。多项
研究发现，为绝症患者充分缓解疼痛是非常重要的问题（Foley & Gelband，
2001；MacMillan & Small，2002），许多与控制疼痛相关的问题都与患者自身
或患者与护理人员的沟通有关（Panke，2002）。疼痛是一个多维概念，不同的
人对疼痛的感知不同。例如，人们对疼痛的耐受各不相同，且疼痛带来的可能
反应也非常多样。对疼痛的不同体验与感知使得癌症患者和护理人员难以评估
疼痛程度和应该如何缓解疼痛。大多数研究得出的结论是，自我报告的疼痛程
度是绝症患者正在经历的疼痛的最可靠指标，但根据 Allen 等人（2002）的说
法"认知和感知缺陷的存在可能会妨碍个人表达他们对疼痛的体验"（p.508）。

患者往往无法传达疾病所带来的疼痛程度，在这种情况下，护理人员可能
会对他们的亲人用药不足或用药过量。根据 Panke（2002）的说法，"无法口头
交流的患者存在被低估疼痛以及疼痛缓解不足的风险，其中风险最高的是那些
有认知障碍的患者、插管患者、婴儿和 85 岁以上的老人"（p.28）。家庭护理
人员是患者行为的重要信息来源，他们向医务人员传递的有关患者疼痛的信息
往往至关重要（Pecchioni & Sparks，2007）。在报告疼痛方面，家庭护理人员
通常充当患者与医务人员之间的联络人，但他们可能也难以准确评估亲人正在
经历的实际疼痛程度（Allen et al.，2002；Elliot et al.，1997），这可能会导致
患者因用药不足而一直处于疼痛之中，而护理人员却无能为力。

如果患者无法说话，护理人员就必须根据患者的非语言迹象来判断其疼痛
程度，例如面部表情和身体动作。护理人员经常利用患者表达疼痛的非语言迹
象及行为线索来判断是否要增加止痛药物。但是，护理人员可能很难"认识
到某种特定行为表明疼痛，特别是当他们不了解患者的行为习惯时"（Panke，
2002，p.28）。为了控制疼痛，有效评估疼痛就非常重要，并且我们还需要将
有关疼痛的信息有效传递给医务人员，以便在充分的疼痛控制与过度或不足
的用药之间获取平衡（Panke，2002；Travis & Sparks-Bethea，2001；Travis，
Sparks-Bethea & Winn，2000）。对患者用药过度会导致许多问题，例如与止痛
药相关的毒素积累、肾功能紊乱、认知功能下降和器官衰竭，而用药不足则会
导致无法有效控制疼痛，使患者承受不必要的痛苦。

即使可以说话，患者也常常以沉默来表达自己的需求，他们不愿意公开
谈论绝症或者不希望给护理人员带来负担（Bachner & Carmel，2009；Zhang &
Siminoff，2003）。在某些情况下，患者闭口不谈需求的做法可能会延误医护
人员对疼痛及其他症状的识别与治疗，甚至可能危及生命（Hinds，1992）。研
究发现，无法公开讨论绝症的家庭存在着更严重的心理和生理问题（Mesters

et al.，1997）。研究者发现，公开交流过临终与死亡的话题后，护理人员把患者看作负担的可能性较低（Fried et al.，2005），对死亡的情感接受度则会更高（Lepore & Hegelson，1998）。

六、与护理相关的沟通问题

（1）沟通焦虑的意愿。许多家庭护理人员不愿将他们遇到的护理问题告诉患者或社会关系网中的其他人，因为考虑这些问题会为他们带来额外的压力（Bakas，Lewis & Parsons，2001；Laizner et al.，1993）。这与其他研究一致，那些研究发现，家庭护理人员通常会避免与他人交谈自己在护理中碰到的问题，因为他们不想越过人与人之间的边界，或是不想让对方知道自己对护理的忧虑，并认为这只会徒增他人的生活压力（Chesler & Barbarin，1984）。

但是，护理人员不与人交流自己的担忧，就没有机会释放自己的挫败感，也就没有机会从他们的社会关系网中获得建议或其他帮助。在无法宣泄自己的担忧时，护理人员可能会承受更大的压力，这将导致抑郁、倦怠、焦虑、社交退缩和生活质量下降（Bakas，Lewis & Parsons，2001；Given et al.，1993）。此外，一旦护理人员不愿表达自身的需求与焦虑，就可能影响他们的护理工作（Bakas，Lewis & Parsons，2001）。

（2）基于情感支持的沟通。研究人员发现，提供情感支持是护理过程中最耗时、最具挑战性的方面之一，往往比其他的日常护理耗费更多的时间和精力（Bakas，Lewis & Parsons，2001；Egbert & Parrott，2003；Toseland，Blanchard & McCallion，1995），对于专业护理人员和非专业护理人员均是如此（Travis & Sparks-Bethea，2001；Travis，Sparks-Bethea & Winn，2000）。根据 Andrews（2001）的说法，"因为护理人员是癌症患者寻求支持的核心，如果护理失败，患者就会遭受折磨"（p.1469）。患有癌症等重疾的患者会对自己的死亡充满恐惧和不确定性，因此，情感支持就毋庸置疑地成了绝症患者和其他需要长期护理的患者们的普遍需求。倾听患者的担忧并对患者作出充满同理心的反应都是临终关怀的重要方面。但是，对于护理人员（专业或非专业人士）而言，这可能会非常耗时，尤其是他们还需要为患者提供其他多项日常护理。癌症晚期患者的易怒、困惑及攻击性行为都可能使护理人员疲于提供情感支持。此外，无论是否专业，护理人员都很少接受如何提供情感支持的培训，因此，我们应该针对如何处理这些问题开展有效提供情感支持的教育与培训（Balms，Lewis & Parsons，2001）。

第二节　临终关怀和姑息疗法

在过去，临终关怀和姑息疗法已成为绝症患者及其亲人的主流选择。大多数患有严重不治之症的患者都希望在家中告别世界。对于失去亲人的家庭来讲，在家里告别是一个更易于接受的选择（Ratner，Norlander & McSteen，2001）。Lynn（2001）描述了去世得有尊严是何等重要："大多数人不仅想要生命的长度，还渴望生命的终点安详而让人眷恋，不给亲人增加麻烦"（p.926）。根据美国国家临终关怀和姑息疗法组织（National Hospice and Palliative Care Organization，2006）的统计，美国有超过40万的临终关怀志愿者为临终人士及其护理人员提供服务与支持。在美国，有130多万的患者与家庭使用临终关怀服务（NHPCO，2007），本节将探讨临终关怀与姑息疗法的发展历史、影响及与之相关的各种沟通问题。

一、临终关怀与姑息疗法的发展历史

"临终关怀"一词指为处于不治之症最后阶段的群体提供支持与关怀的计划，通过提供有助于身体愉悦并满足心理与精神需求的服务，帮助人们维持最后时光的体面（NHPCO，2004）。临终关怀最初是一种另类的健康运动，旨在为绝症患者提供有尊严、自在的告别，并兼顾患者及其家人，已越来越受到主流医疗护理界的认同（Query，Wright & Gilchrist，2006）。

临终关怀运动源于英国，主要受英国护士西塞莉·桑德斯夫人（Dame Cicely Saunders）工作的影响，她提倡患者的护理应交由跨学科团队管理，疼痛与症状管理应成为临终关怀的首要目标，对家庭成员的死亡教育和丧亲辅导（bereavement counseling）也应被纳入临终关怀（NHPCO，2004）。桑德斯原本是一名护士，但在临终者的痛苦与孤独刺激下成了一名医生。1957年，她开始了作为医生的第一项任务，研究临终的疼痛及缓解办法。在她的主张下，1967年，圣克里斯托弗临终关怀医院（St. Christopher's Hospice）成立于伦敦的西德纳姆（Howarth & Leaman，2001）。20世纪80年代，桑德斯继续全职担任圣克里斯托弗的主席（Moore，1998）。此外，临终关怀计划还受到精神病学家伊丽莎白·库伯勒－罗斯（Elizabeth Kubler-Ross）的影响，她引发了公众关注文化中有关死亡的禁忌话题，并认为，对不治之症而言，其医学重点应转向疼痛缓释与症状控制，提高余生的生活质量（Query，Wright & Gilchrist，2006）。

1974年，随着康涅狄格州临终关怀公司（Hospice Inc.）的开业，临终关怀服务进入美国。从那时起，美国临终关怀机构快速发展。1983年，美国国家医疗保险开始在A类保险中提供临终关怀选项，以便对符合某些标准的绝

症患者进行赔付，于是美国临终关怀中心的数量也从 1983 年的 516 所增加到 2006 年的 1000 多所（Query，Wright & Gilchrist，2006）；且 90% 以上的临终关怀护理在患者家中提供，78% 的临终关怀护理面向癌症患者（Moore，1998）。

二、临终关怀服务与护理

临终关怀项目的申请人被确定后，临终关怀工作人员通常会与患者的主治医生、临终关怀医生举行初次会议，他们会一起讨论患者的病史、身体症状和预期寿命。初次会议后，临终关怀工作人员会与患者及其家人见面，讨论临终关怀的理念、可提供的服务和期望。此外，工作人员还会和患者讨论疼痛与舒适的程度、支持体系、财务与保险资源，以及药物与设备需求。随后，患者的护理计划得以制订，并会根据患者的病情进行定期检查和修订。

尽管有越来越多的临终关怀住院设施可用，但大多数临终关怀还是在患者家中进行。医院的临终关怀设施更多地用于那些没有家人或其他亲人照顾的患者。在家庭环境中，临终关怀工作人员通常不会为参加临终关怀项目的患者提供主要护理，家庭成员是主要的护理人员，经常会帮助绝症患者做决定（Sparks et al.，2005；Sparks，2008）。临终关怀工作人员通过定期探访来评估患者状态，以及提供额外的护理或其他服务来支持家庭护理人员。临终关怀工作人员通常每周 7 天，每天 24 小时处于待命状态。

尽管家庭护理人员每天都会监测患者的疼痛与各种症状，但止痛药用量的增减及其他身体症状的治疗通常由临终关怀医生或护士来决定（Travis & Sparks-Bethea，2001；Travis，Sparks-Bethea & Winn，2000）。临终关怀工作人员为家庭护理人员提供疼痛和症状监测及其他一系列护理工作培训，护理患者所需的所有药物和日用品也会由临终关怀项目来提供（NHPCO，2004）。当家庭护理人员难以在家中处理患者的疼痛或症状，或护理人员需要休息时间（来应对照顾带来的身体或情绪的疲惫）时，家庭护理临终关怀计划有时还会提供短期的住院护理（通常通过附属医院）。临终关怀小组会协助患者处理临终时的情感、社会心理和精神方面的问题。临终关怀的患者离世后，亲人通常可以获得美国临终关怀基金提供的一年的丧亲服务与咨询（Hospice Foundation of America，n. d.）。

三、姑息疗法

姑息疗法（palliative care）指采用跨学科的方法对绝症患者及其家人进行综合护理的治疗手段。"姑息"（palliative）一词指任何缓解症状与痛苦的治疗、护理或支持（Query，Wright & Gilchrist，2006）。这和以治愈疾病、延长生命为主要目标的治疗（curative）护理形成鲜明对比。在综合护理方面，姑息疗法包括缓解疼痛与症状、关注患者临终时的心理与精神情况，以及让患者家人和他们的社会关系网络成员都可以参与其临终过程（Ragan et al., 2008）。

姑息疗法将死亡视为正常过程，并通过富有同理心的方法帮助患者及其家人完成患者生命最后阶段前的过渡，从而改善他们的生活质量（Winker & Flanagin, 1999）。如你所见，应对健康所有方面的问题都需要一支跨学科的专业医疗团队（有关跨学科团队的讨论，请参见第十章），而姑息治疗机构通常包括医生、护士、咨询师和神职人员的服务。

姑息疗法与临终关怀运动密切相关。临终关怀机构试图为用户提供姑息治疗。然而，虽然姑息治疗可能包括临终关怀机构所提供的服务，但临终关怀可以在患病的任何阶段提供，而由于医疗保险机构的报销赔付要求，临终关怀服务通常只在患者生命的最后六个月提供（Reb, 2003；Zerzan, Stearns & Hanson, 2000）。姑息疗法和临终关怀经常交替使用，因为它们在许多方面都有重叠，姑息疗法与普通医疗都提供以缓解相关人员紧张、痛苦或衰弱为目的的服务（Ragan et al., 2008）。相比之下，临终关怀护理通常不包括对原发疾病的治疗，且仅限于安慰绝症患者。

四、姑息疗法的障碍

与临终关怀的发展壁垒一样，在美国，优质的姑息治疗也受到了限制，包括保险赔付要求及缺乏训练有素、了解临终问题的医务人员。根据 Goldsmith 等人（2011）的观点，"就扩散与使用而言，姑息疗法的主要障碍之一是医学界对姑息疗法的忽视及缺乏相应的健康素养"（p.449）。即使在癌症中心或其他为患者提供姑息治疗的场所，也很少有机构拥有各种资源或训练有素的人员以满足临终患者的各种需求。虽然大家都认同姑息治疗只适用于即将离世的人，但应该何时开始，医务人员之间也存在着一些争议（Goldsmith et al., 2011）。此外，缓解患者的疼痛应该贯穿于治疗的各个阶段，而非人生的终点。在那些提供姑息治疗的机构，其服务也受到保险赔付制度的严重束缚。Ragan 等人（2003）回顾了姑息治疗的文献并得出结论：

> 姑息治疗的实践与研究尤其需要关注患者的心理、情感和精神需求，而不仅仅是他们的身体需求——这就需要采用一种全面的视角，身体、心理及精神的健康都是患者整体生活质量不可或缺的组成部分（p.225）。

提供姑息治疗的医护专业人员在疼痛控制上的培训往往很有限。医生和护士通常不清楚止痛所需的麻醉剂剂量，还有许多医务人员担心加大止痛药剂量会导致接受姑息治疗的患者药物成瘾或耐药性增强（Rhymes，1990），这就会让患者无法得到充足的止痛药，而经历不必要的痛苦。多数情况下，医务人员也很少接受如何处理姑息治疗患者社会心理需求的训练，再加上整个医疗体系中用来支持社会心理问题疏导的资源很少（由于保险赔付的限制），这些都是优质姑息治疗的重要障碍之一。例如，管理式医疗机构还通过延迟转诊至临终关怀与姑息治疗项目来节省资金，在某些情况下，患者每次入院的费用是1700美元到4900美元不等（Morrison et al.，2008），这也是人们在生命末期才被转诊到临终关怀和姑息治疗项目的主要原因之一。医务人员需要接受更多有关临终护理的培训，而保险机构也需要重新制定赔付政策，如此才能使姑息治疗在美国发展得更好。

第三节　老年人健康和沟通问题

鉴于老年人是需要与非专业护理人员互动的最大群体，本节将讨论老年人所面临的健康问题及其对健康传播的影响。老年人是美国人口中增长最快的群体，而85岁及以上老人又是老年人口中增长最快的（US Census Bureau，2000），预计65岁以上的人口将从2000年的3500万增加到2050年的近8000万（Federal Interagency Forum on Aging-Related Statistics，2000）。

美国老年人人数众多的原因之一是平均寿命正在增加。20世纪初，美国人的平均寿命约为47岁，此后，男性平均预期寿命增加到了74岁，女性更达到79岁（US Census Bureau，2000）。在过去的几十年中，美国的婴儿死亡率也已大幅降低，再加上预防性保健措施和医疗保健的进步，人均寿命还可能进一步延长。

老年人面临着各种特有的健康问题。尽管大多数老年人身体健康，但65岁以上的老年人数量庞大，使他们占了美国医疗系统用户群体的很大一部分。许多老年人只有固定收入，很难满足其所有医疗需求。此外，美国医疗机构中的大多数医务人员年纪较轻，他们对衰老和健康问题的了解相对有限。更糟糕的是，医务人员和普通人都对老人有负面的刻板印象，这将导致老年人出现抑郁及其他负面的心理健康问题。该问题牵涉范围很广且非常重要，本节将讨论许多与老年人相关的特定健康问题与健康传播问题。

一、逐渐衰老并出现健康问题

你对变老有什么感觉？如果像大多数美国人一样，那你可能对这个问题没有什么兴趣。在我们的社会中，人们经常将衰老与健康问题相关联，且这一想法得到了一些科学支持。随着年龄的增长，人们更容易出现健康问题，例如慢性病与身体（或认知）障碍（Mosqueda & Burnight，2000）。老年人被诊断出患有癌症的比例比其他任何人群都要高（Hewitt, Rowland & Yancik，2003），关节炎、高血压的发病率也要明显高于其他年龄组，85岁以上的老人也比年轻人更容易出现记忆障碍。然而，虽然老年人通常比其他人群更容易患病，但许多疾病并非衰老所独有的（Nussbaum et al.，2000；Stahl & Feller，1990）。相反，生活方式的选择、疾病的遗传、不良健康状况等其他因素都比衰老过程本身更容易导致老年人的健康问题。

在心理健康方面，人们普遍认为衰老与大脑功能衰退有关。然而，认知能力下降并不一定与衰老有关，而更可能是由高血压之类的疾病诱发的（Eisdorfer & Cohen，1980；Sparks，2008）。人们普遍误以为大多数老年人都不健康或有重大的健康问题，更糟的是，许多老年人也相信这种关于老龄化的刻板印象，将健康问题归因于年龄而不是其他变量。但是，正如我们将看到的，老龄化不一定与健康状况不良有关。尽管衰老在某些生理方面肯定会导致健康问题，但与老龄化带来的健康问题相比，社会因素（例如沟通问题）实际上给老年人带来了更大的困难，我们将在下一节中对其进行研究。

二、年龄导致的老年人健康问题

（1）老年性耳聋。在与祖父母或其他相识的老人聊天时，你是否提高过自己的音量？人们普遍认为，老年人很难听到我们说话。但是，正如我们将看到的，有着严重听力问题的老年人相对罕见。老年性耳聋（presbycusis）被定义为与年龄有关的听力损失，听力问题在45岁以后的确有增加的趋势，但是，大多数人没有意识到其实老年性耳聋并不常见。例如，在75岁以上的人群中，只有15%被认为是聋人（Darbyshire，1984；Verbrugge，1984）。老年性耳聋由一些与年龄相关的耳部变化引起，包括外耳部分退化，内耳的耳蜗毛发减少以及大脑听觉系统神经损伤（Villaume, Brown & Darling，1994）。这些变化会影响声波的接收及这些声波向大脑神经的信号转化。此外，根据Villaunme等人（1994）的说法，在老年人交流的社交场合中，常见的背景噪音（例如，同时对话、街道噪音、电视）会大大增加老年性耳聋患者的听力障碍，虽然只是轻度的。

老年性耳聋会使老年人在对话时难以快速处理语音内容。但是，许多有一般性听力损失的人通常会采取一些主动策略，以弥补这种损失，例如读唇、依靠语境或环境信息来解读意义，或要求对话伙伴解释。老年性耳聋让老年人通过"检测、辨别与识别单词、短语和句子"来解读语音的能力下降（Villaume, Brown & Darling，1994，p.85）。与老年性耳聋相关的最大问题之一是破密副语言线索（paralinguistic cues）的能力降低（例如说话时语调的波动）。副语言线索在传递相关信息或社交暗示（如感情、情绪和权力）的非言语信息中非常重要（Villaume et al.，1993）。无法接收到副语言线索可能使人们难以理解日常语言的许多复杂层面，如评估某人在谈话中是悲伤、疲倦还是夹枪带棒。但必须指出的是，尽管老年性耳聋确实给许多老年人带来了很多问题，但对于那些只是一般老年性耳聋的人来说，大多都能以相对较小的代价来弥补其听力损失（尽管交谈可能会更耗时并使他们很疲惫）。

年轻人（包括许多医务人员）通常不了解老年性耳聋的特征，听力受损者需要更多的时间来处理、回应自己接收到的信息，这会让与他们沟通的年轻人很有挫败感。尽管大多数随年龄增长而听力下滑的老人完全有能力适应自身状况，但年轻人还是认为老年性耳聋患者的对话能力会低于其他老年人（Villaume，Brown & Darling，1994）。结果就是人们往往会放弃与老年性耳聋患者的沟通，或者在沟通中不给对方足够的时间来弥补听力损失。从这个层面来看，"认为老年人听不到"通常比老人本身的听力下滑更成问题。

如果被区别对待或回避与他们的沟通，听力受损的老年人会很快失去对自己听力能力的信心。这种现象被称为老龄化交际困境模型（communicative predicament of aging model）（Nussbaum et al.，2000），自信心的丧失加上"老年人口语表达能力较差"的普遍刻板印象，当其他人避免与其交流时，老年人的社交网络会同时出现量和质的下降，他们所能获得的社会支持就会大幅减少，这反过来又会导致老年人感到空虚、孤独和沮丧。此外，一旦认定了老年患者的听力损失比实际情况严重，医务人员可能会减少与他们的相处时间，以其他方式与其进行互动，这将带来更为负面的结果。

（2）认知退化、阿尔茨海默病（Alzheimer's disease）与痴呆。对老年人的另一个普遍刻板印象是许多人会随着年龄的增长而衰老或心智下降。尽管阿尔茨海默病和其他类型的痴呆症（dementia）对老年人群的影响比任何其他年龄组都大，患有阿尔茨海默病和其他类型痴呆症的人数正在增加，但是，因年龄增长而导致的实质性认知下降的老年人仍相对较少（Gatz，Kasl-Godley & Karel，1996；Kemper & Lyons，1994）。

阿尔茨海默病是一种退化性致命疾病，约影响了近450万美国人，到2050年，阿尔茨海默病患者预计将增加到1100万至1600万（Hebert et al.，2003）。尽管人们可能在较年轻时就被诊断出阿尔茨海默病，但这种疾病的风险会随着年龄的增长而增加，且在85岁以上人群中的发病率尤其高。阿尔茨海默病以德国医生阿洛伊斯·阿尔茨海默（Alois Alzheimer）博士的名字命名，他在20世纪初期从事精神病患者的脑组织变化研究。1906年，阿尔茨海默将一种特定的神经系统退化模式与痴呆症状联系在了一起，后来这个疾病就被命名为阿尔茨海默病（Kemper & Lyons，1994）。

这种疾病的特征是大脑中出现异常团块（淀粉样蛋白斑）和由错位蛋白质组成的缠结纤维束（神经原纤维缠结）（Kemper & Lyons，1994）。目前尚不清楚阿尔茨海默病的病因，但遗传、饮食、运动及一生的心理活动均被认为会增加患病风险。

阿尔茨海默病的症状随着疾病的进展而发生变化。早期症状包括短期记忆问题、紊乱与沟通障碍，例如无法参加家庭对话，无法开始、继续对话。虽然这些问题并不对老年人身体健康构成主要威胁，但它们可能导致挫败感和孤独感（Kemper & Lyons，1994）。该疾病的后期症状可能包括无法完成日常工作，例如穿衣和洗澡、情绪与行为的改变，以及易怒或攻击性增加。在阿尔茨海默病晚期，患者通常会依赖于护理人员，他们的认知能力会进一步下降，并最终死于该病。阿尔茨海默病患者的预期寿命为5到20年，从初诊起平均存活率为8.5年（Kemper & Lyons，1994）。

许多其他类型的痴呆症可能会与阿尔茨海默病相混淆。此外，健康的老年人也经常会出现短期记忆问题，如谈话中很难记住名字，解释、回忆信息时的处理速度变慢，以及轻度的非阿尔茨海默型痴呆，这都可能会导致他们认为自己患有阿尔茨海默病（Cohen，1994；Kemper，1992；Salthouse，1992）。不幸的是，当遇到一个表现出某些上述特征的老年人时，人们通常会认为他患有阿尔茨海默病或"精神错乱"，尽管这个人很健康并完全有能力进行对话。

关于阿尔茨海默病影响沟通的方式，Kemper与Lyons（1994）提到了认知问题，例如注意力缺陷及短期和长期记忆问题，这些问题会导致阿尔茨海默病患者的沟通中断。具体而言，阿尔茨海默病患者在谈话过程中经常使用泛指的或非特定指称的词语（例如，像"东西"之类的词），并且他们难以用语言来适应不断的变化。此外，在与他人互动时，他们通常难以解释复杂的句子结构。由于这些沟通问题，"在阿尔茨海默病患者努力沟通或理解他人失败时，他们可能会变得性格孤僻、易怒及烦躁"（Kemper & Lyons，1994，p.75）。

对于那些照顾阿尔茨海默病患者的专业医疗人员和非专业护理人员（例如配偶或家庭成员）来说，与阿尔茨海默病相关的沟通问题相当具有挑战性，并令人沮丧。阿尔茨海默病患者近75%的护理由家人和朋友在家中提供（Rice et al.，1993）。对大多数非专业护理人员而言，照顾这些人的费用很高（Ernst & Hay，1994），且该疾病的症状使与阿尔茨海默病患者的互动变得艰难（Query & Kreps，1996）。

（3）体力活动/活动能力。体力活动是整个生命周期健康状况的重要预测指标。大多数美国人，无论是年轻还是年长，都没有足够的体力锻炼，尽管运动不足与一系列健康问题有关，包括肥胖、心血管疾病、骨质疏松、高血压以及某类癌症的患病风险增加。对老年人来说，增加运动量可以减少这些健康风险，并使身心都能获益，如减少疲劳、焦虑和抑郁，提升情绪和幸福感。与衰老相关的许多因素可能会限制人的活动能力，进而限制其体力活动能力。此外，老年人的活动能力下降必然会伴随着社交减少。本部分简要探讨体力活动／活动能力下降对身心健康的影响。

根据 Burns（2002）的研究，65 岁以后，很大一部分老年女性和男性都声称自己活动水平下降，在 75 岁以上的老年人中，34% 的男性和 50% 的女性都没有定期进行体育锻炼。老年人可能很难进行规律的体育锻炼，原因也比较复杂，在 65 岁以上人群中，有近 35% 的人步行能力受损（Burns，2002），50%～60% 的人患有关节炎（Center for Disease Control，1996），这些情况都会限制其活动能力。尽管许多健康问题并不会从生理上阻止老年人进行某种形式的体育锻炼——这能让他们保持健康，但他们还是可能会感到不适、沮丧，并且担心过多的体力消耗会导致更严重的健康问题（例如心脏病发作）。医务人员通常认为，老年患者的剧烈运动可能会引发心脏风险，这就让他们不愿建议老年人进行更多的体育锻炼，即便是那些并未承受重大风险，甚至受益于活动增加的老人（Burns，2002）。

除了限制体力活动的身体问题外，靠固定收入生活、交通不便及社交圈缩小等因素也可能妨碍老年人充分锻炼。对于经济能力有限、没有私家车或附近没有公共交通的老年人而言，他们很难去到健身房和步行区。虽然并不一定要加入健身俱乐部才能运动，但出于各种社会原因，一些老年人不会选择廉价的活动，如购物或在附近散步。独居或朋友较少的老人可能很难找到愿意与他们一起参加体育活动的同伴。一些老年中心和其他社区机构常常会举办一些活动，来帮助老年人进行更多的锻炼（例如，上健美操课、参观博物馆），但这些类型的服务可能距离多数老年人生活的区域很远，在一些国家的农村地区甚至根本不存在。然而，随着老年人口的增加，我们需要更多地了解老年人的锻炼需求，以便社区能为他们提供支持。

（4）多重用药。老年患者比年轻患者更可能经历多种疾病（Nussbaum，Ragan & Whaley，2004），导致他们需要服用多种药物。不幸的是，这通常会导致多重用药（polypharmacy），处方中药物过多或药物相互作用都会引起问题。在应对多种疾病时，老年患者的多重用药很常见。在所有处方药中，老年人用药约占三分之一，非处方药则约为 40%（Colley & Lucas，1993；Gandhi et al.，2000）。

例如，已经患有高血压和关节炎的老年患者被诊断出癌症并需要化疗，他的肿瘤科医生需要知道他正在服用高血压和关节炎药物，以评估哪些类型的化疗不会与这些药物发生相互作用。由于药物相互作用会产生各种不好的，甚至危及生命的并发症（例如疲劳、幻觉、头昏眼花和跌倒），因此，医生和其他医务人员需要将老年患者正在服用的药物完整列出，以免出现各种问题（Colley & Lucas，1993）。但是，许多老年患者并不清楚自己正在服用的所有药物，由于服用的药物类型过多、品牌及仿制药版本的不同，情况会变得更加复杂。此外，许多患者也不知道处方药与非处方药、维生素与草药补充剂会如何相互作用，这也可能引起药物间的相互作用。肾脏和肝脏是清除血液毒素的重要器官，随着年龄的增长，这些器官的运行会越来越慢，当服用的药物要隔几小时或几天才能相互作用时，这都会给服用多种药物的老人带来麻烦。

不清楚服用什么药物、全凭感觉服用或不服用某些药物，或者不知道、不理解药物相互作用等原因，都会导致老年人无法遵循某些或全部用药方案（例如服用不适当的剂量、不按规定吃药等）时，可能会出现其他问题（Hanlon et al.，1997）。老年人有时会不规律服药，仅服用规定量的一半，或者为了降低成本干脆不买齐处方里的药。为预防多重用药，医务人员经常敦促老年患者将其药瓶或药物清单带到医疗机构就诊，这有助于避免患者对正在服用的药物产生记忆问题。医务人员还需要告知老年患者，处方药可能与他们正在服用的非处方药、维生素、酒精以及其他物质相互作用。

三、护理机构里的老年人

在美国，每年约有25%的65岁以上老年人在养老院和其他长期护理机构离世（Gabrel，2000；Happ et al.，2002），尽管只有4%～5%的人会一直住在养老院（Magaziner et al.，1998；Nussbaum，Ragan & Whaley，2004）。随着老年人口，特别是85岁以上老年人口的增加，预计需要机构长期照顾的老年人数将在2040年翻倍（Magaziner et al.，1998；Schneider & Guralnik，1990）。

鉴于老年人口的快速增长，医疗人士非常担心有限的长期护理设施能否满足越来越多需要此类服务的美国人。将年长的亲人送到养老院通常会给家庭成员带来巨大压力，对于入住养老院的老人来说，这可能令他们造成创伤，特别是因为他们很少参与入住养老院的决策，而很多人在搬去养老院时就已状况不佳（Nussbaum，Ragan & Whaley，2004）。一旦老年人被送至养老院，许多人就会面临各种不良状况。

许多养老院及其他长期护理机构都对老龄化问题了解有限，或者没有准备好提供全面的临终关怀护理（Happ et al.，2002）。当养老院的老人们因出现更严重的健康问题而需要治疗时，他们通常会被送至医院。不幸的是，老人们在养老院和医院之间的穿梭往往伴随着连续性护理的断裂。这种连续性的缺乏通常是因为医院与养老院之间缺乏协调和沟通，这就可能导致老人遭受不必要的痛苦。四分之一日常被疼痛困扰的养老院老人，未接受任何疼痛治疗（Won et al.，1999），与此同时，许多老人经历了不必要的干预，对自身临终护理的决策几乎没有控制权（Happ et al.，2002）。

养老院护理质量差的原因有很多。养老院的工作人员薪水很低、没有足够的培训、流动性强，还必须应对挑战与压力巨大的工作条件。在美国长期护理机构中，有40%~50%的老年人被诊断出患有某种形式的痴呆症，其中85岁以上老人的痴呆症比例最高（Magaziner et al.，1998），这可能导致工作人员在与老人互动并尝试满足其需求时遇到问题。养老院45%~58%的老人需要有人帮助洗澡，约25%的老人尿失禁，且很大一部分人因身体残疾而在床上或轮椅上度过了大半生（Morgan et al.，1995）。与患有这些疾病的老人一起时，工作中需要极大的耐心与理解，当许多员工因每天面对老人工作而感到超负荷、疲倦或心力交瘁时，就很难持续提供优质的护理。

就员工在养老院与老人沟通并满足老人的社会需求而言，一些研究人员发现，养老院的沟通环境并不好（Grainger，2004；Nussbaum，1983）。Nussbaum（1983）发现，由于与其他老人及工作人员的互动有限（且质量较差），养老院的老人经常面临着"交流匮乏"。Grainger（2004）发现，养老院的老人们经常因环境障碍而无法交流，如起居室的电视声音较大，椅子的摆放阻碍了他们，等等。此外，由于养老院里很少有需要互动的活动，老人们也没什么交流的动力。养老院的工作人员经常抱怨繁忙的日程安排，这让他们没有太多时间与老人交谈。此外，许多养老院大量使用药物的做法会削弱老年人原本可以有效沟通的能力（Nussbaum，Ragan & Whaley，2004）。

工作人员与老人的交谈通常是以任务为导向的谈话（Grainger，2004）。以任务为导向的谈话可能包括工作人员与老人之间的简短互动，这些互动围绕工作人员必须完成的日常身体护理展开，例如为老人提供食物、洗澡、更换床上用品和药物。Grainger（2004）认为，工作人员和老人之间的大多数谈话只是为了确保任务的有效执行，而不是进行更有意义的对话（例如谈论生活经历与感受）。太多以任务为导向的谈话可能会给老人带来不近人情的感觉，尤其是当工作人员将沟通视为必须完成的任务，而不是真正的对话时。

以任务为导向的谈话还与工作人员繁忙的日程有关，这通常使他们很少有时间与老人进行高质量的互动，但Grainger坚持认为，以任务为导向的谈话之所以普遍，还与养老院工作人员受教育程度低和培训不足有关。最后，Grainger认为，疗养院工作人员与老人之间的许多沟通都是由诱导依赖型的谈话组成的。研究人员发现，养老院的工作人员与老人们的谈话多是客套寒暄或"儿语"（baby talk）（Caporael，1981；Caporael & Culbertson，1986）。与老年人的儿语几乎是一种与幼儿对话无差别的说话方式，它包括不太复杂的句子结构、更短的对话和更多的发问（Grainger，2004）。养老院的老人经常跟使用"儿语"的工作人员互动，普遍在互动很少的环境下缺乏其他类型的对话。Caporael等学者的研究（Ryan，Hummert & Boich，1995）认为，"儿语"实际上会诱发依赖性，因为随着时间推移，它会削弱老年人对自己沟通及执行日常任务的信心。换句话说，通过反复声明"亲爱的，让我帮你搬吧"，老人们实际上会认为自己无法独立完成这项任务，只能依赖疗养院的工作人员。

将年长的亲人送至养老院的决定通常会增加家庭成员的经济负担（Nussbaum，Ragan & Whaley，2004）。长期护理机构的费用非常高昂，不幸的是，提供最佳护理质量的养老院通常也价格最高。此外，对于家庭成员来说，将父母或年迈的配偶放到养老院也是一件很有压力的事，他们已经没有能力照顾亲人，但又不想让亲人的情况变得更糟。考虑到未来几十年预计需要长期护理的老年人数量，我们需要对家庭成员进行更多关于长期护理和当前养老院问题的教育，提供更多的咨询和支持。

第四节　对待死亡与临终

在美国和其他西方文化中，死亡和临终是大多数人的禁忌（Callahan，2009；Leichtentritt & Rettig，2002）。根据Martin等人（2000）的观点，尽管在历史上死亡一直是社会和宗教生活的焦点，但现代社会已将死亡私有化、世俗化，并使其隐藏在制度的高墙之后。大多数美国人对法医的日常工作或防腐过程知之甚少，愿意讨论这些事情的人就更少了。大众传媒、家庭、宗教团体及更广义的文化和共生文化（co-culture），都会影响我们对死亡和临终的态度、信念和价值观。我们的文化在很大程度上避免对死亡的严肃讨论，即便需要谈论，人们也倾向于选择开玩笑或间接的方式。

大多数人很少花时间思考自己不可避免的死亡或亲近的人的死亡，而当我们需要与朋友、家人和医务人员讨论死亡时，就可能会引发问题。人们会面临疾病带来的生命威胁，如果亲人或医务人员避免与其谈论死亡与临终，他们会感到沮丧，尤其是他们渴望得到这些人的肯定、同情以及其他类型的支持。研究发现，人们甚至会与失去亲人的人保持距离，当丧亲者在一段时间（通常是有限的时间）后聊起自己的损失时，大家也会对其产生负面看法（Cluck & Cline，1989）。另外，美国人大多对临终医疗知之甚少，也不会与社会关系网中的任何人谈论这些问题（Scharader，Nelson & Eidness，2009）。大部分家庭缺乏对死亡、临终以及临终关怀的讨论，这会导致很多家庭出现困难、误解，并在如何照料病危的亲人方面作出仓促的决定（Holst et al.，2009）。

大多数人会在生命的某个时刻意识到自己无法永生，必须决定如何应对无法避免的死亡并最终迎来最后时刻。Keith（1979）发展了人们对死亡和临终态度的类型学。根据Keith的说法，那些认为自己已基本实现了预期生活目标并积极思考自己当前生活的人被称为乐观主义者（positivists），悲观主义者（negativists）是指对自己的生活进行消极思考的人，尤其是那些没有机会实现梦想或对自己的行为感到后悔的人，这些人可能以绝望的态度看待死亡。那些将死亡视为未来成就和自我实现机会的终点，但对自己的过去基本感到满意的人被称为积极主义者（activists），而那些将死亡视为烦恼与痛苦的终结的人，被称为和平主义者（pacifists）。一个人对死亡和临终的态度可能会影响其谈论这些话题的方式，或者说，是否愿意谈论这些。

在与医务人员谈论死亡时，基于我们的文化环境，医生和医务人员在与患者谈论恶性疾病时倾向于保持乐观。许多医生认为，谈论死亡会被视为对患者的"放弃"，这将使患者的希望破灭并导致抑郁（Hines，Moss & McKenzie，1997）。Hines 等人（1997）发现，医生和患者会尽量减少甚至避免讨论危及生命的病症，但这也常常导致治疗方案草率出台。尽管医生在医学院接受过向患者传递坏信息的培训，但研究发现，他们在与濒临死亡的患者沟通时仍会感到焦虑。此外，他们在与临终患者沟通和护理方面的培训不足（Fields & Howells，1985；Sykes，1989）。

一、与他人谈论死亡和临终

虽然接受死亡和临终在很大程度上是一个个人层面上的进程，但思考一下如何与他人就死亡和临终进行交流也很重要。大多数人倾向于不考虑自己的临终关怀问题，医务人员和研究人员对这一问题的关注也相对较少。围绕死亡和临终存在许多沟通问题，由于文化倾向，临终者可能会避免与亲人谈论死亡（Planalp & Trost，2008）。此外，在谈论死亡和临终时，护理人员也常常会很不自在，即使临终者可能想谈论这个问题，他们也会保持沉默，这将加剧问题的严重性。当死亡和临终的谈话已无可避免，他们也往往以讽刺或黑色幽默的方式来讨论（Leichtenritt & Rettig，2002），其结果就是家人和朋友都不清楚临终者的需求和愿望（Planalp & Trost，2008）。对于临终者来说，志愿者可能是谈论死亡和临终的好伙伴。例如，虽然不想与家人谈论死亡和临终，因为临终者觉得这会给家人带来压力，但如果是面对志愿者，情况就不一样（Planalp & Trost，2008）。此外，Egbert 与 Parrott（2003）发现，较之普通的医务人员，志愿者更有可能为临终患者提供情感支持。

随着科技的不断创新，医务人员可以在很大程度上帮助患者延续生命，但越来越多的人意识到，生命的长度并不等于生活质量。许多人死于剧烈的疼痛或无法控制的症状，家庭成员和其他人经常承担着为亲人进行临终护理的心理和经济负担（Ramsay，1999）。例如，一个人可能在失去知觉后的数月或数年内只能依靠机器维持生命，这对家人来说是巨大的压力，因此他/她可能会在预先护理指令（advance care directive）中加入"请勿复苏"（do not resuscitate）或"DNR"的命令指示。预先护理指令是指导家庭成员和其他亲人在自己死亡后了解逝者意愿的法律文件。尽管这些话题讨论起来很艰难，但个人在面临绝症或即将死亡时，需要向家人表达他们的意愿，告知家人该"做什么"。

预先护理指令使个人在失去交流能力时，能更多地控制自己如何被医务人员对待。预先护理计划（advance care planning）可以帮助人们确定医疗干预措施，以及维持生命的边界，这些做法可能会延长濒临死亡的过程。在个人只能将自己的生死交由他人决定的情况下，预先护理指令可以让他们确保相关人员的处理吻合他们的价值观。例如，有些人会不惜一切代价延长生命，他们可能会在预先护理指令中设定，即使长期处于昏迷状态，医务人员也应尽其所能使他们活下来。有的人更关心生命的质量或亲人的需求，则可能会认为死亡是比用机器维持生命更优的选择。要做出这类非常个人化、感性的抉择通常很难，且所涉因素极其复杂，而对于每一个个体以及那些或参与或不参与决策的家庭成员而言，这种复杂性的差异又都很大。

医生在与患者讨论预先护理指令的影响方面发挥着重要作用（Martin，Emanuel & Singer，2000）。人们可以选择自己的预先护理指令，但预先护理指令的种类繁多，文件所使用的法律语言和具体的预后指标可能使外行人感到困惑。例如，有一种预先护理指令是提前指示（instructive directive），或称生前遗嘱，描述了一个人在各种情况下希望接受哪种类型的护理（例如，该患者是否希望医务人员进行抢救，或者如果恢复的希望很渺茫则是否应该进行手术）。代理指令（proxy directives）（也称为医疗保健持久授权书）表示一个人希望有人（通常是配偶或家庭成员）代表自己作出治疗决定。预先护理指令在细节上也有所不同，如果个人由于各种情况丧失了行为能力，如因汽车事故而陷入昏迷或一直失能，非详细指令将提供有关其意愿的基本信息；详细指令可以针对某项特定疾病，对于那些知道自己可能死于艾滋病或癌症等长期性疾病的人来说，他们可以起草这项指令。在这些更详细的指令中，患者可以表明自己对治疗方案的偏好，以及与其所患疾病直接相关的其他重要决定。

例如，一旦癌症进展到晚期，患者可能会选择停止化疗，以免在生命的最后阶段承受化疗带来的副作用（例如恶心、精力下降和脱发）。对那些希望在各种不可预见的情况下（例如意外事故）都能确保基本临终愿望（例如"不要复苏"指令）得以满足的人来说，非详细指令很有帮助；而对那些生命岌岌可危的患者来说，详细指令可能会更适合，并能更好地预测疾病的进程。

尽管医患沟通对阐明预先护理指令的细节很重要，但双方都经常发现他们很难就这些指示进行沟通。根据Martin等人（2000）的说法：

> 遗憾的是，许多患者认为他们的医生太忙，无法就生命终止进行冗长的讨论。剩下的患者则将这些问题视为私人问题。医生们也认为沟通障碍确实存在，包括谈论死亡和临终时的不适、相关知识的不足、难以拿捏"度"以及时间上的限制（p.1675）。

医生经常向患者介绍预先护理指令，但他们通常不会和患者讨论关于生死的价值观。讨论这些价值观很重要，可以用来确保患者在生命受到威胁而无法进行沟通时，其愿望最终得以实现。根据 Martin 等人（2000）的观点，医务人员在向患者提供有关预先护理指令的建议时，应考虑患者的意图和价值观，使预先护理指令符合患者（及其家人）的需求，将预先护理指令中包含的深奥信息与术语翻译成患者能够理解的文字，并以开放、热情及关怀的方式处理预先护理指令中的话题。此外，当涉及临终关怀时，患者应认真考虑自己的价值观和意图，并与医务人员、家人讨论预先护理指令。正如我们所看到的，鉴于讨论"死亡和临终"的社会规范，讨论这个话题对大多数人来说都不是一件容易的事。但是，随着医学与技术的进步，人们比过去更有可能面临临终抉择，这些决策有助于我们以符合自己价值观的方式离开人世，从而最大限度地减少家庭成员和其他亲人做决定的压力。

二、应对亲人的死亡

无论是沉疴难起还是飞来横祸，应对亲人的死亡都是一个非常艰难的过程。本部分将探讨这一悲痛的过程，并讨论失去亲人后家人和朋友何以互相支持。

悲痛（grief）可以定义为从内部及外部来感知死亡的一般反应过程（Corr, Nabe & Corr，1997）。丧亲（bereavement）意味着一个人因亲人去世而经历悲痛并哀悼的一段时期。当一个人久病后撒手人寰时，他的亲人常常会经历预期性悲痛（anticipatory grief）。这是患者或家人预料死亡时发生的正常哀悼，很大程度上与死亡实际发生后的感受类似。但是，预期性悲痛并不总在亲人离世时出现，那些在亲人去世前经历的悲痛并不会减轻我们目睹亲人去世后的痛苦。

亲人去世后，逝者的亲朋好友必须面对许多问题，包括安排葬礼、撰写讣告及其他重要决定，如是否进行尸体解剖或捐赠器官。对于哀痛欲绝的人来说，所有这些都会变得无法承受。此时，在帮助丧亲者进行自我调适方面，亲友发挥着重要作用。

人们经常以不同的方式经历和表达丧亲的悲痛，而一个人悲痛的方式取决于其性格以及与逝者的关系。与逝者关系更紧密的人有着与其他人完全不同的悲痛体验，有些人可能会因为逝者还有未实现的愿望或目标而感到难过，有些人会感到震惊、迷茫、失望和分离焦虑，生理反应可能包括睡眠障碍、食欲改变、身体不适或生病。随着时间的流逝，人们终将学会以自己特有的方式来应对失去亲人的悲痛，但每个人的适应期都各不一样。在丧亲者的社会关系网中，并不是所有人都能理解这种悲痛，或者可能不知道如何与这些失去亲人的人进行恰如其分的交流。

例如，Cluck 与 Cline（1989）发现，在丧亲者的社会关系网中，很多人会与其保持距离。另外，这些人有时会对丧亲者悲痛的时长抱有不切实际的期望，在 Cluck 与 Cline（1989）的研究中，丧亲者称家人和朋友经常希望他们在相对较短的时间内停止悲痛，如果悲伤超过几个星期或几个月，就会被视为没有调整好自己。重要的是，我们要知道，有些人可能要花大量的时间走出悲痛，而克服经历死亡的痛楚也没有一个规定的期限。此外，也许更重要的是，我们与那些逝者的情分并没有消失，相反，只是我们改变了相交的形式。换句话说，当亲人即将离开时，我们仍然保持着不同的关联，想念曾经共同经历过的时光。睹物思人，我们相处的所有细节都在以自己的方式浮出水面，大多数时候，它会带来欢乐，有时也带来悲伤，但这种情分仍在继续，只是切换成了其他的呈现方式（例如通过回忆）。

人们也有可能以不健康的方式经历悲痛。丧亲过程中，有人可能会抑郁很长时间，会出现幸存者内疚感、药物滥用或自杀念头。对于这些人而言，悲痛辅导（grief counseling）或加入悲痛支持小组可能会有所帮助。如果你的朋友或家人很难接受死亡，请尽可能与其交流，并告知他们如何在需要时获得适当的帮助。

三、器官捐赠

据统计，在 2007 年就有超过 96 000 名美国人正在等待挽救生命的器官捐赠（organ sharing）（United Network for Organ Sharing，2007）。不幸的是，由于民众对死后捐赠器官的抵制（Morgan，2004）及家庭成员不愿捐献已故亲人的器官（Vincent，2006），许多人都无法获得用于拯救他们生命的器官。对丧亲者来说，与医务人员讨论诸如尸体解剖、器官与人体组织捐赠等问题往往会让他们情绪激动并痛不欲生（Marchand & Kushner，2004；Morgan & Miller，2002），这些具体的细节加上公众对器官捐赠普遍的负面看法，导致在美国移植患者的可用器官严重短缺。

个人可以随时成为指定的器官捐献者，但他们需要携带自己的器官捐献卡并与家人讨论其意愿，以便家人知道自己愿意捐献器官并更容易接受这一想法。但要记住，某些器官和人体组织的捐赠有不同的年龄限制，此外，进行器官捐赠时，年龄和病史也需要被考虑。然而，大多数人去世后，至少有一些器官可用于延长或改善另一个人的生活质量。从许多方面来看，知道已故的家庭成员正在通过器官捐献帮助另一个人，这未尝不是对丧亲者的一种安慰。

人们不愿在死后捐献器官和人体组织的原因很多，其中包括对捐赠知识的缺乏、宗教与精神信仰、对身体残缺的担忧，以及器官和人体组织潜在接受者（例如罪犯）应得性的质疑，等等（Morgan，2004；Morgan et al.，2008）。显然，为了帮助需要器官和人体组织移植的人，我们需要就器官捐献与抵抗器官捐献进行更多的教育和认识。然而，关于死亡和临终，以及器官和人体组织捐赠需求的坦诚而公开传播，似乎可以增加人们签署器官捐赠志愿书的意愿。

小结

由于人均寿命的普遍提高以及相关医疗与科技的发展，越来越多的人开始扮演护理人员的角色。对大多数人来说，照顾患有长期疾病的亲人是极具挑战的经历，而沟通在护理过程中起着重要的作用。通过提供全方位服务，临终关怀与姑息疗法可以帮助临终者及其非专业护理人员，这些帮助包括疼痛的监测与控制、症状管理、临终过程教育及心理与精神咨询。但是，临终关怀和姑息疗法的障碍限制了这些服务在美国的推广使用，例如医疗人员的训练不足和保险赔付资格的要求。对大多数人来说，应对临终过程和死亡都是难以思考和谈论的问题，但是沟通对于制定预先护理指令、安慰临终者及其家庭成员，以及度过亲人去世后的悲伤过程都极其重要。

参考文献

Allen, R. S., Haley, W. E., Small, B. J., & McMillan, S. C. (2002). Pain reports by older hospice cancer patients and family caregivers: The role of cognitive functioning. Gerontologist, 42, 507–514.

Andrews, S. C. (2001). Caregiver burden and symptom distress in people with cancer receiving hospice care. Oncology Nursing Forum, 28, 1469–1474.

Bachner, Y. G., & Carmel, S. (2009). Open communication between caregivers and terminally ill cancer patients: The role of caregivers' characteristics and situational variables. Health Communication, 24, 524–531.

Baillie, L. (2007). Family caregiving when relationships are poor. In I. Paoletti (Ed.), Family caregiving for older disabled people (pp.127–149). New York: Nova Science Publishers.

Baldassar, L., & Baldock, C. V. (2000). Linking migration and family studies: Transnational migrants and the care of ageing parents. In: B. Agozino (Ed.), Theoretical and methodological issues in migration research: Interdisciplinary intergenerational and international perspectives (pp.61–89). Aldershot: Ashgate.

Baldassar, L., Wilding, R., & Baldock, C. (2007). Long-distance caregiving: Transnational families and the provision of aged care. In: I. Paoletti (Ed.), Family caregiving for older disabled people (pp.201–227). New York: Nova Science Publishers.

Bakas, T., Lewis, R. R., & Parsons, J. (2001). Caregiving tasks among family caregivers of patients with lung cancer. Oncology Nursing Forum, 28, 847–854.

Barclay, S., Wyatt, P., Shore, S., Finlay, I., Grande, G., & Todd, C. (2003). Care for the dying: How well prepared are general practitioners? A questionnaire study in Wales. Palliative Medicine, 17, 27 – 39.

Benefield, L. E., & Beck, C. (2007). Reducing the distance in distance-caregiving by technology. Clinical Interventions in Aging, 2, 267 – 272.

Bernabei, R., Gambassi, G., Lapane, K., Landi, F., Gatsonis, C., Dunlop, R., et al. (1998). Management of pain in elderly patients with cancer. Journal of the American Medical Association, 279, 1877 – 1882.

Bevan, J., & Sparks, L. (2011). Communication in the context of long-distance family caregiving. An integrated review and practical applications. Patient Education and Counseling, 85, 26 – 30.

Bevan, J., Jupin, A., & Sparks, L. (2011). Information quality uncertainty, and quality of care in long distance caregiving. Communication Research Reports, 28(2), 190 – 195.

Blevins, D., & Deason-Howell, L. M. (2002). End-of-life care in nursing homes: The interface of policy, research and practice. Behavioral Sciences and the Law, 20, 271 – 286.

Brereton L, Nolan, M. (2000). "You do know he's had a stroke, don't you?" Preparation for family caregiving—the neglected dimension. Journal of Clinical Nursing, 9, 498 – 506.

Brescia, F. J., Portenoy, R. K., Ryan, M., Krasnoff, L., & Gray, G. (1992). Pain, opioid use, and survival in hospitalized patients with advanced cancer. Journal of Clinical Oncology, 10, 149 – 155.

Burleson, B. R. (2003). Emotional support skill. In: J. O, Greene, & B. R. Burleson (Eds), Handbook of communication and social interaction skills (pp.551 – 594). Mahwah, NJ: Erlbaum.

Burns, E. A. (2002). Commentary: Challenges to using exercise interventions in older adults. In K. W. Schaie, H. Leventhal, & S. L. Willis (Eds), Effective health behavior in older adults (pp.179 – 189) New York: Springer.

Callahan, D. (2009). Death, mourning, and medical progress. Perspectives in Biological Medicine, 52, 103 – 115.

Caporael, L. R. (1981). The paralanguage of caregiving: Baby talk to the institutionalized aged. Journal of Personality and Social Psychology, 40, 876 – 884.

Caporael, L. R., & Culbertson, G. H. (1986). Verbal response modes of baby talk and other speech at institutions for the aged. Language and Communicalion, 6, 99 – 112.

Center for Disease Control (CDC)(1996). Physical activity and health: A report of the Surgeon General. Hyattsville. MD: US Public Health Service.

Centers for Disease Control and Prevention. (2004). Vital and health statistics. Retrieved July 23, 2012, from www. cdc. gov/.

Chesler, M. A., & Barbarin, O. A. (1984). Difficulties of providing help in a crisis: Relationships between parents of children with cancer and their friends. Journal of Social Issues, 40, 113-134.

Cluck, G. G., & Cline, R. W. (1989). The circle of others: Self-help groups for the bereaved. Communication Quarterly, 34, 306 – 325.

Cohen, G. (1994). Age-related problems in the use of proper names in communication. In M. L. Hummert, J. M. Wiemann, & J. F. Nussbaum (Eds), Interpersonal communication in older adulthood: Interdisciplinary theory and research (pp.40 – 57). Thousand Oaks, CA: Sage.

Colley, C . E., & Lucas, L. M. (1993). Polypharmacy: The cure becomes the disease. Journal of General Internal Medicinc, 8, 278 – 283.

Corr, C. A., Nabe, C. M., & Corr, D. M. (1997). Death and dying, life and living (2nd ed.). Pacific Grove, CA: Brooks/Cole.

Darbyshire, J. (1984). The hearing loss epidemic: A challenge to gerontology. Research on Aging, 6, 384 – 394.

Degeneffe, C. E., & Burcham, C. M. (2008). Adult sibling caregiving for persons with traumatic brain injury: Predictors of affective and instrumental support. Journal of Rehabilitation, 74, 10 – 20.

Donelan, K., Hill, C. A., Hoffman, C., Scoles, K., Feidman, P. H., Levine, C., & Gould, D. (1998). Challenged to care: Informal caregivers in a changing health system. Health Affairs, 21, 222 – 231.

Donnelly, S., Walsh, D., & Rybicki, L. (1994). The symptoms of advanced cancer in 1, 000 patients. Journal of Palliative Care, 10, 57.

Eisdorfer, C., & Cohen, D. (1980). The issue of biological and psychological deficits. In E. Borgatta & N. McCluskey (Eds), Aging and society: Current research and policy perspectives (pp.49 – 70). Beverly Hills, CA: Sage.

Elliot, B. A., Elliot, T. E., Murray, D. M., Braun, B. L., & Johnson, K. M. (1997). Patients and family members: The role of knowledge and attitudes in cancel pain. Journal of Pain and Symptom Management, 12, 209 – 220.

Ernst, R. L., & Hay, J. W. (1994). The US economic and social costs of Alzheimer's disease revisited. American Journal of Public Health, 84, 1261 – 1264.

Federal Interagency Forum on Aging-Related Statistics. (2000). Older Americans 2000: Key indicators of well-being [On-line]. Retricved August 25, 2004, from www.agingstats. gov.

Field, M. J., & Cassel, C. K. (Eds)(1997). Approaching death: Improving care at the end of life. Washington, DC: National Academy Press.

Fields, D., & Howells, K. (1985). Medical students' self-reported worries about aspects of death and dying. Death Studies, 10, 147 – 154.

Fowler, C., & Fisher, C. L. (2009) Attitudes toward decision making and aging, and preparation for future care needs. Health Communication, 24, 619 – 630.

Francis, L. E., Worthington, J., Kypriotakis, G., & Rose, J. H. (2010). Relationship quality and burden among caregivers for late-stage cancer patients. Supportive Care in Cancer.

Fried, T. R., Bradley, E. H., O' Leary, J. R., & Byers, A. L. (2005). Unmet desire for caregiver-patient communication and increased caregiver burden. Journal of American Geriatrics Society, 53, 59–65.

Gabrel, C. S. (2000). Characteristics of elderly nursing home residents and discharges: Data from the 1997 National Nursing Home Survey. Washington, DC: US Department of Health and Human Services, Centers for Disease Control and Prevention.

Gandhi, T. K., Burstin, H. R., Cook, E. F., et al. (2000). Drug complications in outpatients. Journal of General Internal Medicine, 15, 149–154.

Gatz, M., Kasl-Godley, J. E., & Karel, M. J. (1996). Aging and mental disorders. In J. E. Birren & K. W. Schaie (Eds), Handbook of psychology and aging (4th ed., pp.365–382) San Diego, CA: Academic Press.

Geist-Martin, P., Ray, E. B., & Sharf, B. F. (2003). Communicating health: Personal, cultural, and political complexities. Belmont, CA: Wadsworth.

Given, B. A., Given, C. W., Helms, E., Stommel, M., & DeVoss, D. N. (1997). Determinants of family caregiver reaction. New and recurrent cancer. Cancer Practice, 5, 17–24.

Given, C. W., Stommel, M., Given, B. A., Osuch, J., Kurtz, M. E., & Kurtz, J. C. (1993). The influence of cancer patients' symptoms and functional states on patients' depression and family caregivers' reaction and depression. Health Psychology, 12, 277–285.

Goldsmith, J., Wittenberg-Lyles, E., Ragan, S., & Nussbaum, J. F. (2011). Life span and end-of-life health communication. In T. L. Thompson, R. Parrott, & J. F. Nussbaum (Eds), The Routledge handbook of health communication, 2nd ed. (pp. 441–454). New York: Routledge.

Grainger, K. (2004). Communication and the institutionalized elderly. In J. F. Nussbaum & J. Coupland (Eds), Handbook of communication and aging research (2nd ed., pp. 479–497). Mahwah, NJ: Lawrence Erlbaum.

Haley, W. E., LaMonde, L. A., Han, B., Burton, A. M., & Schonwetter, R. (2003). Predictors of depression and life satisfaction among spousal caregivers in hospice: Application of a stress process model. Journal of Palliative Medicine, 6, 215–224.

Hanlon, J. T., Schmader, K. E., Koronkowski, M. J., et al. (1997). Adverse drug events in high-risk older patients. Journal of the American Geriatric Society, 145, 945–948.

Happ, M., Capezuti, E., Strumpf, N., Wagner, L., Cunningham, S., Evans, L., & Maislin, G. (2002). Advance care planning and end-of-life care for hospitalized nursing home residents. Journal of the American Geriatrics Society, 50, 829–835.

Harwood, J., & Sparks, L. (2003). Social identity and health: An intergroup communication approach to cancer. Health Communication, 15, 145–170.

Harzold, E., & Sparks, L. (2007). Adult child perceptions of communication and humor when the parent is diagnosed with cancer: A suggestive perspective from communication theory. Qualitative Research Reports in Communication, 7, 1–13.

Hebert, L. E., Scherr, P. A., Bienias, J. L., Bennett, D. A., & Evans, D. A. (2003).

Alzheimer's disease in the US population: Prevalence estimates using the 2000 Census. Archives of Neurology, 60, 1119–1122.

Helgeson V.S., Cohen S. (1999). Social support and adjustment to cancer: Reconciling descriptive, correlational, and intervention research. In R. N. Suinn, & G. R. VandenBos (Eds) Cancer patients and their families: Readings on disease course, coping, and psychological interventions (pp. 53 – 79). Washington DC: American Psychological Association.

Hewitt, M., Rowland, J., & Yancik, R. (2003). Cancer survivors in the United States: Age, health, and disability. Journals of Gerontology, Series A, 58 (1), 82 – 92.

Hinds, C. (1992). Suffering: A relatively unexplored phenomenon among family caregivers of non-institutionalized patients with cancer. Journal of Advanced Nursing, 17, 918 – 925.

Hines, S. C., Babrow, A. S., Badzek, L., & Moss, A. L. (1997). Communication and problematic integration in end-of-life decisions: Dialysis decisions among the elderly. Health Communication, 9, 199 – 217.

Hines, S. C., Moss, A. H., & McKenzie, J. (1997). Prolonging life or prolonging death: Communication's role in difficult dialysis decisions. Health Communication, 9, 369 – .

Holst, L., Lundren, M., Olsen, L., & Ishoy, T. (2009). Dire deadlines: Coping with dysfunctional family dynamics in an end-of-life care setting. International Journal of Palliative Nursing, 15, 34 – 41.

Hospice Foundation of America. (n.d.). Caregiver concerns. RetrievedJune14,2004,from www. hospicefounda tion.org/.

Howarth, G., & Leaman, O. (Eds). (2001). Encyclopedia of death and dying. London: Routledge.

Keith, D. M. (1979). Life changes and perceptions of life and death among older men and women. Journal of Gerontology, 34, 870 – 878.

Kemper, S. (1992). Language and aging. In F. M. Craik & T. Salthouse (Eds), Handbook of aging and cognition (pp. 213 – 270). Hillsdale, NJ: Lawrence Erlbaum.

Kemper, S., & Lyons, K. (1994). The effects of Alzheimer's dementia on language and communication. In M. L. Hummert, J. M. Weimann, & J. F. Nussbaum (Eds), Interpersonal communication in older adulthood: Interdisciplinary theory and research (pp. 58 – 82). Thousand Oaks, CA: Sage.

Kelsey, S. G., & Laditka, S. B. (2009). Evaluating the roles of professional geriatric care managers in maintaining the quality of life for older Americans. Journal of Gerontological Social Work, 52, 261 – 276.

Koerner, S. S., Shirai, Y., & Kenyon, D. B. (2010). Socio-contextual circumstances in daily stress reactivity among caregivers for elderly relatives. Journal of Gerontology.

Lawton, J. (2000). The dying process: Patients' experiences of palliative care. London: Routledge.

Leichtentritt, R. D., & Rettig, K. D. (2002). Family beliefs about end-of-life decisions: An interpersonal perspective. Death Studies, 26, 567–594.

Lepore, S. J., & Hegelson, V. S.(1998). Social constraints, intrusive thoughts, and mental health after prostate cancer. Journal of Social and Clinical Psychology, 17, 89–106.

Lynn, J.(2001). Serving patients who may die soon and their families: The role of hospice and other services. Journal of the American Medical Association, 285(7), 925–932.

MacMillan, S. C., & Small, B. J.(2002). Symptom distress and quality of life in patients with cancer newly admitted to hospice home care. Oncology Nursing Forum, 29, 1421–1428.

Magaziner, J., Zimmerman, S. I., Fox, K. M., & Burns, B. J.(1998). Dementia in United States nursing homes: Descriptive epidemiology and implications for long-term residential care. Aging and Mental Health, 2, 28–35.

Marchand, L., & Kushner, K.(2004). Death pronouncements: Using the teachable moment in end-of-life care residency training. Journal of Palliative Medicine, 7, 80–84.

Martin, D. K., Emanuel, L. L., & Singer, P. A.(2000). Planning for the end of life. Lancet, 356, 1672–1676.

Martinez, J. M.(1996). The interdisciplinary team. In D. C. Sheehan & W. B. Forman(Eds), Hospice and palliative care: Concepts and practices(pp. 21–29). Sudbury, MA: Jones and Bartlett.

Masters, I., Van Den Borne, H., McCormick, L., Pruyn, J., Boer, M., & Imbos, T.(1997). Openness to discuss cancer in the nuclear family: Scale, development, and validation. Psychosomatic Medicine, 59, 269–279.

Meyers, J. L., & Gray, L. N.(2001). The relationships between family primary caregiver characteristics and satisfaction with hospice care, quality of life, and burden. Oncology Nursing Forum, 28, 73–82.

Miller, K. I., Shoemaker, M. M., Willyard, J., & Addison, P.(2008). Providing care for elderly parents: A structurational approach to family caregiver identity. Journal of Family Communication, 8, 19–43.

Mitnick, S., Leffler, C., & Hood, V. L.(2010). Family caregivers, patients and physicians: Ethical guidance and optimize relationships. Journal of General Internal Medicine, 25, 255–260.

Moody, H. R.(1994). Aging: Concepts and controversies. Thousand Oaks, CA: Pine Forge.

Moore, A.(1998). Hospice care hijacked? Christianity Today, 42, 38–41.

Morgan, S. E.(2004). The power of talk: African Americans' communication with family members about organ donation and its impact on the willingness to donate organs. Journal of Personal and Social Relationships, 21, 112–124.

Morgan, S. E., Harrison, T. R., Afifi, W. A., Long, S. D., & Stephenson, M. T.(2008). In their own words: The reasons why people will(not) sign an organ donation card. Health Communication, 14, 121–134.

Morgan, S. E., & Miller, J. K.(2002). Beyond the organ donor card: The effect of knowledge, attitudes, and values on willingness to communicate about organ donation to family members. Health Communication, 14, 121 – 134.

Morrison, R. S., Penrod, J. D., Cassel, J. B., Caust-Ellenbogen, M., Litke, A., Spragens, I., & Meier, D. E.; Palliative Care Leadership Centers' Outcomes Group. (2008). Cost savings associated with United States hospital palliative care consultation programs. Archives of Internal Medicine, 168, 1783 – 1790.

Mosqueda, L., & Burnight, K. (2000). Multidimensional assessment in the ambulatory clinic. In D. Osterweil, K. Brummel-Smith, & J. C. Beck (Eds), Comprehensive geriatric assessment (pp. 187 – 202). New York: McGraw-Hill.

Nail, L. M. (2002). Fatigue in patients with cancer. Oncology Nursing Forum, 29, 537 – 546.

National Alliance for Caregiving in collaboration with AARP. (2009, December). Caregiving in the U.S. 2009. Retrieved July 11, 2012, from http://www.aarp.org/ research/surveys/care/ltc/ hc/articles/caregiving_09. html

National Family Caregivers Association. (2005). Who are family caregivers? RetrievedJuly 11, 2012, from www.thefamilycaregiver.org/who/.

National Hospice and Palliative Care Organization (NHPCO). (2004). Caregiving issues. Retrieved April 18, 2004, from www.nhpco.org/.

National Hospice and Palliative Care Organization. (2006, November). NHPCO's facts and figures—2005 findings. Retrieved December 8, 2006, from http://nhpco. org/.

National Hospice and Palliative Care Organization. (2007, November). NHPCO facts and figures: Hospice care in America. Retrieved July 11, 2012, from http://www. nhpco.org/ research.

Nussbaum, J. F. (1983). Relational closeness of elderly interaction: Implications for life satisfaction. Western Journal of Speech, 47, 229 – 243.

Nussbaum, J. F., Pecchioni, L., Robinson, J. D., & Thompson, T. (2000). Communication and aging (2nd ed.). Mahwah, NJ: Lawrence Erlbaum.

Nussbaum, J. F., Ragan, R., & Whaley, B. (2004). Children, older adults, and women: Impact on provider – patient interaction. In T. L. Thompson, A. M. Dorsey, K. I. Miller, & R. Parrott (Eds), Handbook of health communication (pp. 183 – 204). Mahwah, NJ: Lawrence Erlbaum.

OPTN. (2005). The organ procurement and transplantation network: Waiting list removal reasons by year. Retrieved April 30, 2005, from www.optn.org/.

Panke, J. T. (2002). Difficulties in managing pain at the end of life. American Journal of Nursing, 102, 26 – 33.

Pecchioni, L., & Sparks, L. (2007). Health information sources of individuals with cancer and their family members. Health Communication, 21, 143 – 151..

Planalp, S., & Trost, M. R. (2008). Communication issues at the end of life: Reports from hospice volunteers. Health Communication, 23, 222 – 233.

Query, J. L., Jr., & Kreps, G. L. (1996). Testing a relational model for health communication competence among caregivers for individuals with Alzheimer's disease. Journal of Health Psychology, 3, 335-351.

Query, J. L., Jr., & Wright, K. B. (2003). Assessing communication competence in an on-line study: Toward informing subsequent interventions among older adults with cancer, their lay caregivers, and peers. Health Communication, 15, 205-219.

Query, J. L., Jr., Wright, K. B., & Gilchrist, E. S. (2006). Communication and cancer hospice care: Towards negotiating attitudinal and research obstacles. In H. D. O'Hair, L. Sparks, & G. L. Kreps(Eds), Health communication and cancer(pp. 301 - 319). Cresskill, NJ: Hampton Press.

Ragan, S. L., Wittenberg-Lyles, E. M., Goldsmith, J., & Sanchez-Reilly, S. (2008). Communication as comfort: Multiple voices in palliative care. New York: Routledge.

Ragan, S. L., Wittenberg, E., & Hall, H. T. (2003). The communication of palliative care for the elderly cancer patient. Health Communication, 15, 219-226.

Ramsay, S. (1999). International research agenda set for end-of-life care. Lancet, 354, 1361.

Ratner, E., Norlander, L., & McSteen, K. (2001). Death at home following a targeted advanced-care planning process at home: The kitchen table discussion. Journal of the American Geriatrics Society, 49, 778-781.

Reb, A. M. (2003). Palliative and end-of-life care: Policy analysis. Oncology Nursing Forum, 30, 35-50.

Rice, D. P., Fox, P. J., Max, W., Webber, P. A., Lindeman, D. A., Hauck, W. W. et al. (1993). The economic burden of Alzheimer's disease. Health Affairs, 12, 164-176.

Richards, F. (2004). Couple's experiences of predictive testing and living with the risk or reality of Huntington disease: A qualitative study. American Journal of Medical Genetics, 126A, 17-82.

Richards, L., Bengston, V., & Miller, R. (1989). The "generation in the middle": Perceptions of changes in adult intergenerational relationships. In K. Kreppner & R. Lerner (Eds), Family systems and life span development(pp. 341 - 366). Hillsdale, NJ: Lawrence Erlbaum.

Roff, L. L., Martin, S. S., Jennings, L. K., Parker, M. W. and Harmon, D. K. (2007). Long distance parental caregivers' experiences with siblings: A qualitative study. Qualitative Social Work, 6, 315-335.

Rusinak, R. L., & Murphy, J. F. (1995). Elderly spousal caregivers: Knowledge of cancer care, perceptions of preparedness, and coping strategies. Journal of Gerontological Nursing, 21, 33-41.

Ryan, E. B., Hummert, M. L., & Boich, L. (1995). Communication predicaments of aging: Patronizing behavior towards older adults. Journal of Language and Social Psychology, 14, 144-166.

Salthouse, T. A. (1992). Mechanisms of age – cognition relations in adulthood. Hillsdale, NJ: Lawrence Erlbaum.

Sarna, L., & Brecht, M. (1997). Dimensions of symptom distress in women with advanced lung cancer: A factor analysis. Heart and Lung, 26, 23 – 30.

Sarna, L., & McCorkle, R. (1996). Burden of care and lung cancer. Cancer Practice, 4, 245 – 251.

Scharader, S., Nelson, M., & Eidsness, L. (2009). Dying to know: A community survey about dying and end-of-life care. Omega, 60, 33 – 50.

Schneider, E. L., & Guralnik, J. M. (1990). The aging of America: Impact on health care costs. Journal of the American Medical Association, 263, 2335 – 2340.

Siegel, K., Raveis, V. H., Houts, P., & More, V. (1991). Caregiver burden and unmet patient needs. Cancer, 68, 1131 – 1140.

Skirton, H., & Glendinning, N. (1997). Using research to develop care for patients with Huntington's disease. British Journal of Nursing, 6, 83 – 90.

Sparks, L. (Ed.)(2003). Cancer communication and aging [Special issue]. Health Communication, 15(2).

Sparks, L. (2008). Family decision-making. In W. Donsbach (Ed.) The international encyclopedia of communication, 4, (pp. 1729 – 1733). Oxford, UK and Malden, MA: Wiley-Blackwell.

Sparks, L., & Harwood, J. (2008). Cancer, aging, and social identity: Development of an integrated model of social identity theory and health communication. In L. Sparks, H. D. O'Hair, & G. L. Kreps, (Eds), Cancer communication and aging. Cresskill, NJ: Hampton Press.

Sparks, L., & Nussbaum, J. F. (2008). Health literacy and cancer communication with older adults. Patient Education and Counseling, 71(3), 345 – 350.

Sparks, L., Travis, S., & Thompson, S. (2005). Listening for the communicative signals of humor, narratives, and self-disclosure in the family caregiving interview. Health and Social Work, 30, 340 – 343.

Sparks-Bethea, L. (2002). The impact of an older adult parent on communicative satisfaction and dyadic adjustment in the long-term marital relationship: Adult children and spouses' retrospective accounts. Journal of Applied Communication Research, 30, 107 – 125.

Sparks-Bethea, L., Travis, S. S., & Pecchioni, L. L. (2000). Family caregivers' use of humor in conveying information about caring for dependent older adults. Health Communication, 12, 361 – 376. Project supported by a grant from the Nursing Research Program, Clinical Applications Research, Glaxo-Wellcome, Inc.

Stahl, S. M., & Feller, J. R. (1990). Old equals sick: An ontogenetic fallacy. In S. M. Stahl (Ed.), The legacy of longevity: Health and health care in later life (pp. 21 – 34). Newbury Park, CA: Sage.

Stoltz, P., Uden, G., & Willman, A. (2004). Support for family carers who care for an elderly person at home: A systematic literature review. Scandinavian Journal of Caring Sciences, 18, 111 – 119.

Sykes, N. (1989). Medical students' fears about breaking bad news. Lancet, 2, 564.

Talley, R. C., & Crews, J. E. (2007). Framing the public health of caregiving. American Journal of Public Health, 97, 224 – 228.

Toseland, R. W., Blanchard, C. G., & McCallion, P. (1995). A problem solving intervention for caregivers of cancer patients. Social Science in Medicine, 40, 517 – 528.

Travis, S. S., & Sparks-Bethea, L. (2001). Medication administration by family members of dependent elders in shared care arrangements. Journal of Clinical Geropsychology, 7 (3), 231 – 243. Project supported by a grant from the Nursing Research Program, Clinical Applications Research, Glaxo-Wellcome, Inc.

Travis, S. S., Sparks-Bethea, L., & Winn, P. (2000). Medication hassles reported by family caregivers of dependent elders. Journals of Gerontology: Medical Sciences, 55A, 7, M412 – M417. Project supported by a grant from the Nursing Research Program, Clinical Applications Research, Glaxo-Wellcome, Inc.

Turner, M. J., Killian, T. S., & Cain, R. (2004). Life course transitions and depressive symptoms among women in midlife. International Journal of Aging and Human Development, 58, 241 – 265.

United Network for Organ Sharing. (2007). United Network for Organ Sharing. Retrieved September 4, 2007, from http://www.unos.org/data.

US Census Bureau. (2000). Keeping up with older adults: Older adults 2000 [On-line]. Retrieved July 11, 2012, from www.census.gov/population/pop-profile/2000/ chap18.pdf.

Verbrugge, L. (1984). A health profile of older women with comparisons to older men. Research on Aging, 6, 291 – 322.

Villaume, W. A., Brown, M. H., & Darling, R. (1994). Presbycusis, communication, and older adults. In M. L. Hummert, J. M. Wiemann, & J. F. Nussbaum (Eds), Interpersonal communication in older adulthood. Thousand Oaks, CA: Sage.

Villaume, W. A., Darling, R., Brown, M. H., Richardson, D., & Clark-Lewis, S. (1993). The multidimensionality of presbycusis: Hearing losses on the content and relational dimensions of speech. Journal of the International Listening Association, 7, 111 – 128.

Vincent, D. E. (2006). Exploring college students' family discussions about organ and tissue donation. Communication Research Reports, 23, 299 – 308.

Weitzner, M. A., McMillan, S. C., & Jacobson, P. B. (1999). Family caregiver quality of life: Differences between curative and palliative cancer treatment settings. Journal of Pain and Symptom Management, 17, 418 – 428.

Wiemann, J. M. (1977). Explication and test of a model of communicative competence. Human Communication Research, 3, 195 – 213.

Willard, J., Miller, K., Shoemaker, M., & Addison, P. (2008). Making sense of sibling responsibility for family caregiving. Qualitative Health Research, 18, 1673 – 1686.

Williams, A., & Nussbaum, J. F. (2001). Intergenerational communication across the lifespan. Mahwah, NJ: Lawrence Erlbaum.

Winker, M. A., & Flanagin, A. (1999). Caring for patients at the end of life. JAMA, 282, 1965.

Wolff, J. L., & Kasper, J. D. (2006). Caregivers of frail elders: Updating a national profile. Gerontologist, 46, 344 – 356.

Won, A., Lapane, K., Gambassi, G., Bernabei, R., Mor, V., & Lipsitz, L. A. (1999). Correlates and management of nonmalignant pain in the nursing home. Journal of the American Geriatric Society, 47, 936 – 942.

Zamborsky, L. J. (1996). Support groups for hospice staff. In D. C. Sheehan & W. B. Forman (Eds), Hospice and palliative care: Concepts and practices (pp. 131 – 137). Sudbury, MA: Jones and Bartlett.

Zechner, M. (2008). Care of older persons in transnational settings. Journal of Aging Studies, 22, 32 – 44.

Zerzan, J., Stearns, S., & Hanson, L. (2000). Access to palliative care and hospice in nursing homes. Journal of the American Medical Association, 284, 2489 – 2494.

Zhang, A. Y., & Siminoff, L. A. (2003). Silence and cancer: Why do families and patients fail to communication? Health Communication, 15, 415 – 429.

第二部分

社会、文化和组织

第三章
社会支持与健康

在学业、工作或人际关系中遭遇挫折时，我们可能像大多数人一样，认为向朋友或家人倾诉会让自己感觉好一些。他们有时会给出很好的建议，或者带我们参加一些活动以暂时忘记烦恼，比如打一场高尔夫或是看一场电影；然而，有时又会感觉他们根本无法理解我们正面临的问题，给不出好的建议，那么就会转向其他消息来源来解决正面临的问题，如上网查找信息。根据Goldsmith与Albrecht（2011）的研究，支持性沟通（supportive communication）"是生命与健康生活的必要条件"（p.335）。另外，无论是寻求讨论问题的最佳方式，在线或通过人际网络寻找问题的答案，还是通过共情来倾听并找到解决问题的最佳方式，以支持某个受健康问题困扰的人，沟通在支持过程中都扮演着关键角色。

家人、朋友甚至熟人会给予我们各种社会支持，进而对我们一生的身心健康产生积极影响；反过来，我们也可以提供支持，来影响自身社会关系网中其他人的健康。这种支持可能发生在我们面临健康危机时，也可能在我们应对日常压力时。此外，研究表明，社会关系网的成员还可以帮助我们避免高度精神紧张，这种状态可能会影响我们的健康，而重要他人（significant others）的陪伴则能帮我们更好地抵抗某些疾病。然而，社会支持与健康结果之间的关系极其复杂，某些类型的支持（或支持来源）实际上会对健康产生负面影响。沟通在这些过程中发挥着重要作用（Goldsmith，2004），社会支持与健康的关系看似简单，但我们会发现，这其实是一个相当复杂的过程。

本章将探讨社会支持的概念、支持网络影响健康的各种方式、传播在社会支持中的核心作用，以及支持性信息的利弊。此外，针对有健康问题的人，我们还会讨论他们的支持网络与支持群体的特征。

第一节　社会支持与健康研究的历史

20世纪70年代早期，各个学科的研究者们开始关注社会支持与人际关系如何影响人的健康（Goldsmith & Albrecht，2011）。在过去的几十年，研究者们经过大量实证研究（Cohen & Wills，1985；House，Landis & Umberson，1988），认为社会支持与多种健康结果之间存在关联（Berkman & Syme，1979；House，Landis & Umberson，1988；Uchino，Cacioppo & Kielcolt-Glaser，1996；Uchino，2006），包括改善免疫系统功能、减轻压力、减轻抑郁、缩短疾病与手术后的康复时间、增加幸福感，以及降低死亡率（即延长寿命）。社会支持甚至与增强心血管功能、抵抗普通感冒有关。

许多社会科学家（如心理学家）通过研究人格特征、面对压力的反应、应对策略以及一系列调节社会支持与健康关系的个体变量（Sarason，Sarason & Pierce，1990；Turner，King & Tremblay，1992），对社会支持这一研究主体进行了补充。多年来，通过对影响社会支持过程的关系问题（relational issues）与信息特征进行研究（Albrecht & Adelman，1987；Burleson，1994），传播学学者在社会支持与健康的研究上作出了重要的贡献。今天，以计算机为中介的传播（即社交网站和在线支持小组）大大扩展了我们的社会网络，社会支持的学者们正试图去研究这种变化如何影响健康结果（Tanis，2008；Rains & Young，2009；Walther & Boyd，2002；Wright，2000）。除此以外，关于社会支持与健康，我们还有许多问题没有找到答案，这可能会在未来很多年里持续推动这一领域的研究。

第二节　社会支持的类型和作用

一、支持的类型

社会支持是"将社会关系与健康幸福联系起来的各种理论、概念的总称"（Goldsmith & Albrecht，2011，p.335）。然而，在这个宽泛的定义下，还有很多其他术语也显示出社会支持的复杂性。因为我们的社会关系网，比如朋友、家人、同事，甚至是社交网站上的熟人，总是在为我们提供许多不同类型的社会支持（Goldsmith，2004）。下文列举了几种不同类型的社会支持和其他相关术语。

根据Goldsmith与Albrecht（2011）的研究，工具支持（instrumental support）指的是有形的帮助，例如家长给孩子钱以便他们可以和朋友去看电影，或者朋友之间互相帮助做家务。情感支持（emotional support）则是指倾听他人的烦恼、认可他人的困境，在他人感觉不舒服时用言语鼓励，以及在他人需要的时候"在场"等。尊重或评价支持（esteem or appraisal support）指让面临压力的人感到被认可，或认为他们出现的种种问题是合理的。信息支持

（informational support）可表现为很多形式，如从一个亲近的朋友那里得到关于恋爱问题的好建议，或一个胰腺癌患者从网络支持小组中获得关于药物治疗的信息。行为支持（enacted support）是指通过交流帮助他人缓解情绪压力以达到好的结果的情况（Wills & Shinar，2000）。陪伴（companionship）是社会支持的一种变体，通常是因为自己乐意去做而不是出于责任而做（Rook，1995）。陪伴者往往是那些通过陪伴振奋我们情绪的朋友，但在我们需要的时候，他们也能够提供实质性的支持。

社会支持可以是主动的，也可以是被动的（Sarason，Sarason & Pierce，1990）。主动支持（proactive support）是指有助个人规避问题的任何帮助，比如医生推荐有助于患者降低血压风险的饮食；被动支持（reactive support）通常是指，有人面临危机或生活变故、正常的生活中断，我们为其提供应对援助的行为，如被诊断为癌症是一个重大的危机事件，患者的社会关系网通常会为其提供情感及其他类型的支持，以帮助其应对疾病。

社会支持发生在某种类型的社会关系网中，或人与人之间一系列重叠关系中（Penner，Dovidio & Albrecht，2000）。社会关系网可以小到家庭、亲密圈子或朋友，也可以大到由亲密朋友、家庭成员、同事和熟人组成的扩展性网络。社会关系网是让我们接受并向他人提供支持的大背景，社会关系网中的沟通模式往往因社会规范的不同而出现变化。当社会关系网中的成员经常进行重叠交流时，这就形成了所谓的密度（density）。当社会关系网的成员在人口统计学特征、背景和态度上非常相似时，就属于同质性（homogeneity）；而当人们之间的相似度比较低时，则属于异质性（heterogeneity）。最后，社会关系网既是有界的（bounded），也是无界的（unbounded），意思是它们的界限可以严格区分，也可以相互渗透。例如，一个关系紧密的家庭可能不会与外人互动（有界的），而你的网络好友则有可能会让你添加他们的朋友（无界的）。对社会关系网感兴趣的社会支持研究者们经常研究社会关系网的特性，试图评估其如何影响社会支持过程。

二、社会支持的积极与消极作用

上述各种社会支持都与改善身心健康及提高生活质量有关（Cobb，1976；Goldsmith，2004；Hughes，2005）。然而，由于每个人面临的压力的程度、感知的应对技巧及他们与支持者的关系不同，人们发现，对他们有用的支持的类型往往有所不同（La Gaipa，1990）。根据具体情况，被支持者可能会对某种类型的支持持负面看法，这可能会抵消某些支持尝试的积极影响，也可能对健康与生活质量造成不好的影响。

例如，工具支持是人们为有健康问题的人提供的一种常见支持类型，它对于因疾病而需要长期护理的人来说至关重要。在这种情况下，生病的人往往需要重度依赖他人以满足其生理需求，如做饭、交通出行，以及上厕所、洗澡、服药这类基本的日常活动。虽然人们通常会感激在这些情况下获得的支持，但不恰当的工具支持也可能产生负面作用。

当人们觉得自己能够成功地完成体力任务时，他们可能会对有形的帮助产生负面看法，尤其是当这种帮助被视为一种居高临下的恩赐，或是让人感觉自己的能力受到轻视时。残障人士在很多时候都可以自食其力，如果这时候我们为他们提供诸如开门或其他类型的工具性支持时，往往会引发"多此一举"的反感。在某些情况下，例如在养老院，老年人最初可能会对某类工具支持感到不满，但如果他们发觉无法控制自身处境时，最终可能会接受这种支持。研究发现，当养老院的工作人员在提供有形帮助时做出过度迁就行为时，会导致老年人完成许多体力活动时产生一种"习得性无助"（learned helplessness）（Grainger，1995）。

如果信息支持被认为有用，有健康问题的人可能会觉得他们能自己掌握更多的情况（Roter & Hall，1992）。然而，如果医生及其他医务人员提供的疾病或状况信息太多时，则可能产生负面效果，因为过多的信息会让患者不知所措并加重焦虑（Brashers，Neidig & Goldsmith，2004）。例如，确诊艾滋病后，如果医生告知患者大量治疗方案、副作用及症状恶化的信息，尤其在其无法冷静下来思考这个诊断的所有影响时，这些信息可能会压垮患者。在这种情况下，患者往往无法理性地处理他们从医生那里获得的信息。

面对压力时，来自家人和朋友的信息支持也可能被认为不合适，尤其是当这种信息的建议形式并不必要（Goldsmith & Fitch，1997），或被认为是施舍或骚扰时。例如，护理人员提醒生病的配偶服药前先吃点东西，其可能自认为是在帮忙，而患者却会认为她在"插嘴"。如你所见，信息支持的提供过程可能非常复杂，因为这取决于人们如何理解。Albrecht 与 Goldsmith（2003）指出了提供信息支持时的其他复杂情况：

> 一个人可能会收到关于如何处理健康问题的信息和建议，但却发现这些建议不仅是无知的，还是无用的。更糟糕的是，别人给的建议可能会让一个人觉得别人在批评其应对措施，或认为别人提供给其已知的信息是在贬低自己（p.270）。

有健康问题的人往往认为，情感支持比信息支持更有用，尤其在帮助他们应对疾病带来的情感困扰时（Cwikel & Isreal，1987；Magen & Glajchen，1999）。然而，当支持者否定或忽视了被支持者的感受，或是提供了可能被认为不恰当的情感支持时，情感支持也可能是负面的（Burleson，1994）。例如，一个患有乳腺癌（breast cancer）的女人可能希望她的伴侣只是倾听并接受她对即将进行的乳房切除手术的恐惧，而她的伴侣不但没有认可她这种恐惧，还说："别太担心，这种手术通常都很成功。"在这种情况下，尽管她的伴侣出于好意，但他却是在暗示她可能过度担忧，而否认了她对癌症的恐惧。

尊重支持是一种重要的支持类型，它帮助那些由于健康状况（如艾滋病病毒携带者或可见性残疾患者）而被社会污名化的个体——往往会因为难以应对日常生活而自尊心受挫，这时，尊重支持会让他们感受到自我价值（Wills，1985）。正如我们将在第四章中进一步深入讨论的那样，疾病带来的不仅是健康状况的恶化，还有一群患有该疾病的人，污名指的就是与疾病和患者相关的负面情绪和消极感受。残疾、艾滋病、癌症和饮食失调是许多带有社会污名的健康状况的一小部分，患有这些疾病的个体往往会与普通人出现沟通问题。社会对这些疾病的负面看法及其相关的沟通问题可能会导致患这些疾病的人被孤立或抑郁，这时候，如果有善解人意的爱人或同病相怜的人提供尊重支持或肯定，则有助于个体增加自我价值感。

涉及家庭决策时，社会支持问题无疑也很重要。Sparks（2008）指出，家庭内部决策可以分为以下几种类型：工具型、情感型、社会型、经济型和技术型。工具型决策是那些关注家庭成员的经济、健康、住所和食物问题的决策（Epstein，Bishop & Baldwin，1982）。情感型决策涉及与感觉和情绪相关的决定，比如决定结婚。社会型决策通常是与家庭的价值观、角色和目标相关的决策（Noller & Fitzpatrick，1993）。以上这些决策可能还包括所抚养的孩子是去这个还是那个教堂，或其学龄前是否需要一位家长在家陪同等。经济型决策主要是关于使用与整合家庭资源的决策，例如青少年是否应该找一份工作补贴家用，或自己购买汽车。技术型决策包括那些为了更重要的事情而必须作出的较小的决策，例如，如果一个家庭决定，一名成员必须停止工作以便回到学校深造，那么，他们就必须作出一系列技术型决策，以实现更重要的决定（Noller & Fitzpatrick，1993）。不同家庭可能有各不相同的决策方式，有的家庭日复一日采取相同的方法，有的家庭根据决策的类型与成员情绪状态的差别而选择不同的办法，更多的家庭则根据生活的不同阶段来作决定，比如孩子的婴儿阶段、上学阶段，再到中年和晚年，每个阶段的决策都不一样（Sparks，2008）。

从童年和青少年时期，再到中年和老年时期，我们每天都在协商家庭决策，这些决策多发生在医疗背景下（Sparks，2008）。由于不确定性、情感、技术语言和随之而来的健康结果，医疗背景下的家庭决策过程总是特别困难、复杂（Harzold & Sparks，2007；Sparks，2003）。我们很难把握和处理来源迥异且相悖的信息，也无法作出最明智的医疗决策。家庭依据各种信息作出关于健康问题的决定，这些信息包括保险公司名单、互联网研究、家庭医生和专家的建议、与朋友和家庭成员的人际沟通以及中介信息（mediated messages）

（Pecchioni & Sparks，2007）。

然而，支持者并不总是把他人遇到的问题视为合理的，他们可能无法提供足够的尊重支持。例如，一位父亲可能会把女儿与厌食症的斗争看作是她自己可控的事情，而不是一种心理障碍。虽然他想提供支持，但他对女儿病情的看法可能会让他说出一些对厌食症存在误解的话，或者证明她的病情或感受不合理。当人们对健康状况有了更好的了解并将其视为合理的担忧时，才能更好地提供尊重支持，这就是同伴支持小组的成员经常能够为一个人提供尊重支持的原因之一。同伴支持小组的成员自己也面临健康状况，所以他们更容易理解小组其他成员的感受（参见本章后面关于支持小组的介绍）。

第三节　社会支持模型与健康

一、压力与健康的关系

为了理解压力和身心健康的关系，对压力的生理机制有所了解就变得非常重要。尽管压力与身体健康的一般性关联似乎很好理解，但研究者们发现，这种关联实际上极其复杂。与许多动物相似，人类对压力的反应在不断进化，进而在危机到来时提高人的生存能力。本质上，身体对压力源的反应是为其快速的身体动作（战斗或逃跑）做准备。换句话说，大脑必须确保有足够的氧气和能量能抵达大脑与肌肉，这样一个人才能在危急情况下通过战斗或逃跑存活下来。与很多动物在野生环境中要面对的压力源（如遭遇天敌）不一样，在现代社会的生活中，几乎没有什么会迅速危及人类的生命。然而，人们每天所面对的各种压力也都会引发人体的反应，如财产安全受到威胁、办公室里的繁重工作、人际关系问题，以及交通堵塞、电子邮件和家务琐事等小麻烦。

在心理层面，人们根据严重性和持续时间（即短期问题和长期问题），以及他们处理或管理压力源时可调用的资源与能力来评估压力事件。当人们面临压力时，中枢神经系统发挥着重要作用。中枢神经系统由数百万个被称为神经元的特殊细胞组成，感觉神经元可以感知到身体因环境刺激（如压力源）而产生的变化，并将信息传达给大脑。大脑会理解这些信息的含义，如果某种情况被认定是存在威胁的，大脑对压力源的情绪反应就会触发身体边缘系统的生理反应。边缘系统可以激活大脑中的下丘脑，下丘脑调节身体的应激反应系统，包括交感肾上腺髓质（SAM）反应系统和下丘脑垂体肾上腺（HPA）系统（Clow，2001）。与这两个系统相关的神经元调节心血管活动，如心率和血压，并通过释放化学物质，即神经递质，到生物流来调节免疫系统。这些神经递质刺激其他化学物质释放到血液，例如，它们激活我们的肾上腺（位于肾脏上方）来释放肾上腺素，这个过程被称为交感肾上腺髓质反应。肾上腺素为大脑和肌肉提供所需的能量，让我们在面临威胁时快速作出决定。你很可能经历过"肾上腺素激增"的情况，比如在开车时差点撞上另一辆车、被某人吓了一跳，或者与朋友或家人发生冲突等。

随着时间的推移，当我们身体的压力反应系统被反复激活时，可能会导致身体的心血管系统受损（Clow，2001）。例如，与压力反应相关的血压升高和皮质醇释放（两者都与肾上腺素的释放有关）会损害特定的血管。当这些血管受损时，就会导致脂肪营养在受损的血管壁内积聚，这种情况被称为动脉硬化。当这一过程发生在为心脏供应血液的动脉血管内时，就会导致心脏疾病（如心脏病发作）。此外，频繁释放皮质醇到血液中则会扰乱身体免疫系统的平衡，使我们更容易生病。皮质醇的释放（在很长一段时间内）也与消极的心理状态有关，例如抑郁症（Clow，2001）。简而言之，我们的身体对压力的生理反应会导致各种生理和心理健康问题。

二、压力和社会支持的关系

几十年来，研究者持续关注社会支持与健康的关系，研究结果表明，社会支持对身心健康都有好处（Aneshensel & Stone，1982；Berkman & Syme，1979；Cohen，1988；Krause，1990；Wills，1985）。在具体的健康方面，各种各样的研究都证实了社会支持与压力之间存在相关性（Aneshensel & Stone，1982；Ballieux & Heijen，1989；Berkman & Syme，1979；Billings & Moos，1981；Dean & Lin，1977）。

有两种模型可以解释这种关系：缓冲模型和主效应模型。缓冲模型（buffering model）认为，随着时间的推移，社会支持可以保护个体免受压力的负面影响，如免疫力下降和抑郁（Cohen & Wills，1985；Dean & Lin，1977；La Rocca，House & French，1980）。主效应模型（main effects model）认为，社会支持和身心健康之间存在直接而非缓冲的关系（Aneshensel & Stone，1982；Thoits，1982）。

研究者已经将这两个模型与其在发病率、死亡率方面的积极影响联系了起来（Berkman & Syme，1979；Cohen，1988；Uchino，Cacioppo & Kiecolt-Glaser，1996）。与支持行为相关的压力减少似乎以多种方式影响着身体健康。正如我们所看到的，长期暴露在压力下会损害免疫系统的反应（Ballieux & Heijen，1989），并通过产生、维持皮质醇等化学物质对内脏系统造成损害。研究发现，肾上腺素等其他化学物质水平的升高与感冒和流感、紧张和焦虑及收缩压升高有关（Kohn，1996）。此外，对压力的生理反应可能会加剧一个人当前存在的其他身体问题。Lockenhoff 与 Carstensen（2004）提出，"一个完整的社会关系网可以作为一个缓冲区，以抵御身体和心理压力"（p.1402）。然而，有一些变量使得社会支持和健康之间的关系更加复杂，包括个体应对方式的差异、对压力情况的适应性不同（Kohn，1996；Pierce，Sarason & Sarason，1996），及在支持发生的情境下支持者与被支持者的看法（Barbee，1990；Edwards & Noller，1998）。

三、应对压力的策略及其健康结果

人们通过各种各样的方式来应对压力，处理方式的不同会影响健康结果。举个例子，根据自己的性史，一名年轻男子怀疑自己可能感染了艾滋病病毒，他可能会决定避免接受艾滋病病毒检测或了解有关该疾病的信息，以此来应对这种特定的压力状况。然而，他的伴侣可能对自身的艾滋病病毒感染状况有同样的怀疑，她可能会从医生那里获得这种疾病的更多信息，也可能会接受检测以消除不安。这个案例展现了截然不同的两种应对健康相关压力的方法，男人选择以逃避现实作为应对策略，而他的伴侣选择了更积极的方式来面对。

Kohn（1996）确定了个人在面对压力情况时使用的三种常见应对策略。以问题为中心的应对方式（problem-focused coping）是一种"旨在纠正威胁或有害情况"的策略（Kohn，1996，p.186）。当人们采取他们认为可以减少威胁或至少帮助自己更好地处理威胁的积极行为时，他们就是在使用以问题为中心的应对方法。例如，如果一个人在接受艾滋病病毒检测后获知确诊，其会试图找到更多的信息，以降低这种疾病的威胁。近年来，艾滋病病毒的早期诊断与药物治疗获得了长足的进展，患病个体能够在摆脱艾滋病相关医疗问题（或只存在最小的问题）的状况下生活多年。通过选择以问题为中心的应对策略，如及早诊断和治疗，艾滋病病毒感染者可能会延长生命。各种研究表明，以问题为中心的应对与积极适应压力环境有关，并被认为可以减少心理与生理压力（Endler & Parker，1990；Heady & Wearing，1990）。

以情绪为中心的应对方式（emotional-focused coping）指的是对压力状况发泄不满或对压力状况表达某种情绪的一些行为，而不是试图补救或改善这种状况（Kohn，1996）。举个例子，一个人发现自己患有高血压，他可能会抱怨自己得了高血压，或者埋怨他的医生要求他改变饮食结构（如避免盐和高脂肪含量的食物），而不是采取积极的措施来控制它。显而易见，以情绪为中心的应对方式与消极适应压力环境有关（Edwards & Trimble，1992；Turner，King & Tremblay，1992），尽管一些研究产生了好坏参半的结果。

最后，以逃避为中心的应对方式（avoidance-focused coping）指的是"试图在精神甚至肉体上从威胁性或破坏性的情况中解脱出来"（Kohn，1996，p.186）。许多人选择逃避危险的情况，特别是在处理健康问题时。疾病的死亡率与易感性是大多数人难以面对的，因而许多人在面临与健康相关的压力情况时，主要采用逃避的应对方式。有些人宁愿避免谈论糖尿病或乳腺癌等疾病，也不愿主动获取有关这些疾病的信息，他们会做一些转移注意力的事，而不是直面疾病威胁。研究人员发现，在压力情境的适应方面，以逃避为中心的应对策略结果有好有坏。对一些人来说，逃避压力实际上有助于他们应对压力，而另一些人则发现，逃避会导致消极适应。在其他情况下，人们可能会觉得他们无法控制自己的健康状况，这可能会导致他们选择逃避策略。

例如，一个身患绝症的人可能会发现，花更多的时间与家人和朋友在一起可以转移对疾病的注意力，这实际上有助于减轻压力。有时，总是想着那些我们无法控制的问题会平添精神压力，当我们把注意力从这些问题上转移出去后，压力就减少了。然而，一些人在面对健康问题时喜欢选择逃避策略，如果他们选择了一种更注重问题的应对策略，如寻找疾病治疗方案的信息，随着时间的推移，他们可能会发现，这种选择有助于预后，那么，他们在处理压力健康状况时就能更好地适应了。问题整合理论（problematic integration theory）有助于解释人们应对疾病时寻找信息与消除不确定性的行为，以及人们选择或不选择接受特定信息与其他类型的支持。Babrow（2001）认为，不确定性的含义在很大程度上取决于正在经历疾病的个人的价值观，这些观念影响着我们如何用信息来消除不确定性。举例来说，如果一个癌症患者的主要观念趋向于阻止癌症的扩散而不顾治疗的副作用，那么其可能会去搜集最积极的化疗信息，反之则更关注提高生活质量的信息。

作为应对机制，幽默受到越来越多的研究关注（Wanzer, Sparks & Frymier, 2009）。关于幽默对老年人的益处的研究似乎在支持这样一个前提，即幽默可以以许多积极的方式来缓解衰老的进程（Sparks-Bethea, 2001; Houston et al., 1998; Nahemow et al., 1986; Richman, 1995; Ryff, 1989; Solomon, 1996; Wanzer, Sparks & Frymier, 2009; Westburg, 2003）。当幽默被用作一种手段来应对与衰老有关的挑战时，它可以成功地缓解衰老（Pfeifer, 1993）。对那些使用幽默来应对衰老的老年人而言，他们的生活中表现出较少的痛苦或负面压力（Pfeifer, 1993）。同样，虽然很多压力事件会超出控制范围，但有些老年人会对此进行重新定义、标记，他们能够通过喜剧娱乐来更有效地管理压力（Folkman et al., 1987）。Richman（1995）描述了幽默对有严重抑郁和有自杀倾向老年人的"救命"作用。作为一名老年重度抑郁患者的治疗师，Richman 认为，鼓励患者大笑、用幽默来应对，可能会缓解抑郁的情绪状态。这些研究主要是让参与者接触幽默的事物（如电影或笑话），然后测试其结果。

正如 Wanzer 等人（2009）所解释的那样，在老年人的日常互动中，制造幽默与应对有效性之间的关系并没有得到传播学研究者的大量关注（McGhee,

1986；Sparks，1994；Sparks-Bethea，2001）。研究人员考察了幽默作为一种影响生活满意度的应对策略是如何产生的，以及幽默在应对衰老过程并最终改善居民心理健康方面所发挥的作用（Celso et al.，2003；Houston et al.，1998；Westburg，2003）。Houston 和他的同事们发现，当居民们在社区中举行滑稽的合唱及类似的幽默活动时，相比于没有参加活动的居民，他们出现抑郁和焦虑的可能性更低（Houston et al.，1998）。无独有偶，Westburg（2003）用 funny bone①的历史测量了患者与医务人员对辅助生活设施中幽默的重要性及幽默感来源的看法。患者和医务人员从幽默和笑声中发现了许多改善健康状况的好处，并认为，与家人、朋友和年轻人的互动都是有价值的幽默来源。幽默可以帮助人们有效地沟通，也可以帮助老年人应对与年龄、生活环境有关的压力。

Sparks-Bethea（2001）对老年人利用幽默感互动的研究进一步支持了这一发现。研究表明，近 95% 的老年参与者都认为一生中拥有幽默感是很重要的。Sparks-Bethea（2001）指出，老年人似乎在有策略地利用幽默来交流，并把它作为一种手段来应对生活压力，缓解紧张，及在社会互动中增加凝聚力。同样地，Ryff（1989）采访了中年和老年群体，询问他们对影响心理健康相关因素的看法。两组人都表示，提高对他人的认识与幽默感是良好心理调适的重要组成部分。因此，幽默感的产生与我们一生中应对和适应生活的能力相关，通过对更成熟的人进行考察，我们发现，随着时间的推移，成熟的人对生活和自我的态度更加豁达（Nussbaum，1989；Nussbaum et al.，2000；Sparks，1994；Sparks-Bethea，2001）。此外，Wanzer 等人（2009）发现，老年人的幽默感、应对能力与生活满意度之间存在显著关联。他们的研究结果总体上表明，这些变量在老年人的沟通中起着复杂的作用。正如预测的那样，有幽默感的人更有可能把幽默作为一种应对机制，并呈现出更好的应对效果。三个不同年龄段（50 岁以下、51 岁～74 岁和 74 岁以上）的人具有不同的幽默取向，正如 Folkman 与 Lazarus（1987）的应对与情绪的交互理论（transactional theory of coping and emotion）所预测的，自我报告的幽默取向与生活满意度之间的关系通过应对效能进行调节。在试图确定哪些变量最能预测生活满意度时，应对效能和健康状况解释了生活满意度得分的唯一差异。

每个人在对幽默信息的感知、偏好及传播能力上都有很大的差异（Booth-Butterfield & Booth-Butterfield，1991），而这些差异可能会影响应对效能与生活满意度。Booth-Butterfield 与 Booth-Butterfield（1991）提出了幽默取向的概念，使得研究人员能够研究幽默产生的个体差异以及其与幽默传播相关的结果。

---

① 所谓"funny bone"，并不是真正的骨头，而是我们碰到手肘的某个位置时，会产生一种奇怪的刺痛感。这个位置其实是尺神经，"funny bone"表示感觉"很奇怪"，而不是真的有趣。——译者注

第四节　对社会支持提供者的感知

除了应对压力状况的个体差异，在压力时期，对社会支持网络中成员的看法也会影响到我们是否认为一个人的支持是有帮助的。支持评估或对社会支持行为的适当性（如个体对获得的支持感到满足的程度）的感知会影响到人们如何去适应压力（Albrecht，Burleson & Goldsmith，1994）。在本节中，我们将考察对社会支持提供者的感知，以及那些被视为消极的社会支持及其对压力水平产生负面影响的情况。

一、社会比较理论与社会支持

社会关系网（social network）提供了很多给予和获得社会支持的机会。虽然扩展我们的社会关系网可以增加获得社会支持的机会，但是，对网络中其他人的感知更影响我们对支持行为的评价。作为一个有效的结构框架，社会比较理论（social comparison theory）（Festinger，1954）可用来考察我们对于支持网络中的人的感知，理解为什么来自这些个体的支持不一定会带来积极的结果。根据社会比较理论，个体将自己与社会关系网中的其他人进行比较，并在此基础上对自身的健康与反应机制进行评估（Helgeson & Gottlieb，2000）。

Helgeson 与 Gottlieb（2000）提出了横向比较（lateral comparisons），即与类似的其他人比较可以规范人们的经历，并减少那些处理健康问题的不确定性与压力。然而，当个体与他人进行比较时，他们的自我评价可能是积极的，也可能是消极的。例如，当一个癌症患者觉得自己处理问题的能力不如社会关系网中的其他人时（如患有癌症或类似恶疾的朋友或亲戚），就可能会产生向上比较（upward comparisons），这通常会让人产生挫败感，但也可能激励其通过模仿其他成员的成功行为来有效应对疾病。反之，当与社会关系网中的其他人进行向下比较（downward comparisons）时，比如当一个人觉得自己比其他人处理得更好时，可能会产生积极的自我评价；如果与其他成员的互动被视为毫无作用，则可能对他人产生负面情绪。

参与者通常通过支持性互动中的社会比较，来搜集关于自己健康问题的各类信息（Bennenbroek et al.，2001；Davison，Pennebaker & Dickerson，2000）。根据 Sarasohn-Kahn（2008）的研究，人们通过在线社交网络寻求健康信息的第二大原因是寻找其他人的经验——他们有着同样的健康问题，这种社会比较过程甚至不需要实际参与在线小组。相反，即使没有积极参与小组讨论，个人也可以参与这些实践。然而，尽管这一理论可以被用作线上支持小组的社会支持研究，绝大多数使用这一理论框架的研究关注的都是线下支持小组（Davison，

Pennebaker & Dickerson，2000）。

二、互惠与社会支持

支持性关系中的互惠观念是社会支持进程中的另一个重要方面。根据公平理论（equity theory）（Deutsch，1985），当感觉自己未充分受益（underbenefited）时，即认为自己在一段关系中付出太多而收获太少，我们通常会感到困扰。举个例子，如果你在一个朋友生病时花费了大量时间照顾她，或者在她面临健康危机，如流产时，给予其情感支持，但当在你面临相似的压力情况时，她几乎从来没有给你打过电话，或是倾听你的烦恼，这时，你可能会感到吃亏，或认为这段关系是不公平的。同样的问题也会发生在个体感觉过度受益（overbenefited）的一段关系中，在这种情况下，你可能在面临情绪压力时从朋友那里获得了帮助却没有机会回报。在察觉到自己是一段关系中的过度受益方时，大多数人会感到不舒服，尤其是当他们感觉无法将自己得到的支持回馈给对方的时候。

互惠性问题在护理关系中很常见，特别是一个健康的伴侣在照顾其爱人时。例如照顾患前列腺癌丈夫的女性可能会花大量时间提供切实的帮助，并承担很多护理工作，如监测症状、给药和管理日常家务。尽管在婚姻关系中，角色义务往往会导致人们接受这些不平等，但在这种情况下，丈夫也可能会感到受益过多，而妻子则受益不足。接受支持而没有机会回报，在照顾者—患者关系中很常见，通常会使人感觉过度受益，这可能引起不自信、无助与低落情绪（Bakas，Lewis & Parsons，2001）。然而，研究表明，照顾者经常会因为照顾者—患者的不平等关系而感到不知所措、沮丧（Andrews，2001；Sarna & McCorkle，1996），但通常而言，他们无法向自己社会关系网中的成员表达自身对处境产生的挫败感，因为不想朋友和家人因这些问题而负担更多的压力，或者可能害怕因表达照顾爱人的消极感受而被这些人加以负面的评价（Bakas，Lewis & Parsons，2001；Laizner et al.，1993）。

第五节　社会支持网络的强关系与弱关系

大多数社会支持发生在亲密关系中，例如家庭成员和朋友。由于这种关系中存在的角色义务，家人和朋友会成为我们生病期间的支持提供者，他们通常最有可能提供切实的支持，比如照顾我们的身体需求。我们与家人、亲密朋友之间长期稳定的联系，也使得他们成为理解我们并在情感上给予我们支持的最佳对象。虽然与亲密关系网络相关的角色义务与交往史通常是有益的，但它们也可能给那些面临健康问题而寻求支持的人造成困扰。如前所述，角色义务可能带来双方互惠性的问题。

此外，我们对亲密关系网络成员的深入了解，以及与他们的交往史，可能会在需要支持时产生问题。虽然关系亲密的人非常了解我们，但也可能因为他们太过于了解我们，以至于有时很难向他们透露某些话题，尤其是当我们对这些话题感到尴尬或这些话题带有社会污名时。不幸的是，就很多健康问题而言，有一些话题，比如症状和身体功能，我们可能很难与亲近的人谈论。亲密关系之外的另一种支持是弱关系支持网络。

弱关系（weak tie relationships）（Granovetter，1973）发生在那些交流相对频繁，但不认为彼此是其亲密人际网络成员（如亲密朋友、家人）的个体之间。对于大多数人来说，弱关系网络通常包括邻居、医务人员和网络小组成员，同时包括遇到压力时无法依靠更亲密的人时可求助的其他个人。在面对诸如恶疾或其他健康问题的压力时，个人往往会发现，社会支持网络中的弱关系在一定程度上相较于强关系有着某种优势。

一些人选择在弱关系而不是强关系（strong tie relationships）网络中寻求支持的一个原因是，弱关系网络经常提供不同的观点和信息，这些信息在更亲密的关系中可能无法获得（Adelman，Parks & Albrecht，1987）。通常情况下，多数人建立密切关系的对象是在人口统计学特征、态度和背景上与他们相似的人。这种同质性偏好可能会限制话题（包括健康问题）中的信息和观点多样性。获得更多关于健康问题的不同观点，可以为个人提供更宽泛的信息支持，而与不同类型的人交流，则可以增加将自己的健康状况与他人进行社会比较的次数（Adelman，Parks & Ibrecht，1987）。

例如，一个人最近被诊断为癌症，其可能不会在自己的传统支持网络中发现很多相同的病友，因此，这些传统网络中的成员只能以有限的视角来应对这种疾病。通过走出传统的支持网络并使用弱关系网络，例如癌症患者的支持小组，患者可以从同样患有癌症且有类似感受的人那里获得更多关于疾病的信息。在一个支持小组中与多个癌症患者互动，可以评估个人与其他患者相比如何应对疾病，互动的过程可以帮助减少不确定性。例如，处于癌症早期阶段的个体可以与处于癌症晚期的个体互动，以此来了解疾病可能的发展轨迹，并收集关于有效治疗方案的第一手信息。

一、最佳匹配模型

最佳匹配模型（optimal matching model）认为，在应对与社会支持传递相关的挑战时，寻求支持者的需求与支持提供者的资源／能力的最佳匹配非常重要（Cutrona & Russel，1990）。举个例子，如果个体正在为饮食失调寻求情感上的支持和肯定，且他认为在自身支持网络中的其他人能够倾听、共情并认可这个问题的严重性，那么，这就是一个被支持者与支持者之间最佳匹配的案例。相反，如果一个人渴望情感上的支持，但他的支持网络中的其他人提供了他不需要的建议（一种信息支持的消极形式），这就是一个不好的（或非最佳）匹配。Goldsmith（2004）主张，在支持性事件中的最佳匹配可能让我们对关系伙伴及其提供的支持形成更积极的看法，进而形成积极的健康结果。

虽然这个模型已被应用于各种线下的支持环境（Goldsmith，2004），相对而言，很少有研究人员使用该理论框架来研究线上支持［但也存在一些例外，如 Wright 与 Muhtaseb（2005）］。但是，这一观点可能有助于为寻求线上支持的人提供重要的见解，例如，Eichhorn（2008）利用最佳匹配理论模型发现，通过共享经验获得的信息支持是饮食失调在线支持小组成员最常见的支持类型（其次是情感支持）。此外，Sullivan（2003）发现，男性更倾向于在网络支持小组中寻求信息支持，而女性更倾向于寻求情感支持与认可。

二、弱关系与亲密关系网络中的疾病交流

出于各种原因，亲密关系支持网络有时无法提供令人满意的结果，这可能会让一个人转而选择弱关系支持网络。对于大多数人来说，致命的疾病是一个不好谈论的话题，尤其是当它们会影响到亲近的朋友、亲人时。研究者们发现，提及癌症时，家人和朋友总是尽量减少对癌症患者的担忧，避免与他们互动，以及／或是远离关于疾病的情绪化话题，或避免任何关于癌症的讨论（Dakof & Taylor，1990；Helgeson et al.，2000；Wortman & Dunkel-Schetter，1979）。

相比之下，弱关系网络的某些成员可能更愿意谈论疾病，因为这些人往往与其他人没什么情感上的关联（Adelman，Parks & Albrecht，1987）。弱关系网络的人们通常能够就某个问题提供更客观的反馈，因为他们对癌症患者的感情没有家人和朋友那么深。根据 La Gaipa（1990）的研究，"密友反而不太可能准确地判断一个人究竟是怎样的。相反，个人必须向不太亲密的朋友寻求更准确的反馈"（p.126）。为了在谈论健康问题时照顾患者的感受，与患者关系亲密的人可能更倾向于在给患者的建议外包一层"糖衣"，或在讨论他们对患者疾病的想法时不完全诚实。根据 Goldsmith 与 Albrecht（2011）的研究，较强的关系往往更擅长在较长一段时间内提供具体的帮助，而较弱的关系则在需要新的信息或技能以处理健康问题时更有帮助（这可能仅限于一个紧密的家庭或朋友的社交网络）。

此外，研究还发现，亲密关系中的角色义务与互助问题可能会导致社会支持的提供出现问题。在亲密关系中，由于角色义务，对患病爱人的支持会导致冲突及负面情绪的增加（Albrecht & Goldsmith，2003；Chesler & Barbarin，

1984；La Gaipa，1990；Pitula & Daugherty，1995），尽管人们其实非常关心自己的爱人。根据 La Gaipa（1990）的研究，"社会义务可能会压倒陪伴与社会支持的积极作用。这种限制可能会对心理健康产生负面影响，且无法弥补人际关系带来的好处"（p.126）。

根据社会情感选择理论（socio-emotional selectivity theory，SST），年龄和一个人是否面临绝症等因素也可能影响弱关系和强关系支持网络的偏好。根据 Lockenhoff 与 Carstenser（2004），"对时间限制的感知会导致目标层级结构的重组，从而使从生活中获得情感意义相关的目标将优先于那些模糊的、追求长期回报最大化的目标"（P.1396）。换句话说，一个人对时间认知的变化（由于年龄增长或面临绝症等因素）可能导致相关社交偏好的变化，从而影响他的社会关系网的构成。

社会情感选择理论认为，那些年轻的、自认为身体健康的人往往面向未来发展人际关系，他们喜欢通过建立广泛且多样化的社会网络来获得新奇的体验、新鲜的信息及不同的社会交往（Carstensen & Fredrickson，1998；Lockenhoff & Carstensen，2004）。相比之下，老年人或身患绝症的年轻人则倾向于选择较窄的社交网络，主要由熟悉的、情感上亲密的、有意义的关系伙伴构成，因为他们认为自己的生命相对有限（Lockenhoff & Carstensen，2004）。

鉴于计算机在定位和保持弱关系上的简单与便捷，对于那些希望寻求弱关系网络支持的人来说，互联网似乎是一个重要语境（Wright et al.，2011），比如为有健康问题的人和 / 或 Facebook 这样的社交网站上的网友设立线上支持小组。我们将在第六章对线上支持这个主题进行更深入的探讨。

第六节 沟通在社会支持进程中的作用

沟通是社会支持的一个重要组成部分（Albrecht & Goldsmith，2003；Albrecht et al.，1994），研究发现，沟通传播在帮助个人应对各种疾病及其他与健康状况相关的心理压力上具有重要作用（Walsh-Burke，1992）。传播学学研究者们已将大部分注意力集中在支持性信息的特征、对支持者和被支持者的认知，以及对支持性行为的评估上（Adelman，Parks & Albrecht，1987；Albrecht & Goldsmith，2003；Barnes & Duck，1994）。

布兰特·伯利森（Brant Burleson）是一名广泛研究支持性沟通的传播学研究者，特别关注人们处在精神压力下交换的支持性信息的特征。Burleson（1990，1994）认为，在向处于压力下的其他人传递有效慰藉信息上，每个个体的能力都存在着差异。在提供支持方面，Burleson（1990）认为，"由于被帮助者已处于痛苦之中，如果关系伙伴不能提供支持（或正确的支持），则会加剧压力"（p.67）。

安慰性信息（comforting messages），或旨在缓解、减轻他人经历的情感痛苦的信息（Burleson，1990），需要一定程度的认知复杂性和技巧才能完成输出。Burleson 认为，每个人都会输出适当的安慰信息，其中所需的认知往往呈现出不同的复杂性。认知复杂性（cognitive complexity）指一个人区分一个概念或情况的不同方面，以及以错综复杂的方式使用信息的能力（Crockett，1965）。例如，认知复杂性低的人可能会把一个人或一种情况看成要么好或要么坏，而认知复杂性高的人可能会同时看到好与坏两个方面。

认知复杂性受到许多因素的影响，包括智力与生活经验。在沟通过程中，认知的复杂性与一个人构建信息的能力有关。一般来说，认知复杂性低的人倾向于构建相对简单的信息，而认知复杂性高的人能够构建出更复杂的信息。例如，在安慰信息方面，具有较高认知复杂性的个体往往对他人的自尊需求更敏感，并且常常能够产生对被支持者更有帮助的支持信息（Burleson，1990）。

当安慰性信息表现出对被支持者的关心，并使其感知、观点和处理合理化时，通常会被认为更有效。此外，Burleson（1990）认为，复杂的安慰信息与"不那么复杂的消息相比，这些信息会更大程度上表现出与苦难者的联系，给出更中肯的评价，更以感觉为中心，更容易接受对方，并包含对他人经历的更多认知性导向的解释"（p.70）。换句话说，在一个人需要帮助的时候，提供令人满意的安慰信息是一种相对复杂的行为，许多人可能不具备充分安慰他人的必要能力。研究表明，更复杂的安慰信息往往会得到更积极的评价，且对痛苦的人更有帮助（Goldsmith，2004；Jones & Wirtz，2006）。此外，对于没有经历过的人来说，许多健康问题的身心经历并不容易被理解或认同。这可能会使得那些对健康问题零经验的支持者们很难有效认同面临健康问题的人，并影响他们表达令人满意的安慰信息的能力。如你所见，虽然支持他人似乎是一个相对简单的过程，也是生活中常见的一部分，但要有效地做到这一点则是一个复杂的过程，对许多人来说具有一定挑战性。

即便是帮助个人有效应对疾病带来的压力，也会因为支持者对被支持者及其处境的看法而变得复杂。支持的提供本质上是相互作用的，即支持者和被支持者通过沟通来相互影响彼此的行为。Barbee（1990）认为，支持者对被支持者的认知会影响到他们提供什么类型的支持。举例来说，根据 Barbee（1990）的研究，一个支持者可能会尝试：①解决对方的问题，比如提供某种类型的帮助或资源；②感情上支持对方，例如共情地倾听或肯定对方解决问题的能力；③忽略对方的问题，比如告诉对方不要太过担忧；④逃避处理问题，包括换个话题、忽视对方或离开等行为。

如果支持者认为自己有能力帮助他人解决问题，那可能会尝试解决问题。在其他情况下，支持者可能觉得自己只能在情感上支持对方。当感到深陷痛苦中的对方对问题担心过多，或认为问题可控时，支持者可能会采取忽略的策略。最后，当支持者认为这个问题过于复杂或对方对问题反应过度时，可能会选择逃避。

第七节　社交网络内的沟通、社会支持进程与健康

为获得社会支持而在社交网络中进行的沟通可以在许多层面影响健康（Goldsmith & Albrecht，2011）。

首先，参与社会关系网能够通过反馈和社会控制来帮助我们调节健康风险行为。反馈是指互动过程中我们的社会关系网成员提供的信息。在某些情况下，反馈以陪伴的形式出现，比如当朋友让我们感到快乐、不再孤独时，或者当我们因为朋友在社交网站发布的搞笑图片而哈哈大笑时。关系网的成员也可以促进健康行为，如正确的饮食、锻炼，或通过鼓励来减少压力。社会控制包括对某些特定行为的社会约束，比如朋友和家人可能会通过让我们避开高脂肪食物或甜食的方式，来强化我们坚持低热量饮食的决定；与酗酒者一起生活的家庭成员，则会将酒瓶藏起来，或限制他们用于买酒的花销。根据健康信息的传播方式，人们对所获得支持的反应可能是积极的，也可能是消极的。多数研究表明，社会控制行为是消极的（尤其是当人们十分想进行不健康行为时），这可能会导致一个人退出其社会关系网，或是对其进行社会控制的企图感到反感（Tucker & Anders，2001；Rook，1990）。

第二，社会关系网提供重要信息，以帮助人们就健康问题作出更明智的决定。例如，有一位近期接受过乳腺癌筛查的家族朋友可能会向你提供有关这一过程的信息，在你与医生预约前协助你管理期望、减轻恐惧。人们可以在线上支持小组中获得信息，这恰恰是主要的线下社交网络很难提供的（Wright et al.，2011）。例如，一个被确诊艾滋病的患者，他可能不知道他的家人或朋友圈中有谁也和自己一样，这可能会限制他接触关于治疗选择、症状的关键信息，以及在情绪上应对疾病在社会层面的各种问题（即当艾滋病病情暴露时，如何应对社会的负面看法）。

第三，社会网络经常提供工具（或具体）支持（Goldsmith，2004）。虽然信息与情感支持也非常有价值，但存在健康问题的人往往面临大量的基础生理活动需求，社会关系网中的成员在满足这方面的需求上发挥着重要作用。最后，当我们的社会关系网提供了适当的社会支持时，这会帮助我们更有效地应对压力（Lakey & Cohen，2000）。同样，社会关系网中的成员所支持的特定应对方式也很重要。正如我们之前看到的，大多数研究表明，以问题为导向的应对方式往往会产生最理想的结果，而以情感为导向及以逃避为导向的应对方式在产生积极结果方面有些复杂。

第八节　为有健康顾虑者提供支持的小组

你是否认识一个朋友或家人是匿名戒酒互助会或类似的12步戒酒组成员？如果没有，你可能至少看到过12步戒酒组的口号，比如"一天一次"或"轻松搞定"。不同的人应对着不同的疾病，应其需求而建立的支持小组已成为2500多万美国人获得健康信息与安慰的主要来源（Kessler，Mickelson & Zhao，1997），这是美国人试图改变健康行为的最常见方式（Davison，Pennebaker & Dickerson，2000）。支持小组在美国有着悠久的历史，它源于各种草根努力，在这些努力中，人们绕过专业的医疗机构，根据自己面对相似疾病和医疗条件的集体经验来形成社区（Katz，1993；Katz & Bender，1976；Yalom，1995）。再加上其他医疗实践（如居家护理设施），一起为定义健康的传统权威机构（如医院）增加了一个重要的替代选择（Adelman & Frey，1997）。

目前，几乎每一种能想到的身体或心理健康状况都有相应的支持小组。大多数支持小组遵循早期支持小组的结构，比如匿名戒酒互助会，但其成员关系、组织结构和关注焦点往往不同。一些支持小组隶属于医院和其他医疗机构，其他的支持小组如那些互联网上的支持小组就独立运作于任何医疗组织之外。支持小组的区别还在于，他们是由卫生专业人士（通常是健康顾问或肿瘤科护士）协助，还是自我领导（通常是非正式领导或没有领导），（Cline，1999）。此外，这些组织提供的支持在类型上有所不同，一些小组侧重于提供有关癌症的信息（例如向人们科普疾病的性质，帮助他们应对生活方式的改变，并给出治疗方案上的建议），一些小组则主要提供情感支持，还有一些小组既提供信息支持也提供情感支持。

对于很多被诊断出患病或正在处理其他健康问题的人来说，他们并未感到有必要加入支持小组，但许多人在与他人交流健康状况或疾病的社会影响时会遇到困难。现有社会关系网中的传统支持者（如医生、家人和亲友）并不总是在处理疾病时采取支持的方式，一些患者会转而选择支持小组。

支持不足不仅是一个患病者面临的社会问题，它还关系到负面的健康结果，如免疫系统受抑制、恢复时间延长、疾病的易损性和压力增加（Cohen & Wills，1985；DiMatteo & Hays，1981）。反过来，对支持网络的满意度则与正面的健康结果有关，包括减少压力与更好地适应疾病的生活（Lepore，Allen & Evans，1993；Wills，1985）。这些影响是重要的，因为成功地适应疾病生活会关系到延长生命（Jones & Reznikoff，1989），改善心理健康与自我控制（Fritz，Williams & Amylon，1988），以及提高应对疼痛的能力（Spiegel & Bloom，1983）。

在传统的社会关系网中，沟通疾病是困难的。如我们所见，在美国，许多疾病和医疗问题都被污名化了，这与许多其他文化一样（Goffman，1963；Mathieson et al.，1996；Sullivan & Reardon，1985），可能会对社会支持的提供产生负面影响（Bloom，2008；MacDonald & Anderson，1984）。对各种健康问题的污名化、被诊断出患有这些疾病的社交压力都可能会导致人们面临身份认同危机。这种身份危机之所以会加剧，是因为疾病可能会限制人们在日常生活中扮演各种被视为理所当然的角色的能力（比如工作和家庭角色），角色变化带来的压力会导致人们产生社交和情感孤立的感觉（Bloom & Spiegel，1984）。例如，Spiegel（1992）发现，关于癌症的讨论往往会引起伴侣的恐惧，这可能会导致他们回避癌症患者，或在与其互动时避开讨论癌症相关的话题。这样的反应会让癌症患者感到被疏远与孤立，继而产生更大的心理压力，这反过来又会加剧患者的身体健康问题（Cohen & Wills，1985；DiMatteo & Hays，1981）。无独有偶，Rintamaki（2003）发现，支持网络的大小与结构的变化，与围绕艾滋病的负面评价有关。

人们可能会因为尴尬的疾病症状和治疗过程而感到被孤立。Weber 等人（2000）认为，"前列腺癌的诊断和治疗可能导致尿失禁和性功能障碍，因为男性经常为此感到尴尬和羞耻"（p.251）。另一个例子是，Bloom（1982）认为，作为乳腺癌的治疗手段，乳房切除术往往会削弱女性对自身吸引力的感觉，这可能会导致与伴侣相处的尴尬及相互回避。做过乳房切除术的女性可能会对与配偶的亲密交流感到犹豫；反过来，伴侣会"把她的退缩看作是拒绝，并以进一步的退缩作为回应"（Bloom，1982，p.1330）。这种相互的回避会导致乳腺癌患者感到孤立无援，与一个极其重要的潜在社会支持来源脱节。

此外，由于压力和倦怠等因素，照顾患者的困难也会损害个人主要支持网络内的关系（Chesler & Barbarin，1984；Helgeson & Gottlieb，2000），这可能会使面对疾病的个体产生更强的孤独感。研究者认为，对于面对疾病的人来说，简单表达自己的需求是困难的，因为这可能会导致人们感到无能、不作为或软弱而产生双重耻辱感（Chesler & Barbarin，1984； DiMatteo & Hays，1981）。这种与传统支持来源的隔离与疏远，可能会让面对健康问题的人转向同伴支持小组。根据 Davison 等人的研究（2000），"疏远常规的支持网络可能恰恰反映出一种社会焦虑，这种焦虑反而增加了相互支持环境的价值"（p.213）。这些研究人员发现，参与者向健康支持小组寻求支持的数量，与他们因疾病或健康状况被社会污名化所产生的尴尬感高度相关。

疾病是一个难以讨论的话题，因为它可能使人们联想到死亡，从而导致强烈的、无法控制的情绪表达（比如哭泣），并产生普遍的不适，因为人们可能不具备就疾病等敏感话题进行沟通的技巧（Bute，2007）。由于各种各样的困难，传统支持网络的人们可能不会刺激患者表达对疾病的负面情绪，因为他们觉得这种方式不健康，或者这让他们感到不舒服。他们可能会尽量减少患者的担忧，避免与患者互动，或引导话题远离疾病的情绪化谈论，或完全避开对疾病的讨论（Dakof & Taylor，1990；Helgeson et al.，2000；Sullivan & Reardon，1985；Wortman & Dunkel-Schetter，1979）。

以上所有这些都可能增加一个人面临健康问题时加入支持小组的概率。当然，其他因素也可能会影响人们是否加入这些群体，如人们对这些小组的总体看法，这些群体是否有益，以及这些群体的可利用性。其他因素如性别、种族和社会地位，对于决定人们是否加入其他文化中的支持小组也很重要。支持小组的成员往往是白人、中产阶级、受过良好教育的人（与全国平均水平相比）和女性（Kessler，Mickelson & Zhao，1997）。然而，考虑到大多数支持小组都试图保护其成员的匿名性，研究人员很难获得参与这些小组的个体的人口统计数据。

第九节　支持小组中的沟通过程

研究支持的学者们已经确定了一些支持小组的沟通特征，这些特征似乎会对健康结果产生影响。本节将探讨各种支持小组中的沟通过程，以及它们对小组成员健康可能带来的好处。

一、叙事的使用

支持小组通过团队规范来鼓励成员自愿向小组成员"讲述自己的故事"（Arntson & Droge，1987；Cline，1999；Yalom，1995）。这一过程通常始于成员简要叙述疾病经历，然后讨论其正在面临的问题及感受（Helgeson & Gottlieb，2000）。Rappaport（1993）认为，自助小组的成员利用叙事来形成社会认同。患有各种疾病的人容易产生孤独感，而支持小组提供了一个环境，使他们感到自己与其他成员拥有共同的身份。通过分享叙述，支持小组成员学会认同其他成员对疾病的经验与感受，这似乎既能验证他们自身的经历与感受，又能减轻孤独感（Mok & Martinson，2000；Wright & Bell，2003）。根据Davison等人的研究（2000），"在这种情况下，讲述与听到的故事，承载着共同经历的价值、共同患难的情感力量以及社会学习的途径"（p.206）。

除了认同其他成员的经历与感受，支持小组的新成员往往认为，老成员的故事特别可信（Wright，1997）。此外，大家认为，其他与健康有关的支持小组成员的经历通常比从其他人，甚至是比从专业的医务人员那里得到的信息更为可靠，尤其是关于疾病社会心理方面的信息，因为其他支持小组的成员实际上每天都在与疾病共存。

Arntson 与 Droge（1987）指出，支持小组内的共享性叙事对叙述者和倾听者都有所帮助。例如，由于叙事者通常将事件按顺序排列，他们"在个人所处环境中组织相关符号，使其有可能从过去获得意义，向现在赋予意义，进而减少对未来的不确定性"（p.161）。Hsieh（2004）发现，移植支持小组的成员通过叙事进行社交、寻求帮助、提升自我形象、间接与其他人分享自己的信念，并作为一种管理疾病不确定性的手段。其他研究者发现，叙事的使用为谈论健康相关的问题提供了几种选择，具体取决于参与者如何构建故事（Golden & Lund，2009）。

这种解释意义的方式可以帮助应对疾病的人不再把与健康有关的事件视为那么不可预测，以此增强他们对自身处境的控制感。此外，倾听支持小组中讲述的故事是一种非说教式的接受建议方式，个人可以自由地选择遵循或无视（Arntson & Droge，1987；Wright，2002）。例如，叙述者可能通过一个故事来揭示某种药物在化疗期间有助于缓解恶心，而不是确切地告诉他们应该服用这种药物。通过这种方式，叙述者可达到向他人提供建议的目的，而不会跨越关系界限（跨越关系界限提出的建议可能被认为是不必要的建议）。

二、我助你，你助我

帮助他人通常是支持小组意识形态的一部分，并在群体互动中得到强化（Antze，1976；Frank & Frank，1991；Wright，1997）。支持小组由不同时间段加入的个体组成，加入时间较长的成员通常在帮助他人上表现得更好。他们在这些方面具有极大的影响力，比如为新成员提供间接了解疾病的机会，帮助他们知道如何应对与疾病相关的生理、心理和社会问题，为他们提供情感支持，以及和他们分享关于治疗方案的信息（Wright，2002）。

虽然新成员肯定会从经验丰富的成员那里得到大量支持，但支持小组的帮助行为并不是单向的：帮助别人也会对自身心理产生益处。因此，支持小组鼓励团队中的老成员与新成员分享他们的经验，因为他们认为，帮助他人对个人的康复是很重要的。研究发现，帮助他人可以增加施助者的自我价值感和认同感，同时减少他们的无力感（Spiegel，Bloom & Yalom，1981；Yalom，1995）。根据 Spiegel 等的研究（1981），"无助、沮丧的患者知道他们可以对他人非常有用"（p.528）。此外，Rosenberg（1984）指出，"成员们认为在提高自己处理问题的能力的同时，也会提高其他小组成员的能力，进而提高整个群体的社会状况"（p.175）。

支持小组成员通常通过帮助小组内的其他人而获益。这一现象被称为"帮助者原则"（the helper principle）（Riessman，1965）。根据 Cline 的研究（1999），帮助者原则"包含了一个复杂的认知重构过程，在此过程中，缺乏经验的人会变成经验丰富的人"（p.524）。支持小组的新成员要经历一个社会化的过程，在这个过程中，他们会了解到帮助他人是应对疾病的过程中的一个重要部分。Cline（1999）认为，"当成员从受助者转变为帮助者时，会通过复述他们的故事来证明其经验的价值，并提醒其他成员与他们共同进步"（p.524）。在讨论他们的疾病时，这种从"受助者"到"帮助者"的转变似乎也有助于支持小组的成员获得一种控制感（Arntson & Droge，1987；Cline，1999）。此外，指导者的角色有助于增强支持小组成员对特定健康问题的积极态度、信念和行为。

第十节　支持小组参与和健康结果

参与健康相关的支持小组与多种健康结果相关，包括减少压力、降低抑郁、提高患者的抵抗力、更短的恢复时间、增强心理健康、减少疾病复发的可能性，以及降低死亡率（Fogel et al.，2002；Helgeson et al.，2000；Helgeson & Gottlieb，2000；Hogan，Linden & Najarian，2002；Kassel & Wagner，1993；Rains & Young，2009）。然而，正如我们在本章中看到的，社会支持和健康结果之间的关系取决于社会支持在整个社会大背景下的沟通方式。遗憾的是，研究发现，很多加入支持小组的人在很短的一段时间后就会退出（Gottlieb & Wachala，2007；Helgeson et al.，2000；Wright & Bell，2003）。在许多这样的案例中，社交/沟通问题似乎会成为影响人们离开的部分原因。尽管我们对沟通与社会支持有所了解，但研究人员通常很难对社会支持小组（尤其是线下支持小组）进行过程跟踪，因为参与者通常希望保护隐私。然而，更好地理解支持小组内的社会支持过程，并将其与健康结果联系起来的尝试很重要，未来，这种尝试依然具有一定的价值。

第十一节　社会支持干预

鉴于对社会支持及其与健康结果关系的了解，我们迫切需要利用社会干预来强化健康行为改变的传播研究（Goldsmith & Albrecht，2011；Gottlieb，2000）。正如我们将在第九章中看到的，健康干预是健康传播研究的一个重要部分，主要是因为干预有助于将传播与公共健康的理论研究转化为实践（Kreps，2011）。长期以来，传播研究者都将社会支持视为健康干预的一个关键组成部分，它有助于强化目标健康行为的坚持，如利用社交网络来帮助人们坚持低热量饮食与运动健身。正如我们之前看到的，社会关系网通过社会控制来强化健康行为，比如社会关系网对我们想抽烟的行为发表消极言论。在与我们互动时，我们的社会关系网成员能通过提供不同类型与功能的社会支持，对我们的健康理念、态度、价值观和行为产生巨大的影响。此外，社会关系网可以训练个人更有效地寻求对其健康问题的支持，提高支持资源的整体质量（保证在网络中有最新的信息可用），并改变群体规范（Goldsmith & Albrecht，2011）。这些社会支持功能可以被囊括为更大的干预计划的一部分。

许多研究人员已经成功地将社会支持作为有针对性的健康干预措施的一个组成部分（见 Gottlieb 与 Wachala 在 2007 年的研究综述）。例如，Levine 等人（2009）证明了来自"改善糖尿病"在线社会支持网络的信息可以帮助高危患者有效管理他们的血糖水平。Goldsmith 与 Brashers（2008）讲述了一个项目，该项目帮助新诊断出艾滋病的患者使用社会支持与沟通技巧来掌控与疾病相关的不确定性（和压力）。其他支持干预措施已被运用于应对很多健康问题，包括预防毒品与烟的复吸，再到旨在降低心脏病风险的饮食与锻炼计划等（Shoham et al.，2006）。此外，社会支持干预措施似乎对护理人员也有影响，例如，Joling 等人（2008）发现，为阿尔茨海默病患者的照顾者调动社会支持，能提高照顾者们的能力，并推迟将患者送至养老院的时间。

小结

从他人那里得到社会支持，这对我们的身心健康非常重要。然而，我们对所获社会支持是否适当的看法、我们的应对方式，以及我们的个人与社会资源，都会调节社会支持与健康结果的关系。许多人能够从自己主要的社会关系网中获得充分的支持，但也有人难以从家人、朋友那里得到足够的支持，他们可能会选择从弱关系中寻求支持，包括支持小组的成员。支持小组为那些面临健康问题的人提供了很多好处，但它的最大优点在于，能够找到一个聚集的点，让人们分享相似的问题与感受，并有机会帮助他人。

参考文献

Adelman, M. B., & Frey, L. R.（1997）. The fragile community: Living together with AIDS. Mahwah, NJ: Lawrence Erlbaum.

Adelman, M. B., Parks, M. R., & Albrecht, T. L.（1987）. Beyond close relationships: Support in weak ties. In T. L. Albrecht & M. B. Adelman（Eds），Communicating social support（pp. 126-147）. Newbury Park, CA: Sage.

Albrecht, T. L., & Adelman, M. A.（1987）. Communicating social support. Newbury Park, CA: Sage.

Albrecht, T. L., & Goldsmith, D. J.（2003）. Social support, social networks, and health. In T. L. Thompson, A. M. Dorsey, K. I. Miller, & R. Parrott（Eds），Handbook of health communication (pp. 263 – 284). Mahwah, NJ: Lawrence Erlbaum.

Albrecht, T. L., Burleson, B. R., & Goldsmith, D. (1994). Supportive communication. In M. L. Knapp & G. R. Miller (Eds), Handbook of interpersonal communication (2nd ed., p. 419 – 449). Newbury Park, CA: Sage.

Andrews, S. C. (2001). Caregiver burden and symptom distress in people with cancer receiving hospice care. Oncology Nursing Forum, 28, 1469 – 1474.

Aneshensel, C. S., & Stone, J. D. (1982). Stress and depression: A test of the buffering model of social support. Archives of General Psychiatry, 39, 1392 – 1396.

Antze, P. (1976). The role of ideologies in peer psychotherapy organizations: Some theoretical considerations and three case studies. Journal of Applied Behavioral Science, 12, 323 – 346.

Arntson, P., & Droge, D. (1987). Social support in self-help groups: The role of communication in enabling perceptions of control. In T. L. Albrecht, M. B. Adelman, & Associates (Eds), Communicating social support (pp. 148 – 171). Newbury Park, CA: Sage.

Babrow, A. S. (2001). Uncertainty, value, communication, and problematic integration. Journal of Communication, 51, 553 – 573.

Bakas, T., Lewis, R. R., & Parsons, J. (2001). Caregiving tasks among family caregivers of patients with lung cancer. Oncology Nursing Forum, 28, 847 – 854.

Ballieux, R. E., & Heijen, C. J. (1989). Stress and the immune response. In H. Weiner, I. Floring, R. Murison, & D. Hellhammer (Eds), Frontiers of stress research (pp.51 – 55). Toronto: Huber.

Barbee, A. P. (1990). Interactive coping: The cheering-up process in close relationships. In S. Duck & R. Silver (Eds), Personal relationships and social support (pp. 46 – 65). Newbury Park, CA: Sage.

Barnes, M. K., & Duck, S. (1994). Everyday communicative contexts for social support. In B. R. Burleson, T. L. Albrecht, & I. G. Sarason (Eds), Communication of social support: Messages, interactions, relationships, and community (pp. 175 – 194). Thousand Oaks, CA: Sage.

Bennenbroek. F. T. C., Buunk, B. P., Van der Zee, K. I., & Grol. B, (2001). Social comparison and patient information: What do cancer patients want? Patient Education and Counseling, 47, 5 – 12.

Berkman, L. F. & Syme, L. S. (1979). Social networks, host resistance, and mortality: A nine-year follow-up study of Alameda County residents. Journal of Epidemiology, 109, 186 – 204.

Billings, A. G., & Moos, R. H. (1981). The role of coping responses and social resources in attenuating the impact of stressful life events. Journal of Behavioral Medicine, 4, 139 – 157.

Bloom, J. R. (1982). Social support, accommodation to stress and adjustment to breast cancer. Social Scicnce Medicine, 16, 1329 – 1338.

Bloom, J. R. (2008). Improving the health and well-being of cancer survivors: Past as prologue. Psycho-Oncology, 17, 525 – 532.

Bloom, J. R., & Spiegel, D. (1984). The relationship of two dimensions of social support to the psychological well.-being and social functioning of women with advanced breast cancer. Social Science Medicine, 19, 831 – 837.

Booth-Butterfield, M. & Booth-Butterfield, S. (1991). Individual differences in the communication of humorous messages. Southern Communication Journal, 56, 32 – 40.

Brashers, D. E., Neidig, J. L., & Goldsmith, D. J. (2004). Social support and the management of people living, with HIV or AIDS. Health Communication, 16, 305 – 331.

Burleson, B. R. (1990). Comforting as social support: Relational consequences of supportive behaviors. In S. Duck & R. C. Silver (Eds), Personal relationships and social support (pp. 66-82). Newbury Park, CA: Sage.

Burleson, B. R. (1994). Comforting messages: Signififcance, approaches, and effects. In B. R. Burleson, T. L. Albrecht, & I. G. Sarason (Eds), Communication of social support: Messages, interactions, relationships, and community. Newbury Park, CA: Sage.

Bute, J. (2007). Talking about infertility: A conceptual model. (Unpublished doctoral dissertation). University of Illnois at Urbana-Champaign, Urbana, IL.

Carstensen, L. L., & Fredrickson, B. L. (1998). Influence of HIV status and age on cognitive representations of others. Health Psychology, 17, 494 – 503.

Ceslo, B. G., Ebener, D. J., & Burkhead, E. J. (2003). Humor coping, health status, and life satisfaction among older adults residing in assisted living facilities. Aging & Mental Health, 7, 438 – 445.

Chesler, M. A., & Barbarin, O. A. (1984). Difficulties of providing help in a crisis: Relationships between parents of children with cancer and their friends. Journal of Social Issues, 40, 113 – 134.

Cline, R. J. (1999). Communication within social support groups. In L. R. Frey (Ed.), D. S. Gouran, & M. S. Poole (Assoc. Eds), The handbook of group communication theory and research (pp. 516 – 538). Thousand Oaks, CA: Sage.

Clow, C. (2001). The physiology of stress. In F. Jones & J. Bright (Eds), Stress: Myth, theory, and research (pp. 47 – 61). Harlow: Prentice-Hall.

Cobb, S. (1976). Social support as a moderator of life stresses. Psychosomatic Medicine, 38, 300 – 314.

Cohen, S. (1988). Psychosocial models of the role of support in the etiology of physical disease. Health Psychology, 7, 269 – 297.

Cohen, S., & Wills, T. A. (1985). Stress, social support, and the buffering hypothesis. Psychological Bulletin, 98, 310 – 357.

Crockett, W. H. (1965). Cognitive complexity and impression formation. In B. A. Maher (Ed.), Progress in experimental personality research (Vol. 2, pp. 47 – 90). New York: Academic

Press.

Cutrona, C. E., & Russell, D. W. (1990). Type of social support and specific stress. Toward a theory of optimal matching. In B. R. Sarason, I. G. Sarason, & G. R. Pierce (Eds), Social support: An interactional view (pp. 319 – 366). Oxford: Wiley.

Cwikel, J. M., & Isreal, B. A. (1987). Examining mechanisms of social support and social networks: A review of health-related intervention studies. Public Health Review, 15, 159 – 193.

Dainton, M., & Zelly, E. D. (2006). Social exchange theories: Interdependence and equity. In D. O. Braithwaite & L. A. Baxter (Eds), Engaging theories in family communication: Multiple perspectives (pp. 243 – 259). Thousand Oaks, CA: Sage.

Dakof, G. A., & Taylor, S. E. (1990). Victim's perceptions of social support: What is helpful from whom? Journal of Personality and Social Psychology, 58, 80 – 89.

Davison, K. P., Pennebaker, J. W., & Dickerson, S. S. (2000). Who talks? The social psychology of illness support groups. American Psychologist, 55, 205 – 217.

Dean, A., & Lin, N. (1977). The stress buffering role of social support: Problems and prospects for systematic investigation. Journal of Health and Social Behavior, 32, 321 – 341.

Deutsch, M. (1985). Distributive justice: A social psychological perspective. New Haven, CT: Yale University Press.

DiMatteo, M., & Hays, R. (1981). Social support and serious illness. In B. Gottlieb (Ed.), Social networks and social support (pp. 117 – 148). Beverly Hills, CA: Sage.

Edwards, H., & Noller, P. (1998). Factors influencing caregiver-care receiver communication and the impact on the well-being of older care receivers. Health Communication, 10, 317 – 342.

Edwards, J. M., & Trimble, K. (1992). Anxiety, coping, and academic performance. Anxiety, Stress, and Coping, 5, 337 – 350.

Eichhorn, K. C. (2008). Soliciting and providing support over the internet: An investigation of online eating disorder groups. Journal of Computer-Mediated Commiunication, 14, 67 – 78.

Endler, N. S., & Parker, J. D. A. (1990). Multidimensional assessment of coping: A critical evaluation. Journal of Personality and Social Psychology, 58, 844 – 854.

Epstein, N. B., Bishop, D. S., & Baldwin, L. M. (1982). McMaster model of family functioning (pp. 115 – 141). In F. Walsh (Ed.), Normal family processes, New York: Guilford Press.

Festinger, L. (1954). A theory of social comparison processes. Human Relations, 2, 117 – 140.

Fogel, J., Albert, S. M., Schnabel, E., Ditkoff, B. A., 8 Neugut, A. I. (2002). Internet use and social support in women with breast cancer. Health Psychology, 21, 398 – 404.

Folkman, S., Lazarus, R. S., Pimley, S., & Novacek, J. (1987). Age differences in stress and coping process. Psychology & Aging, 2, 171 – 184

Folkman, S. & Lazarus, R. S. (1987). Transactional theory and research on emotions &

coping. European Journal of Personality, 1, 141 – 169.

Frank, J. D., & Frank, J. B. (1991). Persuasion and healing. Baltimore, MD: Johns Hopkins University Press.

Fritz, G. K., Williams, J. R., & Amylon, M. (1988). After treatment ends: Psychosocial sequelae in pediatriccancer survivors. American Journal of Orthopsychiatry, 54, 552 – 561.

Goffiman, E. (1963). Stigma: Notes on the management of spoiled identity. Englewood Cliffs, NJ: Prentice-Hall.

Golden, M. A., & Lund, D. A. (2009). Identifying themes regarding the benefits and limitations of caregiver support group conversations. Journal of Gerontological Social Work, 52, 154 – 170.

Goldsmith, D. J., (2004). Communicating social support. Cambridge: Cambridge University Press.

Goldsmith, D. J., & Albrecht, T. L. (2011). Social support, social networks, and health: A guiding framework. In T. L. Thompson, R. Parrott, & J. F. Nussbaum (Eds), The Routledge handbook of health communication, 2nd ed. (pp. 335 – 348). New York: Routledge.

Goldsmith, D. J., & Brashers, D. E. (2008). Communication matters: Developing and testing social support interventions. Communication Monographs, 75, 320 – 330.

Goldsmith, D. J. & Fitch, K. (1997). The normative context of advice as social support. Human Communication Research, 23, 454 – 476.

Gottlieb, B. H. (2000). Selecting and planning support interventions. In S. Cohen, L. G. Underwood, & B. H. Gottlieb (Eds), Social support measurement and interventions: A guide for health and social scientists (pp. 195-220). New York: Oxford University Press.

Gottlieb, B. H., & Wachala, E. D. (2007). Cancer support groups: A critical review of empirical studies. Psycho-Oncology, 16, 379 – 400.

Grainger, K. (1995). Communication and the institutionalized elderly. In J. F. Nussbaum & J. Coupland (Eds), Handbook of communication and aging research (pp. 417-436). Mahwah, NJ: Lawrence Erlbaum.

Granovetter, M. S. (1973). The strength of weak ties. A merican Journal of Sociology, 78, 1360 – 1380.

Harzold, E., & Sparks, L. (2007). Adult child perceptions of communication and humor when the parent is diagnosed with cancer: A suggestive perspective from communication theory. Qualitative Research Reports in Communication, 7, 67 – 78.

Heady, B. W., & Wearing, A. J. (1990). Subjective well-being and coping with adversity. Social Indicators Research, 22, 327 – 349.

Helgeson, V. S., & Gottlieb, B. H. (2000). Support groupsIn S. Cohen, L. G. Underwood, & B. H. Gottlieb (Eds), Social support measurement and intervention (pp. 221 – 245). New York: Oxford University Press.

Helgeson, V. S., Cohenn, S., Schultz, R., & Yasko, J. (2000). Group support interventions for women with breast cancer: Who benefits from what? Health Psychology, 19, 107–114.

Hsieh, E. (2004). Stories in action and the dialogic management of identities: Story telling in transplant support group meetings. Research on Language and Social Interaction, 37, 39–70.

Hogan, B. E., Linden, W., & Najarian, B. (2002). Social support interventions: Do they work? Clinical Psychology Review, 22, 381–440.

House, J. S., Landis, K. R., & Umberson, D. (1988). Social relationships and health. Science, 241, 540–544.

Houston, D. M., McKee, K. J., Carroll, L., & Marsh, H(1998). Using humour to promote psychological well-being in residential homes for older people. Aging & Mental Health, 2, 328–332.

Hughes, H. (2005). Work stress differentials between psychiatric and general nurses. British Journal of Nursing, 14, 802–808.

Joling, S. M., van Hout, H. P. J., Scheltens, P., Vernooij-Dassen, M., van den Berg, B., Bosmans, J. et al. (2008). (Cost)-effectiveness of family meetings on indicated prevention of anxiety and depressive symptoms and disorders of primary family caregivers of patients with dementia: Design of a randomized controlled trail. BMC Geriatrics, 8.

Jones, D. N., & Reznikoff, M. (1989). Psychosocial adjustment to a mastectomy. Journal of Nervous and Mental Disease, 177, 624–631.

Jones, S. M., & Wirtz, J. G. (2006). How does comforting communication work? An empirical test of an appraisal-based model of comforting. Human Commtunication Research, 32, 217–243.

Kassel, J. D., & Wagner, E. F. (1993). Processes of change in Alcoholics Anonymous: A review of possible mechanisms. Psychotherapy, 30, 222–234.

Katz, A. H. (1993). Self-help in America: A social movement perspective. New York: Twayne.

Katz, A. H., & Bender, E. I. (1976). Self-help groups in Western society: History and prospects. Journal of Applied Behavioral Science, 12, 265–282.

Kessler, R. C., Mickelson, K. D., & Zhao, S. (1997). Patterns and correlates of self-help group membership in the United States. Social Policy, 27, 27–46.

Kohn, P. M. (1996). On coping adaptively with daily hassles. In M. Zeidner & N. S. Endler (Eds), Handbook of coping (pp. 181–201). New York: John Wiley & Sons.

Krause, N. (1990). Stress, support, and well-being in later life: Focusing on salient social roles. In M. A. Stephens, J. H. Crowther, S. E. Hobfoll, & D. L. Tennenbaum (Eds), Stress and coping in later-life families (pp. 71–97). New York: Hemisphere.

Kreps, G. L. (2011). Translating health communication research into practice: The influence of health communication scholarship on health policy, practice, and outcomes. In T. L. Thompson, R. Parrott, & J. F. Nussbaum (Eds), The Routledge handbook of health communication, 2nd ed. (pp. 595–609). New York: Routledge.

La Gaipa, J. J. (1990). The negative effects of informal support systems. In S. Duck & R. C. Silver (Eds). Personal relationships and social support (pp. 122 – 139). Newbury Park, CA: Sage.

La Rocca, J., House, J., & French, J. R. (1980). Social support, occupational health, and stress. Journal of Health and Social Behavior, 21, 201 – 218.

Laizner, A. M., Yost, L. M., Barg, F. K., & McCorkle, R. (1993). Needs of family caregivers of persons with cancer: A review. Seminars in Oncology Nursing, 9, 114 – 120.

Lakey, B., & Cohen, S. (2000). Social support theory and measurement. In S. Cohen, L. G. Underwood, & B. H. Gottlieb (Eds.), Social support measurement and intervenion: A guide for health and social scientists (pp. 29 – 52). Oxford: Oxford University Press.

Lepore, S. J., Allen, K. A. M., & Evans, G. W. (1993). Social support lowers cardiovascular reactivity to an acute stressor. Psychosomatic Medicine, 55, 518 – 524.

Levine, B. A., Turner, J. W., Robinson, J. D., Angelus, P., & Hu, M. (2009). Communication plays a critical role in web based monitoring. Journal of Diabetes Science and Technology, 3, 461 – 467.

Lockenhoff, C. E., & Carstensen, L. L. (2004). Socioemotional selectivity theory, aging, and health: The increasingly delicate balance between regulating emotions and making tough choices. Journal of Personality, 72, 1395 – 1423.

MacDonald, L. D., & Anderson, H. R. (1984). Stigma in patients with rectal cancer: A community study. Journal of Epidemiology and Community Health, 38, 284 – 290.

Magen, R. H., & Glajchen, M. (1999). Cancer supportg roups: Client outcome and the context of group process. Research on Social Group Practice, 9, 541 – 554.

Mathieson, C. M., Logan-Smith, L. L., Phillips, J., MacPhee, M., & Attia, M. L. (1996). Caring for head and neck oncology patients: Does social support lead to better quality of life? Canadian Family Physician, 42, 1712 – 1720.

McGhee, P E. (1986). Humor across the life span: Sources of developmental change and individual differences. In L. Nahemow, K. A. McCluskey-Fawcett, & R. E. McChee (Eds), Humor and aging (pp. 27 – 47). London: Academic Press.

Mok, E., & Martinson, I. (2000). Empowerment of Chinese patients with cancer through self-help groups in Hong Kong. Cancer Nursing, 23, 206 – 213.

Nahemow, L., McCluskey-Fawcett, K, A., & McGhee, R. E. (Eds), Humor and aging. London: Academic Press.

Noller, P., & Fitzpatrick, M. A. (1993). Communication in Family Relationships. Englewood Cliffs, NJ: Prentice-Hall.

Nussbaum, J. F. (1989). Life-span communication: Normative processes. Hillsdale, NJ: Erlbaum.

Nussbaum, J. F, Pecchioni, L., Robinson, J. D., & Thompson, T. (2000). Communication and Aging (2nd). Mahwah, NJ: Lawrence Erlbaum Associates, Inc.

Pecchioni, L., & Sparks, L. (2007). Health information sources of individuals with cancer and their family members. Health Communication, 21, 1 – 9.

Penner, L. A., Dovidio, J. E, & Albrecht, T. L. (2000). Helping victims of loss and trauma: A social psychological perspective. In J. H. Harvey & E. D. Miller (Eds), Handbook of loss and trauma (pp. 62 – 85). Philadelphia, PA: Brunner/Mazel.

Pfeifer, D. L. (1993). Humor and aging: A comparison between a younger and an older group. (Doctoral dissertation, University of Miami, 1993). Dissertation Abstracts International, 53, 4034 – 4035.

Pierce, G. R., Sarason, I. G., & Sarason, B. R. (1996). Coping and social support, In M. Zeidner & N. S. Endler (Eds), Handbook of coping (pp. 434 – 451). New York: John Wiley & Sons.

Pitula, C. R., & Daugherty, S. R. (1995). Sources of social support and conflict in hospitalized depressed women. Nursing and Health, 18, 325 – 332.

Rains, S. A., & Young, V. (2009). A meta-analysis of research on formal computer-mediated support groups: Examining group characteristics and health outcomes. Human Communication Research, 35, 309 – 336.

Rappaport, J. (1993). Narrative studies, personal stories, and identity transformation in the mutual help context. Journal of Applied Behavioral Science, 29, 239 – 256.

Richman, J. (1995). The lifesaving function of humor with the depressed and suicidal elderly. The Gerontologist, 35, 271 – 273.

Riessman, F. (1965). The "helper" therapy principle. Social Work, 10, 27 – 32.

Rintamaki, L. S. (2003). HIV identity trajectories and social interaction (Unpublished doctoral dissertation). University of Illinois at Urbana-Champaign, Urbana, IL.

Rook, K. S. (1990). Social relationships as a source of companionship: Implications for older adults, psychological well-being. In B. R. Sarason, I. G. Sarason, & G. R. Pierce (Eds), Social support: An interactional view (pp.97 – 128). New York: Wiley.

Rook, K. S. (1995). Support, companionship, and control in older adults' social networks: Implications for well-being. In J. F. Nussbaum & J. Coupland (Eds), Handbook of communication and aging research (pp. 437 – 463). Mahwah, NJ: Lawrence Erlbaum Associates.

Rosenberg, P. P. (1984). Support groups: A special therapeutic entity. Small Group Behavior, 15, 173 – 186.

Roter, D., & Hall, J. A. (1992). Improving talk through interventions. Doctors talking with patients/patients talking with doctors: Improving communication in medical visits. Westport, CT: Auburn House.

Ryff, C. D. (1989). In the eye of the beholder: Views of psychological well-being among middle-aged and older adults. Psychology and Aging, 4, 195 – 210.

Sarasohn-Kahn, J. (2008). The wisdom of patients: Health care meets online social media.

Retrieved July 23, 2012, from http: //www. chcf. org/documents/chronicdisease/index. cfm?itemID=133631.

Sarason, B. R., Sarason, I. G., & Pierce, G. R. (1990). Social support: An interactional view. New York: Wiley.

Sarna, L., & McCorkle, R. (1996). Burden of care and lung cancer. Cancer Practice, 4, 245 – 251.

Schimmel, S. R. (1999). Cancer talk: Voices of hope and endurance from "The Group Room, " the world's largest cancer support group. New York: Broadway Books.

Shoham, V., Rohrbaugh, M. J., Trost, S. E., & Muramoto, M. (2006). A family consultation intervention for health-comprised smokers. Journal of Substance Abuse Treatment, 31, 395 – 402.

Solomon, J. C. (1996). Humor and aging well. The American Behavioral Scicntist, 39, 249 – 271.

Sparks, L. (Ed.). (2003). Cancer communication and aging [Special Issue]. Health Communication, 15(2), 123 – 258.

Sparks, L. (2003). An introduction to cancer communication and aging: Theoretical and research insights. Health Communication, 15(2), 123 – 132.

Sparks, L. (2008). Family decision-making. In W. Donsbach (Ed.), The international encyclopedia of communication, 4, (pp. 1729 – 1733). Oxford, UK and Malden, MA: Wiley-Blackwell.

Sparks-Bethea, L. (2001). The function of humor within the lives of older adults. Qualitative Research Reports in Communication, 2(3), 49 – 56.

Spiegel, D. (1992). Effects of psychosocial support on patients with metastatic breast cancer. Journal of Psy chosocial Oncology, 10, 113 – 121.

Spiegel, D., & Bloom, J. R. (1983). Pain in metastatic breast cancer. Cancer, 52, 149 – 153.

Spiegel, D., Bloom, J. R., & Yalom, I. (1981). Group support for patients with metastatic cancer: A randomized prospective outcome study. Archives of General Psychiatry, 38, 527 – 533.

Sullivan, C. F. (2003). Gendered cybersupport: A thematic analysis of two on-line cancer support groups. Journal of Health Psychology, 8, 83 – 103.

Sullivan, C. F, & Reardon, K. K. (1985). Social support satisfaction and health locus of control: Discriminators of breast cancer patients' style of coping. In M. L. McLaughlin (Ed.), Communication yearbook (Vol. 9, pp.707 – 722). Beverly Hills, CA: Sage.

Tanis, M. (2008). Health-related on-line forums: What's the big attraction? Journal of Health Communication, 13, 698 – 714.

Thoits, P (1982). Conceptual, methodological, and theoretical problems in studying social support as a buffer against life stress. Journal of Health and Social Behavior, 23, 145 – 159.

Tucker, J. S., & Anders, S. L. (2001). Social control of health behaviors in marriage. Journal of Applied Social Psychology, 31, 467 – 485.

Turner, R. A., King, P. R., & Tremblay, P. E. (1992). Coping styles and depression among psychiatric out-patients. Personality and Individual Differences, 13, 1145 – 1147.

Uchino, B. N. (2006). Social support and health: A review of physiological processes potentially underlying links to disease outcomes. Journal of Behavioral Medicine, 29, 377 – 387.

Uchino, B. N., Cacioppo, J. T., & Kiecolt-Glaser, J. K. (1996). The relationship between social support and physiological processes: A review with emphasis on underlying mechanisms and implications for health. Psychological Bulletin, 119, 488 – 531.

Walther, J. B., & Boyd, S. (2002). Attraction to computer-mediated social support. In C. A. Lin & D. Atkin (Eds), Conmunication technology and socicty: Audience adoption and uses (pp. 153 – 188). Creskill, NJ: Hampton Press.

Walsh-Burke, K. (1992). Family communication and coping with cancer: Impact of the We Can Weekend. Journal of Psychosocial Oncology, 10, 63 – 81.

Wanzer, M., Sparks, L., & Frymier, A. B. (2009). Humorous communication within the lives of older adults: The relationships among humor, coping efficacy, age, and life satisfaction. Health Communication, 24, 1 – 9.

Weber, B. A., Roberts, B. L., & McDougall, G. J. (2000). Exploring the efficacy of support groups of men with prostate cancer. Geriatric Nursing, 41, 250 – 253.

Westburg, N. G. (2003). Hope, laughter, and humor in residents and staff at an assisted living facility. Journal of Mental Health Counseling, 25, 16 – 32.

Wills, T. A. (1985). Supportive functions of interpersonal relationships. In S. Cohen & S. L. Syme (Eds), Social support and health (pp. 61 – 82). New York: Academic Press.

Wills T. A., & Shinar, O. (2000). Measuring perceived and received social support. In S. Cohen, I. G. Underwood, & B. H. Gottlieb (Eds), Social support measurement and intervention: A guide for health and social scientists (pp.86 – 135). New York: Oxford University Press.

Wortman, C., & Dunkel-Schetter, C. (1979). Interpersonal relationships and cancer. Journal of Social Issues, 35, 120 – 155.

Wright, K. B. (1997). Shared ideology in Alcoholics Anonymous: A grounded theory approach. Journal of Health communication, 2, 83 – 99.

Wright, K. B. (2000). The communication of social support within an on-line community for older adults: A qualitative analysis of the SeniorNet community. Qualitative Research Reports in Communication, 1, 33 – 43.

Wright, K. B. (2002). Social support within an on-line cancer community: An assessment of emotional support, perceptions of advantages and disadvantages and motives for using the community from a communication perspective. Journal of Applied Communication Research, 30, 195 – 209.

Wright, K. B., & Bell, S. B. (2003). Health-related support groups on the Internet: Linking empirica findings to social support and computer-mediated communication theory. Journal of Health Psychology, 8, 37 – 52.

Wright, K. B., Johnson, A. J., Bernard, D. R., & Averbeck, J. (2011). Computer-mediated social support: Promises and pitfalls for individuals coping with health concerns. In T. L. Thompson, R. Parrott, & J. F. Nussbaun (Eds), The Routledge handbook of health communication 2nd ed. (pp. 349 – 362). New York: Routledge.

Wright, K. B., & Muhtaseb, A. (2005, May). Perceptions of on-line support in health-related computer-mediated support groups. Paper presented to the Health Communication Division at the annual International Communication Association Convention, New York.

Yalom, I. (1995). The theory and practice of group psychotherapy. New York: Basic Books.

第四章

文化与医疗多样性

想象一下，你搬到一个新的国家（不会说当地的语言），现在需要去看医生。除了难以与医生以及其他工作人员沟通你的需求外，这里的医务人员在健康理念或沟通行为方面也与你国家的存在巨大的差异。例如，在一些文化中，人们把疾病归因于鬼神或噩运，而不是病毒或环境。文化渗透到生活的各个方面，影响着我们对生活事件的认知与体验，包括与健康相关的情况。文化从根本上影响着我们，比如我们对人性、现实本质的看法，以及我们与他人、环境的关系（Gudykunst，1998；Hofstede，1984；Schein，1985）。在这个过程中，沟通是核心，因为语言由文化来定义，它折射并传播着文化（Pecchioni et al.，2008）。

文化最好被视为一个动态（而不是静态的）概念，文化的意义通常总是处于变化之中——这是因为个体要适应不断变化的环境，包括文化适应（acculturation），即个人从母文化进入新文化环境的适应过程（Dutta & Basu，2011）。在美国和世界各地的文化中，健康与疾病的概念及治疗疾病的方法各不相同。近年来，随着越来越多来自不同文化背景的人移民到美国，患者之间的差异超过了以往任何时候。医务人员不能再从单一的文化角度来处理医疗健康问题，也不能只用一种有效的方式治疗来自其他文化的患者。正如我们将在本章探讨的那样，当来自不同文化背景的人聚集在医疗语境中时，疾病与健康的文化概念可能会有很大的变化。忽视疾病与健康的文化差异，可能会导致医患之间出现各种各样的问题，包括文化上不恰当的医疗决策，焦虑、恐惧和愤怒的增加，以及患者对整个医疗环境的不满。遗憾的是，在健康传播研究的历史中，文化一直被忽略（Dutta & Basu，2011）。然而，这种情况逐渐有所改变，因为医务人员和健康传播研究者开始意识到文化在健康与医疗服务中所起的关键作用。此外，医患双方的文化水平，口头、书面交流与计算能力都出现了大幅提升，这些都有助于培养良好的健康素养，进而作出理性的医疗决策。健康素养的相关研究认为，文化能力（cultural competence）是健康素养的关键指标之一（Kreps et al.，2008a；Kreps & Sparks，2008）。Kreps 与 Sparks（2008）认为，健康素养包括一个人的知识水平，所提供材料的结构与复杂程度、语言障碍、不同的文化背景，以及健康信息沟通方式的有效性。他们最近的定义扩展了健康素养的概念，纳入了消费者之外的因素，如信息提供者的沟通能力。因此，这个广义上的定义认为健康素养是健康信息提供者与消费者之间的共同努力。虽然许多人普遍缺乏健康素养（Fagerlin et al., 2007a），但这个问题在某些人口群体中尤其严重，而这些人口往往比较边缘化（Sparks & Nussbaum, 2008）。

除了大量使用翻译人员，许多医疗机构正在实施跨文化交流培训计划。在医疗机构与健康宣导的设计者之间，文化多样性已经变得越来越重要（Dutta, 2007）。虽然传统上医疗机构排斥女性和少数族裔群体，但医务人员的多样性仍有所增加。此外，由于培训内容和专业知识的差异，医务人员呈现出很大的专业差异性。近年来，医疗机构尝试利用不同医务人员的多视角优势，通过跨学科的医疗服务团队帮助解决患者复杂的健康问题。

本章将探讨以上这些问题，以及与医疗环境中的文化和多样性相关的各种交流问题。具体来说，我们将探究与医疗服务多样性及文化相关的各种话题，包括美国医疗服务系统中的患者多样性，健康与医学概念上的文化差异，我们需要认识到，医疗服务、替代医疗、疾病的社会影响、精神与健康、医务人员的多样性及跨学科医疗团队中的文化多样性。

第一节 患者多样性与医疗问题

作为一个在文化上正在变得更加多元化的国家，美国有超过5500万人只会说英语以外的语言（US Census Bureau, 2005）。传统上，美国医疗体系中的大多数患者都是白人，然而，据2004年统计，在过去的十年里，美国白人人口增长了大约3.5%，而其他种族与民族的人口增长超过43%（Ndiwane et al., 2004）。预计到2030年，美国许多少数族裔人口将会持续增长，而白人人口将减少10%。这就对医务人员提出了许多挑战，他们缺乏关于美国少数族裔群体及如何有效与其沟通的重要知识（Dutta & Basu, 2011）。目前，拉美裔是美国最庞大的少数族裔群体，人口超过2000万，其次是来自亚洲各地的移民，人口超过1000万（US Census Bureau, 2005）。此外，美国不同的文化族群在教育、收入和住房状况等方面都存在着差异，所有这些因素都会影响人们对健康的看法及其获得医疗服务的机会。与患者多样性相关的不同问题都会对医疗服务的质量及医患沟通产生影响。例如，许多少数群体和新移民往往缺乏足够的医疗，他们往往负担不起这些服务，且获得的医疗服务质量要低一些（Heisler et al., 2005; Ku & Waidmann, 2003）。

美国国家癌症研究所（National Cencer Instituse, 2006）将健康差异（health

disparities）定义为"美国特定人群中存在的癌症和其他不良健康状况的发病率、患病率、死亡率及其所造成的各种负担的差异"。移民的健康差异包括缺乏对癌症治疗与其相关研究的认知，这由移民身份、文化与语言差异所致（Gany，Shah & Changrani，2006）。

弱势群体往往存在严重的健康素养问题，并面临着获取、理解相关健康信息的跨文化交流障碍。这些人往往会对医疗服务、早期检测指南、疾病预防行为、治疗策略及正确使用处方药感到困惑和误解，这可能导致严重的错误和健康问题（Kreps & Sparks，2008）。

遭受严重健康差异的弱势移民群体迫切需要与文化相关的、准确而迅速的健康信息（Kreps，2005；Kreps & Sparks，2008）。在美国，许多弱势移民的母语不是英语，他们面临着严重的语言障碍和健康素养挑战，需要采用适应性强的、具有文化敏感性的传播策略为他们提供所需的健康信息（ChewBradley & Boyko，2004；Hardin，2005；Kreps，2006b；Parker & Kreps，2005）。

此外，许多族裔的成员出于各种原因不信任医疗系统，包括历史上的不公正，如虐待土著美国人和非裔美国人（Ferguson et al.，1998），以及白人医务人员占优势等。许多患者在理解英语方面存在困难，而语言障碍可能导致许多问题，如医务人员和患者之间的误解，像误诊、治疗不当及不遵医嘱所带来的医疗问题（Hornberger，Itakura & Wilson，1997；Johnson et al.，2004；Rivadeneyra et al.，2000）。除了语言障碍，许多移民对美国的医疗系统也不太熟悉。考虑到医疗管理、转诊、医学术语及医疗系统中许多其他方面的复杂性，即便是那些伴随着医疗系统成长起来的人也很难理解，而这样一来我们就很容易理解：为何移民会对美国的医疗服务感到困惑与恐惧。

第二节　健康与医疗概念上的文化差异

与他人的日常交流都极大地影响了我们对世界的理解以及关于疾病与健康的经历。一些传播学学者认为，人们通过传播创造现实（Gergen，1999；Pearce，1995），这并不是说物理现实经由传播得以创造，而是我们对现实的理解需要从与他人的互动中发展而来，且建立在之前的互动基础上。在健康方面，个体通过一次次地讨论他们对疾病与健康的认识，并在反复的互动中学习、理解了这些概念。人的社会化进程必然出现在特定的文化中，通过与他人的反复互动来理解疾病与健康的含义。所有的文化都有着代代相传的疾病与健康的理念（Galanti，1991；Lupton，1994）。

在西方社会，健康与疾病的概念在很大程度上被生物医学健康模型（biomedical model of health）所主导，但这种理解正在慢慢改变，以患者为中心的医疗在逐渐增加，并打破了这一平衡（Sparks & Villagran，2010）。生物医学源自西方科学传统中的医学实践与信念，包括微生物学、生物学、生物化学和生物物理学，主要侧重于确定疾病产生的生理原因（Gillick，1985；Sharf & Vanderford，2003）。然而，在世界各地和美国国内，生物医学对健康的看法只是许多健康文化的概念之一（Galanti，1991；Spector，1996）。民族医学信仰体系（ethnomedical belief system）是关于健康与疾病的独特文化理念与知识（Witte，1991），此外，Airhihenbuwa 与 Obregon（2000）认为，在与某些地区和文化背景的人交流健康风险时，比如南美洲、中美洲、加勒比海地区和非洲，如果我们以西方文化假设为基础（如感染艾滋病病毒的风险），比如将个人置于群体或整个文化之上，以及持线性思维（以西方科学传统为基础），那往往是不够的。然而，在理解其他国家或美国境内亚文化患者的民族医学信仰体系上，许多医务人员缺乏足够的培训。对这些不同信念体系的无知或误解，可能会导致医务人员与患者之间一系列的沟通问题（O'Hair et al.，1987）。

另一个需要承认的重要问题是，美国医学界存在年龄歧视（ageism）和种族歧视（racial discrimination）（Pecchioni et al.，2008）。例如，医生不向老年患者提供有关临床试验的信息，因为他们认为这样做是为了患者的最大利益，但他们的行动也可能毫无根据。事实上，经验证据表明，老年癌症患者比年轻患者在临床试验中的表现更好。老年患者很可能与年轻的患者存在身体差异，但这些差异应建立在事实上，而不是基于有限的经验，而这些经验可能因对衰老的负面态度而被过滤掉（Pecchioni et al.，2008）。

一、疾病/健康归因的文化差异

许多文化将疾病归因于精神力量，这与西方的生物医学模型直接相悖，西方的生物医学模型将疾病归因于微生物，如病毒或生活方式的影响。在一些文化中，如东南亚的苗族，经常把疾病归因于精神力量，如带来疾病的恶灵与鬼魂，或缺乏祖先的保护（Johnson，2002）。一些文化群体，如墨西哥移民，在健康问题上往往表现出强烈的宿命论倾向（Barron et al.，2004），或者相信健康命中注定，或由超自然力量造成。对健康持宿命论的人常常感觉自己无法控制健康问题，他们可能很少意识到个人需要对健康结果的好坏负有责任。因此，对于那些在宿命论文化背景下成长起来的人而言，他们可能更难坚持医务人员所建议的生物医学治疗方案，或很难改变那些对健康风险有重大影响的生活方式（Lupton，1994）。

第一个重要的步骤在于承认并意识到所有的患者都不一样。正如 Pecchioni 等人（2008）所指出的，这种承认不应该仅仅停留在生理层面。大多数专业医务人员仍然基于健康与疾病的生物医学模型而工作，在这种模型中，

段
身体被视为一台与环境隔离的机器。然而，生物－心理－社会模型为我们提供了一个更广阔的视角，以探究患者对疾病的反应，它承认每一个个体都运行于个人与社会角色的网络之中。Conrad（1987）提出用"disease"指代身体的疾病，用"illness"表示疾病的社会因素。因此，个人诊断的重要之处不在于诊断本身，而是该诊断在文化期望的网络中有何意义。从这个角度来看，医务人员必须确定每个患者对疾病原因与治疗方案的态度、对生活质量的定义，以及社会支持的可得性，等等。身体不再是一个机器，而是一个与它的物理、文化环境互相沟通的鲜活有机体（Pecchioniet et al.，2008）。

一些医疗程序，如外科手术、输血和验血，在西方文化中司空见惯，但在世界上某些文化中并不存在（如苗族文化），因而往往会引起这些移民的恐惧与不信任（Helman，2000；Smith，1997）。在医疗选择上，一些文化语境下，人们用生物医学的方法来解决健康问题，而在另一些文化中，老百姓则更喜欢用自然或精神疗法来处理健康问题。例如，研究人员发现，大量来自墨西哥的移民使用草药、按摩与放松疗法，这些疗法通常由家庭成员传统的墨西哥民间治疗师（curanderos）提出建议（Hunt，Hamdi & Arana，2000；Keegan，1996）。

二、文化适应

到美国后，移民的生活方式往往会发生改变，进而影响他们的健康。例如，美国的主流文化经常习惯于久坐不动的生活方式、高热量/过量饮食、吸烟，以及其他各种不健康的行为。然而，在许多移民原本的文化中，他们并不习惯此类生活方式和饮食习惯，因为接受新的饮食与生活方式可能会带来各种健康问题。例如，来自东南亚和其他国家的移民在接纳了美国的主流饮食与生活方式后，出现了越来越多的高血压、糖尿病和药物滥用问题（Aldrich & Variyam，2000；Cobas et al.，1996；Popkin & Udry，1998）。移民可能会发现，他们难以维持传统的饮食习惯，因为在美国买不到自己习惯的一些传统食物，而孩子们也可能会变得"美国化"，从而养成不健康的生活习惯。此外，由于来自这些国家的移民经常将疾病归咎于精神力量，他们可能不会理解生活方式行为与健康状况不佳之间的关系（Helman，2000；Johnson，2002）。

三、知情同意

在美国，患者有充分了解自己健康状况的合法权利，许多美国人认为这项法律合乎道德，尤其当他们有死于癌症或高血压的风险时，他们会坚持要求充分了解自己的健康状况。然而，关于知情同意的理念因文化而异，我们需要以文化敏感的方式向人们提供知情同意（informed consent）（Carrese & Rhodes，

1995；Kakai，2002）。例如，苗族以大家庭的形式进行重要决策，包括家庭成员生病时的医疗决策（Johnson，2002）。此外，苗族文化是父权文化，具有最终决定权的人通常是家庭中最年长的成员和男性家庭成员，如丈夫或父亲（Johnson，2002）。

美国的医务人员通常会给家庭成员施加压力，让他们相对较快地决定治疗方案，但如果一个年长的家庭成员（如祖父）或地位较高的男性家庭成员不在附近，这可能会给苗族患者带来问题，其他家庭成员可能会因为没有跟这个人商量而很难为这个患者作出治疗决定（Johnson，2002）。在日本，医务人员历来会对晚期癌症患者隐瞒诊断结果（Kakai，2002）。虽然近年来日本医生采纳了向患者公布晚期癌症诊断结果的政策，且大部分日本人表示他们愿意被医生告知是否患有癌症（Long，2000），但如果家庭成员被确诊，许多人仍然倾向于与医生进行间接或含糊的沟通（Kakai，2002）。这种关于癌症诊断的间接沟通让家庭成员对亲人的康复更有希望，而不是将诊断视为"死刑"。让知情同意问题进一步复杂化的是，中间人必须在不遗漏、不改变任何事情的情况下为医患双方做好解释工作（Dysart-Gale，2005），因此，以文化敏感的方式向患者传递信息变得十分困难，尤其当医生或其他医务人员试图通过一个中间人来向患者传达信息，且这个传话人对患者的健康信念知之甚少时。

四、美国出生者的文化差异

健康信念的文化差异及其对健康行为的影响不仅影响着美国的移民。即便是那些出生在美国本土的人，他们也有许多不同的亚文化，这些亚文化可以通过各种方式影响健康信念与健康行为。在医疗领域，基于民族、种族或国籍的亚文化差异可能比年龄歧视更普遍，因为这种差异扩展到了整个医疗领域。少数族裔群体获得医疗服务的机会较少，他们对医务人员的信任度较低，会推迟去找医生做检查，而且不太可能获得具备尖端技术的高质量医疗服务。至少在美国，服务上的广泛差异使得不同文化背景的人在医疗经历上有着很大差别（Pecchioni et al.，2008）。例如，在美国南部，许多人都吃高热量、高脂肪的食物，如烧烤、油炸秋葵和甜茶（含大量糖的冰茶），这些是传统南部美食的一部分。然而，这种类型的食物会对健康风险产生巨大的影响，如肥胖、糖尿病、高血压和心脏病，尤其在人们没有适度食用时。文化问题也牵涉到某些特定的年龄层。

患者所获得的信息量也会影响到医疗决策（Sparks，2008）。相比于年轻患者，年龄较大的患者向医生提出的问题更少（Beisecker & Beisecker，1990），从医生那里获得的信息也更少（Street，1991）。老年患者倾向于选择一种包含较少细节且不使用术语的沟通方式，而年轻人和中年人则希望在他们所获得的信息中包含更多的医疗信息（O'Hair，Behnke & King，1983），以及一些与年龄相关的特殊障碍信息（Sparks & Nussbaum，2008）。

如 Sparks 与 Nussbaum 所述，来自不同国家与文化背景的人员大量涌入，增加了我们对医务人员的要求，确诊癌症的老年男性和女性都有其特定需求，医务人员需要对这些患者抱有文化敏感性。即使在其他信奉西医的文化语境下，向患者透露多少病情也有不同的看法。在美国，我们遵循法律，即患者有权全面了解自己的医疗状况。然而，希波克拉底（Hippocrates）是最早意识到精神对身体有影响的人之一。因此，其他文化中的一些医疗团体认为，对患者谎报真实病情，并争取家属的同谋来搪塞患者是良好的医疗行为（Sparks & Nussbaum，2008）。我们所有的沟通研究都指向刻板印象、记忆问题、语言问题与代际障碍，哪怕在最好的情况下，这些问题也会给老年人带来大量的交流困难（Nussbaum，Baringer & Kundrat，2003；Sparks，2003a；Sparks & Nussbaum，2008），并最终影响医疗服务的满意度。

第三节　认识健康信念的文化多样性

正如我们所看到的，医疗机构见证了患者在人口统计学上的一系列变化（Dysart-Gale，2005）。因此，医务人员必须学会与来自其他文化的人进行有效沟通，以提供有效、优质的医疗服务（Ulrey & Amason，2001）。为了使医务人员具有文化敏感性，他们必须了解患者群体的文化理念差异，理解和尊重患者的文化理念、态度与价值观，并愿意在和患者交流、决定治疗方案时运用这些文化知识（Brislin，1993；Ulrey & Amason，2001）。在疾病与健康本质的理念上，医务人员需要认识到不同群体的文化差异，以及文化习俗与健康的关系。

学习与来自不同文化背景的患者进行更有效的沟通，将会影响到医疗环境中许多相关业务的结果（Voelker，1995）。例如，随着医疗机构间的竞争加剧，各单位都要设法吸引新的患者并使其满意，这样他们才不会跑去竞争对手那里。相反，医务人员在文化上的不敏感或不恰当的沟通可能会导致一系列的问题，包括患者对医疗服务的不满及医疗事故诉讼（Kreps & Thornton，1992）。

医疗界一直都存在着一个问题，即认为所有的利益相关者，特别是患者，都有着与东道国文化相同的认知，一些研究提供了美国人如何看待自己及别人如何看待他们的观点。国际礼仪组织开展的一项研究表明，美国人认为自己的特征是高效、直接、富有竞争力、注重行动、外向、开放和自立。相反，来自其他文化背景的人则认为美国人唐突、好斗、崇尚物质、爱出风头、虚伪、易被看穿，且以自我为中心。有效的跨文化交流的核心在于，拥有理解每个人所持观点的文化伙伴（Leong & Schneller，1997）。了解医疗领域的各个利益相关者如何看待彼此是一个关键性问题，而这个问题可以通过一些努力来克服。例如，美国实习护士发现，随着对俄罗斯文化了解的深入，刻板印象就会被打破，他们会更容易理解关键的文化方面，进而带来更好的医疗服务（Heuer，Bengiamin & Downey，2001）。

文化帮助我们对人的必死性、痛苦及最终死去有一个连贯的认识（Greenberg，Solomon & Pyszczynski，1997；Lynn，2000）。这些敏感问题不仅受到文化与亚文化群体的影响，还受到宗教信仰和个人经历的影响（Lynn，2000）。在美国，少数族裔群体的各种偏好更容易受其文化理念的影响（Pecchioni et al.，2008）。非裔美国人不愿意与医务人员分享他们的医疗偏好，但他们比其他群体更倾向于选择维持生命的治疗，而且不太可能使用临终关怀或同意器官捐赠（Mouton，2000）。西班牙裔美国人也不太可能同意器官捐赠或尸体解剖（Talamantes，Gomez & Braun，2000）。对于这两类人来说，不选择器官捐赠的主要原因是希望将整个身体献给上帝（Mouton，2000）。此外，西班牙裔和非裔美国人都更倾向于要求延长生命的治疗（Talamantes，Gomez & Braun，2000）。在亚裔美国人和太平洋岛民中，相当大的健康理念差异折射出他们在原籍国、移民历史、农村与城市背景以及教育水平等各个层面的多样性（Yeo & Hikoyeda，2000）。然而，由于亚裔群体通常采取更集体化的生活方式，他们的亚文化更倾向于以家庭为单位作出决策，因此，围绕疾病与死亡的问题也主要由他们的文化群体进行管理（Yeo & Hikoyeda，2000）。一般而言，由于"活着比什么都重要"的观念，亚裔美国人和太平洋岛民更可能需要获得延长生命的支持（Pecchioni et al.，2008）。为了给祖先提供一个完整的身体，他们更倾向避免尸体解剖与器官捐赠（Yeo & Hikoyeda，2000）。美国与阿拉斯加原住民代表一个拥有300多个联邦登记部落的多元化群体，死亡被其视为生命循环模式的一个自然组成部分，因此他们对死亡的态度往往比其他大多数群体更积极（Pecchioni et al.，2008；VanWinkle，2000）。

遗憾的是，美国的医疗体系中存在着许多障碍，而无法提供具有文化敏感性的医疗服务。从一种文化到另一种文化的生活方式改变会影响移民的健康，但许多医务人员对此缺乏足够的了解。同时，美国大多数医院和医疗机构仍然缺乏足够理解患者的民族信仰体系的转译人或医务人员（Schott & Henley，1996）。

Collins 等人（2008）指出，对于在新国家遇到不同文化规范和医疗服务系统的移民来说，医疗服务中的结构性和文化方面的障碍尤为棘手。结构性障碍包括由于贫困、缺乏交通工具、文盲和语言差异等问题而无法获得医疗服务的有形现象。健康信念障碍则是社会构建的关于健康与幸福的无形观念，它既可能阻碍，也可能促使人们获得医疗服务（Collins，Villagran & Sparks，2008）。

此外，正如 Collins 等人（2008）所指出的那样，要克服墨西哥移民癌症治疗所面临的障碍，我们必须先解决阻碍患者寻求治疗的结构与文化问题。在提高有关预防的健康素养时，我们可以借鉴墨西哥文化中的好神论（Bienestar）信仰，他们相信积极的行为能够帮助预防疾病，比如定时体检、良好的饮食与体育锻炼习惯。在传统的墨西哥饮食中融入更加健康的食物，这不仅有助于饮食的平衡，也有助于我们将预防措施与特定文化对健康幸福的理解相结合。健康教育也必须明确区分癌症的预防措施和实际原因，这样的教育工作可以减少由牙痛或打架引发的对癌症的非理性恐惧，以此来增强老百姓的能动性（Collins，Villagran & Sparks，2008）。

第四节　替代医疗

如同那些更全面的医疗形式，替代医疗（alternative medicines）在世界各地都有着悠久的历史，与草药、针灸、正骨、脊椎指压疗法、瑜伽、按摩、引导式意向治疗（guided imagery）及治疗性触摸相比，许多当下被称为西方主流或正统医学的做法则是相对较新的治疗方法。一些研究估计，大约42%的美国人，或者说8300万人，曾使用过某种形式的替代医疗或整体医疗（holistic medicine），且在这些疗法上花费了大约270亿美元（Barnes，Bloom & Nahin，2008；Eisenberg et al.，1998）。研究还表明，大多数使用代替医疗的人并没有向他们的医生和其他医务人员提及此事（Dunn & Perry，1997）。尽管替代医疗很普遍，但在美国的文化中，主流的生物医学方法依然占据着主导地位，许多人因此而不愿告诉医务人员自己使用替代医疗的情况（Goldner，1998）。美国的医务人员意识到，替代医疗在患者中越来越受欢迎，且医务人员也很愿意与患者讨论这种方法的利弊（Udani，1998）。例如，许多医生担心患者同时使用处方药和非处方药治疗（如草药）治疗同一疾病时可能发生相互作用。

正如我们在前文中看到的，健康的生物医学模型与社会心理学方法之间存在着一种根本性的紧张关系，包括对主流医疗的功效与治疗疾病、增进健康的替代方法的有效性的不同看法。在美国的医学史上，这种紧张关系随处可见。例如，在18世纪和19世纪的自然科学和医学技术出现了极大进步，医生开始将生物医学治疗与其他替代治疗区分开来。例如，草药在这一时期是各种疾病的流行疗法，尽管其疗效很难记录，因为人们通常不记录成功和失败。同样是这一时期，各种各样的巡回"医疗表演"开始出现，这种"医疗表演"通常会找一些演员，然后说服观众购买一些可疑的药物来治疗他们的疾病（通常含有酒精）。

为了远离那些有问题的医疗方法，并将自己与其他类型的医学从业者区分开来，生物医学从业者开始成立诸如美国医学院协会（American Medical Association）等专业组织，并撰写详细的医学书籍来介绍生物医学疗法。然而，他们用来作区分的语言往往会优先考虑生物医学疗法，或者用贬义、负面的术语谈及整体医疗，如将它们描述为不专业的、缺乏标准的或不稳定的。因此，许多对提高身体、心理与精神健康有价值的整体医疗被视为非正统的、可疑的和无效的。今天，许多人将顺势疗法（homeopathic medicine）和其他疗法视为江湖骗子的伎俩，而替代医疗也往往被污名化。即使是"替代医疗""补充医疗"和"综合医疗"这样的术语也存在问题。"替代"一词具有超出常规的含义，而"补充""综合"则意味着这些方法应该与其他生物医学疗法结合使用，而不是单独使用。一些学者认为，这些术语有助于使生物医学疗法享有医学特权。

然而，整体医疗可能比生物医学疗法多一些优势和劣势，尽管患者认为的优势或劣势在很大程度上取决于其关于健康、疾病与生活质量的价值观（Ho & Robles，2011）。例如，治疗癌症等疾病的生物医学方法通常包括化疗、放疗和外科手术。虽然这些手术在破坏癌细胞及其组织上有很多优点，但也有很多副作用，如接受化疗的人经常会出现疲劳、恶心、脱发及各种其他的问题。本书的作者之一曾在田纳西州孟菲斯的一家癌症中心进行研究，一名患者形容化疗就像"用原子弹炸死藏匿在纽约的恐怖分子"。

换句话说，化疗可能有助于杀死癌细胞，但在这个过程中，它也破坏了很多健康组织。对于经受着化疗和其他生物医学疗法的人来说，整体疗法可能是一个有吸引力的疾病治疗替代方法，是一种攻击性较低的或者不会对患者生活质量产生显著负面影响的治疗方式。应该指出的是，许多使用了几个世纪的传统草药疗法已被药学研究人员采纳。例如，长春花（periwinkle vinca rosea）含有可用于治疗糖尿病的胰岛素，而蛇根木（rauwolfia serpentine）是一种含有利血平（reserpine）的草本植物，它通常被生物医学工作者用作镇静剂（Airhihenbuwa，1995）。

虽然制药公司在开发药物时经常使用天然成分，但他们也经常将从大自然中发现的化学物质合成为新的药物，并开发浓缩这些化学物质的方法。此外，由于许多整体疗法在疾病治疗上并不积极，因此，那些医生认为能够战胜疾病的人，可以考虑传统的生物医疗法，并辅之以整体疗法。而其他身患绝症并被告知余生很短的人，他们可能会放弃积极的生物医疗法，整体治疗法能使其在不损害整体生活质量的情况下对某些症状进行治疗。

第五节　疾病的社会影响

疾病不仅影响我们的身体，还会产生各种社会影响。正如我们所看到的，感知健康与疾病的方式受到许多不同社会力量的影响，包括大众传媒、高等教育机构、家庭和同龄人，以及社会生活中更广泛的文化视角。这些对健康与疾病的看法的影响，反过来又影响到我们与他人沟通健康的方式，以及当我们遭遇健康问题时的行为方式（O'Hair & Sparks，2007；Palmer et al.，2004）。此外，与健康有关的行为，如饮食、运动、吸烟、饮酒及性行为都发生在社会环境中，并通过社会互动得到加强。本节将探讨人们对疾病的消极看法，然后探讨受健康问题困扰的人如何以更入世的姿态，建构更积极的疾病审视方式。

社会对某些健康问题持负面看法。许多疾病都存在被污名化（stigma）的情况，即附着在疾病与患者身上的羞耻、不光彩或忌讳的标志（Goffman，1963；O'Hair et al.，2003）。就健康问题而言，由于社会对认知的影响，我们总是消极地看待某些疾病与病症（而且通常是对患有这类疾病的人）。关于疾病本质的文化观念以及对患者的刻板印象都会影响到疾病的污名化，而被污名化的人往往也会因为疾病而遭受各种偏见与歧视（Kreps & Thornton，1992）。被污名化的个体经常会感到被贬低，要么远离他人，要么隐瞒自己的健康状况，以应对被污名化的负面社会影响（Smith & Hipper，2010）。然而，研究表明，增加有关被污名化的疾病的健康教育并积极地接触这些患者往往可以减少污名化，且能使人们改变污名化的看法变得正面起来（Estroff，Penn & Toporek，2004）。此外，无论是患有严重疾病或慢性病的人，还是存在生理与心理障碍的人，都特别容易受到健康风险的威胁，并有其特殊的沟通需求，我们必须充分解决这一问题，为他们提供特定的医疗所需的健康信息（Kreps & Sparks，2008）。

虽然所有的健康状况都会产生社会影响，但在接下来的内容中，我们将只探讨围绕艾滋病、癌症、酗酒和精神疾病这四种健康问题产生的污名化与相关社会问题。

（1）艾滋病。根据 Schwalbe 与 Staples（1992）的研究，美国文化以多种方式影响了人们对艾滋病的看法以及与这一疾病相关的行为，包括对性的痴迷（通过广告和媒体宣传）、恐同文化、不愿公开讨论性问题、外行对艾滋病病毒有限的认知，以及世俗、科学的观点与宗教（通常是基于惩戒的）对艾滋病的观念冲突。为了推销产品，广告商、电影制片人和电视制作方经常使用性来吸引人们的注意力。遗憾的是，这种行为产生了一种副作用，即让沉溺于性成了一种文化。为了从性行为中获得各种社会回报，许多人置很多危险后果不顾。

由于不公开讨论性问题的文化规范，许多夫妇不愿意谈论安全套的使用、以前的性伴侣或其他可能存在感染艾滋病病毒风险的、与性史高度相关的信息。此外，非专业人士往往对艾滋病病毒的传播途径、病程和治疗方法不甚了解。一些宗教团体仍然认为艾滋病是来自上帝的诅咒，这与艾滋病病毒由逆转录酶病毒引发这一科学观点相悖。此外，由于艾滋病首先在男同性恋者和静脉注射吸毒者中发现，而这些人群历来被美国主流社会视为反常的或不受欢迎的，因此，艾滋病带有很强的社会污名（Adelman & Frey，1997；Greene，2000）。

很多人会因为担心被污名化而隐藏自己感染艾滋病的事实，社会污名会给感染者造成相当大的损失（Brown，Macintyre & Trujillo，2003；Greene，2000；Thomas，2006）。在某些情况下，这种社会压力可能会加剧疾病症状，或者导致人们不敢在社交场合服药，如在家庭成员身边或在工作场合中（许多艾滋病的抗病毒药物需要严格遵守服药时间间隔）。近几十年来，尽管艾滋病已逐渐被接受，但与之相关的污名化仍然给患者带来了许多问题。

（2）癌症。虽然没有达到艾滋病那样的程度，但癌症也被发现存在被污名化的情况。癌症是我们社会面临的最重大的健康挑战之一，是美国第二大死亡原因（US Cancer Institute，2001）。Spiegel 等人（1981）认为，由于社会对疾病与死亡的恐惧，在癌症患者的社会关系网中，个体"常常以微妙但无误的方式与临终者保持距离"（p.528）。讽刺的是，社会关系网中的成员有时会在我们最需要的时候离开。例如，Samarel 与 Fawcett（1992）报告说，被诊断为癌症通常会导致个人难以维持先前的人际关系质量，并对传统的支持来源产生不满（O'hair & Sparks，2008）。与癌症相关的污名有许多的产生原因，其中之一是癌症经常与死亡、临终联系在一起，在我们的文化中，这两者都是人们难以启齿的话题。即使癌症患者愿意谈论，也很少有人愿意提起这个话题（O'Hair et al.，2003； Wortman & Dunkel-Schetter，1979）。癌症这样的疾病所带来的污名化会导致社会隔离，这与癌症患者的抑郁和死亡有关（Reynolds & Kaplan，1990）。

对于如老年人这样的特定人群来说，癌症的性质与治疗不仅取决于生物医学的过程，还取决于心理与社会进程（Cohen，1994）。在评估患者的精神与身体健康方面，沟通起着至关重要的作用，此外，在被诊断出患有癌症等疾病后，患者的沟通关系似乎会影响到他们如何康复（Nussbaum et al.，2000；Pecchioni，Ota & Sparks，2004； O'Hair，Kreps & Sparks，2007； Sparks，2007）。由于医务人员与老年患者关系的复杂性，我们必须更好地理解老年人与其伴侣、护理人员在谈话中所面临的障碍，及这种障碍所带来的各种影响，当然，伴随着生命的跨度，老年人如何适应身体的各种损伤，也应被我们关注（Sparks，2007）。

我们的研究表明，在癌症沟通的语境中，患者与医务人员有必要进行一次范式转换。患者发现自己处于一个复杂的、压迫性的医疗与康复系统的控制之下，往往默许自己的癌症护理方式（O'Hair，Kreps & Sparks，2007）。这种情况应该要有所改变，我们必须找到更积极主动或更具"能动性"的癌症治疗方法（O'Hair & Sparks，2008； O'Hair et al.，2003； O'Hair，Scannell & Thompson，2005）。能动性（agency）是一种促进情感与信息管理的策略，其过程在于促进对不确定性的控制。一旦患者能掌控自己的不确定性，他们就会实现自我赋权，并作出符合自身目标的决定。一些患者选择接受了癌症，并作出了决定（姑息治疗），让自己感到更舒适，也更有力量。其他人通过坚持参加最新的临床试验来发挥作用，这为治愈带来了希望。能动性（agency）的关键是控制信息和情绪，以便我们作出知情与授权的决定，而健康传播则最适合提倡患者能动性。

（3）酗酒。酗酒的疾病模式（Jellinek，1952）已经被医学界采纳，但这是一个相对较新的概念。在酗酒被定义为一种疾病前，它主要被视为道德问题，通常与那些被指责为"品德低下"的人有关（Lender & Martin，1987）。当"正常"的饮酒者遇到无法控制饮酒行为或饮酒过程中对饮酒行为不负责任的人时，他们通常认为这种行为是不正常的，但事实是很多存在酗酒行为的人对酒精有生理依赖，叠加心理的渴望，他们很难控制自己的饮酒行为（Jellinek，1952）。病态饮酒者可能会被"正常"饮酒者视为"应该能够"控制自己行为的人，但事实上，一旦喝上了酒，瘾君子们可能就无法控制自己的行为。当身上没了酒味后，酒精依赖者通常会表现出强烈的喝酒欲望，即使他们知道只要喝上第一杯就停不下来（Jellinek，1952）。

（4）精神疾病。超过4400万美国人被诊断为患有精神疾病。最常见的精神疾病包括重度抑郁症、双向情感障碍、精神分裂症和强迫症（Regier et al.，1993）。此外，饮食失调如神经性厌食症、贪食症和暴饮暴食等饮食障碍也常常被归为精神类疾病。由于各种原因，精神疾病往往带有社会污名（Corrigan，2000）。大众传媒经常以负面的形式描述精神疾病，例如向大众展示精神疾病患者的危险或失控行为，尽管这类事件在精神疾病患者中非常罕见。此外，在我们的社会中，关于精神疾病的误解比比皆是——对许多美国人来说，他们了解精神疾病的渠道主要是通过娱乐媒体（Link & Phelan，1999）。在大众传媒中，类似"疯子""神经病"和"变态"这样的负面词汇经常被用来描述精神疾病患者，它们同时也是我们社会日常用语的一部分。毋庸置疑，这些对精神疾病的负面认知会给患者带来各种各样的社会问题，当别人发现他们患有精神疾病时，人们往往会感到害怕或回避。

虽然心理健康是一个生物学过程，但精神疾病的污名化往往会给患者的社会身份带来多重挑战（Sparks & Villagran，2010）。心理健康具有其他医疗健康领域所不具备的特征，与癌症、糖尿病或关节炎等其他生理健康问题不同，心理健康通常是一种看不见的疾病。例如，心理健康一开始可能是一种非常微妙的隐形疾病，可能会被误诊数月、数年，在许多情况下，甚至会在数十年之后才被发现影响患者反应、人际关系及整体行为的是生物学问题。

社会认同、沟通与精神疾病之间存在很多联系。首先，虽然精神疾病是一个生物过程，但它的表现需要通过交流得以呈现。患者通常不会像感到乳房有肿块时那样自我诊断出精神疾病，最常见的是患者和/或他们的家人、朋友通过与他们的互动发现异常；其次，与艾滋病或癌症不同，精神疾病无法通过脑部扫描或血液检测来诊断。相反，医生们大多利用他们对语言与非语言线索的感知来判断患者的健康或患病程度；第三，治疗精神疾病的方法植根于医患间的持续沟通，患者是否坚持服药也在很大程度上取决于双方对治疗方案有效性的讨论。

沟通是诊断与治疗精神疾病的核心。在患者就诊前，亲密的家人、朋友和社会支持网络就能体验到其存在精神健康问题。诊断之前的互动史会极大地影响患者对自己的看法，以及通过沟通和与周围人相处的方式，形成人们一生的社会身份。从最严重的到更简单的案例，心理健康的连续统一体（mental health continuum）具有沟通与行为特征，这使其与我们的社会身份有着明显的联系。在与家庭成员及其他传统的社会支持来源进行沟通时，污名化与耻辱感对公开交流精神疾病造成了障碍，这在医患互动中尤为明显（Sparks & Villagran, 2010）。

第六节　通过沟通改变社会对健康污名化的认知

沟通在决定人们如何看待健康问题上起着至关重要的作用（Cline, 2003；Lupton, 1994）。对于那些有酗酒、患癌症、患艾滋病以及各种其他疾病与状况的人来说，他们往往在与他人的交往中试图改变社会对这些问题的看法。沟通对于帮助人们建立与健康相关的新身份非常重要，尤其是在患有相同疾病的个体之间的互动中。例如，"癌症幸存者（cancer survivor）"一词在很大程度上取代了早期的"癌症受害者（cancer victim）"，这主要是因为癌症患者根据自己的经历重新定义了疾病。许多癌症患者反对"癌症受害者"这样的说法，因为这将他们置于无能为力的位置，他们更喜欢"癌症幸存者"这种更积极的说法（O'Hair et al., 2003）。语言可以非常有力地改变人们对健康问题的文化观念，许多面临疾病的人试图用积极的语言来改变文化信仰及其对疾病的态度。

一、社会认同理论

面对相似健康状况的个人改变自己与他人看法的另一种常见方式是通过Tajfel 与 Turner（1987）提出的社会认同理论（social identity theory）。作为一个框架，该理论指导我们如何根据群体成员的身份进行交谈（Harwood & Sparks, 2003；Sparks & Harwood, 2008；Sparks & Villagran, 2010）。被诊断出患有慢性或晚期疾病的患者可以加入某个群体，在与医务人员打交道时，这些人面临着同样的症状、副作用和挑战。Harwood 和 Sparks（2003）的开创性工作首次揭示了群体间传播与健康传播的交叉点，他们将社会身份应用于健康和癌症沟通环境（Dryden & Giles, 1987）。社会认同理论进一步解释说，一个人并不是真正的"自我"，而是一个大群体中的多重自我。不同的社会情境可能会激发个体基于家庭或国家的"自我层面"所进行的思考与行动（Tajfel & Turner,

1987）。

通过与他人的沟通，被诊断出患有某种疾病的患者往往会对自己有不同的看法，并开始认识到其他人也可能对他们有不同的看法（Harwood & Sparks，2003；Sparks，2003b；Sparks & Harwood，2008）。在处理类似生理和心理问题时，患者群体所面临的障碍可能会让患者对自我认知产生重大影响（Williams，2008）。例如，得到负面的诊断后，一些患者立即开始质疑自己的身份并联想到生理退化（"我的身体怎么会变成这样？"），随即质疑命运（"我真的能战胜它吗？"），最后是对自我转变的质疑（"因癌症失去乳房让我觉得我不再是一个女人"）。对人的一生来说，虽然疾病从来都不是一个积极的方面，但体验疾病的方式则取决于患者确诊疾病前的身份（Villagran & Sparks，2010）。

正如本书所讨论的，健康传播不仅影响了心脏病、癌症（这些疾病会对我们的人口数量造成影响）等疾病的状况，还会渗透到我们的社会当中，导致更难被发现的疾病，这些疾病可能是由神经系统引起的震颤，或是癌症或精神疾病的早期阶段。在医疗环境下，沟通的不对称性需要社会身份的协商（Sparks & Villagran，2010），这可能会影响医患关系中的医疗决策（Hajek，Villagran & Wittenberg-Lyles，2007；Sparks & Villagran，2010；Villagran，Fox & O'Hair，2007；Villagran & Sparks，2010）。医务人员使用工具性谈话来提供与接收信息，并维持着他们在群体中的身份，而患者则往往带着现有的社会身份，但这个身份可能会因为确诊某个疾病而改变（Villagran & Sparks，2010）。通过与他人的沟通，被确诊某种疾病的患者往往会对自己有不同的看法，并逐渐意识到他人可能也会对他们有不同的看法。随着个人健康状况的变化，他们对潜在身份的意识也会转变，这需要医疗环境中多方参与的协调努力（Sparks & Villagran，2010；Villagran & Sparks，2010）。例如，西班牙裔文化倾向于以集体主义方式生活，并且不认为自己是自己，而是家庭这个更大群体中的一部分（Wills，Yaeger & Sandy，2003）。基于社会认同理论的研究发现，西班牙裔美国人将继续同化自己的身份。Chattaraman 等人（2010）发现，当西班牙裔消费者接触到主流文化品牌时，他们的偏好并没有发生明显的变化，唯一显著的偏好变化反应在类似的文化素养（cultural primes）上，因其呈现了西班牙风格。因此，西班牙裔的人似乎会先按家庭或群体成员的价值观与理念行事。考虑到这一点，研究媒体对那些基于文化的健康习惯（如吸烟、防晒、锻炼或食物选择）有多大影响就变得很重要。

二、社会差异理论

当面临相似健康状况的个体想要改变自己和他人的看法时，另一种常见方式是将 Higgins（1987）的社会差异理论（social discrepancy theory）作为次要框架，该理论能够解释个体如何根据与自身冲突的信念来调整情绪与态度。该理论认为每个人都存在两种类型的自我形象：实际自我与理想自我。实际自我代表了这个人实际是谁，而理想自我代表着这个人认为自己在他人眼中应该是谁。当这两种自我形象存在差异时，人们就会生出悲伤、失望和焦虑的情绪。当一个人不断地被提醒这种差异的存在时，他们就会采取一些特定行动，试图克服这种差异并缓解情绪上的痛苦。这些行动可能包括各种类似暴饮暴食或饮食失调的健康行为，如厌食症和贪食症（Higgins，1992）。大环境的社交线索可能会影响自我差异的模式，例如，媒体上充斥着女性苗条身材的形象，这就营造了一种促使女性自我引导的社会情境，将苗条的女性身材鼓吹为唯一美丽的身材（Harrison，2000）。Anshutz 等人（2009）发现，与接触正常体重的模特相比，接触过瘦模特的女大学生对身材的不满程度增加得更多。研究人员发现，当女性内化了这种苗条的理想身材形象时，她们会改变饮食和锻炼习惯，努力缩小实际自我与理想自我之间的差距，使自己看起来更像在媒体上看到的那样（Hargreaves & Tiggemann，2003）。这种对身材形象接受的认知，往往会因文化的不同而有很大的差异。例如，Fitzgibbon 等研究人员（2000）发现，西班牙裔女性只有在超重后才会出现这种身体形象差异。因此，西班牙裔女性的肥胖风险更高，进入中年后，她们就开始需要面对衰老的影响。

在其他情况下，对癌症等疾病的普遍社会认知可能会让一些人认为自己是疾病的受害者，进而导致他们的被动应对策略（Kreps，1993）或形成一种自证预言（self-fulfilling prophecy），这样他们就不会积极寻求治疗，或者不去改变自己的生活方式，虽然这可能会提高其生存概率。在癌症支持小组中，成员通过分享故事来学习认同他人对癌症的经历与感受，这似乎既验证了他们自己的经历与感受，也减少了他们的孤独感（Mok & Martinson，2000；Wright & Bell，2003）。

有类似健康问题的人也可以利用"叙事"来创造和维持一种文化，这可以为他们面临的问题提供独特的视角。通过大众传媒及互相讲述故事，癌症幸存者、正在恢复的酗酒者和残疾人一直在努力改变着公众对这些健康问题的看法。例如，酗酒者曾被视为道德上的弱者，但通过戒酒匿名会等组织的故事，酗酒者的康复有助于告诉公众：酗酒是一种身体疾病而不是道德败坏。

第七节　以文化为中心的健康宣导

随着社会的发展，健康传播的研究者在设计公共健康宣导（health campaign）时越来越关注文化问题。在传统的健康活动设计中，我们所使用的理论和实践在很大程度上存在着欧洲中心论偏见（Dutta，2008）。然而，考虑到文化偏向，许多健康宣导对美国少数族裔群体的影响是有限的（Snyder，2003；Zoller & Dutta，2008），然而，面临着最大健康差异的恰恰是这些群体（Kreps，2006a；Kreps & Sparks，2008），因此，健康宣导的设计者需要花更多时间来研究、了解少数族裔群体的世界观，如此，更具有文化敏感的活动才能得以发展，并有更大的机会影响健康结果（Dutta，2007）。全面了解我们的目标受众是所有健康宣导的重要组成部分（见第九章），要让健康宣导更具文化敏感，我们就要意识到既有的"欧洲中心论"与社会阶层偏向，以及来自不同群体的人呈现出的不同的健康行为，这些都需要对其进行批判性的审视（Dutta & Basu，2008）。此外，开展具有文化敏感的健康活动往往需要耗费更多的时间，我们需要对其进行初步研究，如对目标少数族裔群体展开广泛的访谈，以便健康宣导的设计者们能够评估这些群体有关健康、疾病与行为的信仰、态度及价值观上的文化差异。此外，让目标人群中的个体有机会成为宣导过程中的利益相关者也很重要，这通常会带给成员们更多的信任、理解与接触机会。

第八节　医务人员的多样性

医患沟通关系与患者对医务人员的满意度（Buller & Buller，1987）及患者的依从性有关（Cropley，2003）。在医疗进程的互动中，来自不同文化的患者与医务人员不仅存在着不同的健康理念，对医疗服务的预期也不尽相同。这些不同的观念会影响到他们的语言与非语言交流模式，进而影响到医疗与健康结果。

正如我们所看到的那样，在当下的美国医疗体系中，病患表现出了极大的多样性。遗憾的是，医务人员的族群多样性并没有跟上患者的节奏，正如我们讨论过的，这种差异可能会导致一些沟通问题。然而，即便是医务人员，他们在职业、受教育水平、专业领域和社会经济地位方面也存在着相当大的差异（见表4-1中一些可选择的医务人员的职业）。本节简要探讨医务人员的多样性。

表4-1　可选择的医务人员职业

	儿童生活专家	超声技师	医生
	牙医	理疗师	助理医生
职业类型	牙医助理	职业药剂师	注册护士
	洁牙师	抽血员	外科技师
	医院主管	心理学家	

在医疗系统，每个工种所需的培训存在着很大差别。例如，抽血员通常可以在 6 个月的培训后获得证书，放射科医生及其他类型的医务人员则需要更全面的培训，而护士和医生则需要更高层次的教育与培训。此外，不同类型医务人员的专门培训与相同类型医务人员之间的交流，有助于在医疗语境下形成各种独特的协同培养。即使都是医生，他们在专业上也有很大的多样性，他们的地位也参差不齐。一些医生，如病理学家，几乎不与患者交流，基于所受的培训总量及受训的复杂程度，医生们通常会认为外科医生和其他专业医生有更高的专业地位。

基于所受的教育、培训等因素，医务人员和自己的患者一样，会在社会化进程中形成自己独特的文化。此外，医患之间缺乏共同语言可能导致诊断错误和治疗不当（Woloshin et al.，1995）。即使在一个相对较小的医疗机构中，医务人员之间也有各种不同的健康与医疗理念。这些差异会导致来自不同背景的医务人员之间产生矛盾（见第五章），并影响到他们与患者之间的沟通。例如，许多医生因其受训的倾向而推荐某些治疗方法和药物，并可能难以接受其他医务人员或患者推荐的替代治疗。虽然医务人员之间的文化差异常常会带来一些负面结果，但医疗机构恰恰可以利用医务人员的多样性，努力提供更全面的医疗服务。Wright 与 Frey（2008）研究了田纳西州孟菲斯最先进的癌症康复中心，那里的肿瘤学家既为患者提供传统的（生物医学）癌症治疗方案，又辅之以药草、放松疗法和团体／个人咨询。此外，许多大型的现代医疗机构依靠跨学科的团队来护理患者。通过这种方式，医疗机构组建起了一个由受过不同类型培训、具有不同经验的医务人员组成的合作团队，更全面地了解患者的健康问题，例如，跨学科团队通常由医生、护士、药剂师、物理治疗师、心理学家和社会工作者等各种人员组成。简而言之，患者需要积极地向医务人员寻求信息，并要在不明白的时候向医务人员询问清楚。通过这种方式，患者可以获取与自己有关的医疗知识、提升健康素养，同时让医务人员成为自己的健康伙伴。

医患间的有效沟通也有助于提高患者的健康素养，这意味着医务人员应该"通过积极的倾听技巧和确认相互理解，与患者进行良好的沟通"（Sparks，&Villagrar，2010，p.17）。此外，医务人员应通过尽可能多的媒介向患者提供健康信息；综合利用口头语言、书面语言和插图，以便患者选择他们喜欢的理解方式（Sparks et al.，2010，p.24）。最后，医务人员可以使用平实的语言来提高患者的健康素养，即与患者交谈时尽量使用通俗的日常用语，避开医学语言、技术术语及医疗专有名词（快速指南，美国卫生与公共服务部，p.2.3）。总的来说，在与患者交流时，医务人员应努力将自己从"医学文化"中抽离出来，并认识到患者与自己有着截然不同的文化视角（快速指南，美国卫生与公共服务部，p.2.3）。此外，在跨学科的团队中，成员间也要相互合作，综合考虑医疗与社会因素，共同寻找患者的整体治疗方案。我们将在第十章更深入地探讨跨学科医疗团队。

小结

本章探讨了文化多样性，在使命和愿景的声明中，这一主题经常被强调，且被认为是综合医疗服务的重要组成部分。许多医疗机构已经尽可能地满足了文化多样性的需求，然而，在疾病管理、医患关系及优质的医疗服务方面，医疗机构仍然面临着文化多样性带来的种种挑战。在本章中，我们介绍了一种具有能动性的方法来应对多样性问题，即患者需要掌握自己的信息权、消除疾病管理过程中的不确定性以实现自我赋权，这反过来又会为他们的医疗决策提供更多的选择。

我们认识到，医疗健康中的文化多样性是一个动态的、挑战不断的因素，也是医务人员需要考虑的问题。无论偏好和基础是什么，多样性问题都会让医务人员将自己的意愿强加在患者身上，医疗机构发现，采用开放、综合的方法来处理多样性问题，将最大限度地提高患者治疗的有效性，这同时也让我们认识到文化的多样性、敏感性所具有的附加价值。

健康传播研究者必须更好地将相关传播理论、文献转化为患者、医务人员和医疗服务团队的日常实践，重点关注渗透到现代医疗中的文化与多样性问题。Sparks（2007）认为，传播理论最初关注人际关系的发展与过程，后来转向说服理论，现在聚焦于以大众传媒为介质的传播，理论的发展为健康传播提供了坚实的基础，让对此感兴趣的人可以基于经验证据的可靠研究，来描述那些获知令人感到害怕、不确定的疾病诊断（如癌症）的患者的关键特征。因此，进一步了解这种不同的文化互动如何在整个传播连续体（如人际交往小组、组织、公众、大众）的信息构建、处理中发挥作用，这也可以为那些语言不通、具有不同文化背景与经历的医患提供服务。认识到与不同患者进行有效沟通的复杂性非常重要，基于此，健康传播的信息设计与传递必须符合这些特定受众的沟通能力、需求及倾向。

参考文献

Adelman, M. B., & Frey, L. R.（1997）. The fragile community: Living together with AIDS. Mahwah, NJ: Lawrence Erlbaum.

Airhihenbuwa, C. O., & Obregon, R.（2000）. A critical assessment of theories/models used in health communication for HIV/AIDS. Journal of Health Communication, 5, 5 – 16.

Aldrich, L., & Variyam, J. N.（2000）. Acculturation erodes the diet quality of US Hispanics. Diet Quality, 23, 51 – 55.

Allport, G. W., & Ross, J. M. (1967). Personal religious orientation and prejudice. Journal of Personality and Social Psychology, 5, 432 – 443.

American Cancer Society. (2001). Cancer statistics. Retrieved July 12, 2012, from www. cancer. ogr/cancerinfo/.

Anschutz, D. J., Engels, R. C. M. E., Becker, E. S., & Van Strien, T. (2009). The effects of TV commercials using less thin models on young women's mood, body image, and actual food intake. Body Image, 6, 270 – 276.

Barnes, P M., Bloom, B., & Nashin, R. L. (2008). Complementary and alternative medicine use among adults and chidren: United States, 2007: CDC National Health Staistics Report # 12.

Brislin, R. W. (1993). Understanding culture's influence on behavior. Fort Worth, TX: Harcourt Brace.

Brown, L., Macintyre, K., & Truillo, L. (2003). Interventions to reduce HIV/AIDS stigma: What have we learned? AIDS Education and Prevention, 15, 49 – 69.

Buller, M. K., & Buller, D. B. (1987). Physicians' communication style and patient satisfaction. Journal of Health and Human Behavior, 28 (4), 375 – 388.

Carrese, J. A., & Rhodes, L. A. (1995). Western bioethics on the Navajo reservation. Benefit or harm? JAMA, 274, 826 – 829.

Chattaraman, V., Lennon, S., & Rudd, N. (2010). Social identity salience: Effects onidentity-based brand choices of Hispanic consumers. Psychology and Marketing, 27 (3), 263 – 284.

Chew, L. D., Bradley, K. A., & Boyko, E. T. (2004). Brief questions to identify patients with inadequate health literacy. Family Medicine, 36, 588 – 594.

Cline, R. J. W. (2003). Everyday interpersonal communication and health. In T. L. Thompson, A. M. Dorsey, K. I. Miller, & R. Parrott (Eds), Handbook of health communication (pp. 285 – 313). Mahwah, Nj: Lawrence Erlbaum.

Cobas, J. A, Balcazar, H., Benini, M. B., Keith, V. M., & Chong, Y. (1996). Acculturation and low-birthweight infants among Latino women: A reanalysis of HHANES data with structural equation models. American Journal of Public Health, 86, 394 – 396.

Cohen, G. (1994). Age-related problems in the use of proper names in communication. In M. L. Hummert, J. M. Wiemann, & J. F. Nussbaum (Eds), Interpersonal communication in older adulthood: Interdisciplinary theory and research (pp. 40 – 57). Thousand Oaks, CA: Sage.

Conrad, P. (1987). The experience of illness: Recent and new directions. In J. Roth & P. Conrad (Eds), Research in the sociology of health care: A research manual (Vol. 6, pp. 1 – 31). Greenwich, CT: JAI.

Corrigan, P. W. (2000). Mental health stigma as social attribution: Implications for research methods and attitude change. Clinical Psychology: Science and Practice, 7, 49 – 67.

Cropley, C. J. (2003). The effect of health care provider persuasive strategy on patient compliance and satisfaction. American Journal of Health Studies, 18, 117 – 125.

Dryden, C., & Giles, H. (1987). Language, social identity and health. In H. Beloff & A. M. Coleman (Eds), Psychology survey (pp. 115 – 138). Leicester: British Psychological Society.

Dunn, L., & Perry, B. L. (1997). Where your patients are. Primary Care, 24, 715 – 721.

Dutta, M. (2007). Communicating about culture and health: Theorizing culture-centered and culturally-centered approaches. Communication Theory, 17, 304 – 328.

Dutta, M. (2008). Communicating about health: A culture-centered approach. Cambridge: Polity.

Dutta, M. J., & Basu, A. (2011). Culture, communication, and health: A guiding framework. In T. L. Thompson, R. Parrott, & J. F. Nussbaum (Eds), The Routledge handbook of health communication, 2nd ed. (pp. 320 – 334). New York: Routledge.

Dysart-Gale, D. (2005). Communication models, professionalization, and the work of medical interpreters. Health Communication, 17, 91 – 103.

Eisenberg, D. Davis, R., Ettner, S., Appel, S., Wilkey, S. Van Rompay, M., & Kessler, R. (1998). Trends in alternative medicine use in the United States, 1990 – 1997: Results of a national follow-up study. Journal of the American Medical Association, 280, 1569 – 1575.

Estroff, S. E., Penn, D. L., & Troporek, J. R. (2004). Stigma to discrimination: An analysis of community efforts to reduce the negative consequences of having a psychiatric disorder and label. Schizophrenia Bulletin, 30, 493 – 509.

Fagerlin, A., Ubel, P. A., Smith, D. M., & Zikmund-Fisher, B. J. (2007a). Making numbers matter: Present and future research in risk communication. Amcrican Journal of Health Behavior, 31 (Suppl 1), S47 – S56.

Fagerlin, A., Zikmund-Fisher, B. J., Ubel, P. A., Jankovic, A., Derry, H. A., & Smith, D. J. (2007b). Measuring numeracy without a math test: Development of the subjective numeracy scale. Medical Decision Making, 27 (5), 672 – 680.

Ferguson, J. A., Weinberger, M., Westmoreland, G. R., Mamlin, L. A., Segar, D. S., Green, J. Y., Martin, D. K., & Tierney, W. M. (1998). Racial disparity in cardiac Hecision making: Results from patient focus groups. Archives of Internal Medicine, 158, 1450 – 1453.

Fisher, W. R. (1987). Human communication as narration: Toward a philosoply of reason, value, and action. Columbia, NC: University of North Carolina Press.

Fitzgibbon, M. Blackman, L., & Avellone, M. (2000). The relationship between body image discrepancy and body mass index across ethnic groups. Obesity, 8 (8), 582 – 589.

Galanti, G. (1991). Caring for patients from different cultures: Case studies from American hospitals. Philadelphia, PA: University of Pennsylvania Press.

Gany, F. M., Shah, S. M., & Changrani, J. (2006). New York City's immigrant minorities. Reducing cancer health disparities. Cancer, 107, 2071 – 2081.

Gergen, K. J. (1999). An invitation to social construction. London: Sage.

Gillick, M. (1985). Common-sense models of health and disease, New England Journal of Medicine, 313, 700–703.

Goffiman, E.(1963). Stigma: Notes on the management of spoiled identity. Englewood Cliffs, NJ: Prentice-Hall.

Goldner, M. A. (1998). Explaining the success of the alternative health care movement: How integrative medicine is expanding Western medicine. Unpublished doctoral dissertation, Ohio State University, Columbus, OH.

Greenberg, J., Solomon, S., & Pyszczynski, T. (1997). Terror management theory of self-esteem and cultural worldviews: Empirical assessments and conceptual refinements. In M. Zanna (Ed.), Advances in experimental social psychology (Vol. 29, pp. 61–139). Orlando, FL: Academic Press.

Greene, K.(2000). Disclosure of chronic illness varies by topic and target: The role of stigma and boundaries in willingness to disclose. In S. Petronio (Ed.), Balancing the secrets of private disclosures. Mahwah, NJ: Lawrence Erlbaum.

Gudykunst, W. B.(1998). Bridging differences: Effective intergroup communication (3rd ed.). Thousand Oaks, CA: Sage.

Hajek, C., Villagran, M. & Wittenberg-Lyles, E. (2007)The relationships among perceived physician accommodation, perceived outgroup typicality, and patient inclinations toward compliance. Communication Research Reports, 24(4), 293–302.

Hardin, L. R.(2005). Counseling patients with low health literacy. American Journal of Health-System Pharmacy, 62, 364–365.

Hargreaves, D., & Tiggemann, M. (2003). Longer-term implications of responsiveness to "thin-idea" television: Support for a cumulative hypothesis of body image disturbance. European Eating Disorder Review, 11, 465–477.

Harrison, K.(2000). The body electric: Thing-ideal media self-discrepancies, and eating disorder symptomatology in adolescents. Journal of Social Clinical Psychology, 20, 289–323.

Harwood, J., & Sparks, L.(2003). Social identity and health: An intergroup communication approach to cancer. Health Communication, 15, 145–170.

Heisler, M. B., Rust, G., Patillo, R., & Dubois, A. M.(2005). Improving health, eliminating disparities: Finding solutions for better health care for all populations. Ethnicity & Discase, 15, S1–S4.

Helman, C. G.(2000). Culture, health, and illness. Oxford: Butterworth Heinemann.

Heuer, L., Bengiamin, M., & Downey, V.(2001). The impact of an international cultural experience on previously held stereotypes by American student nurses. Multicultural Education. Accessed September 26, 2006, from www. findarticles. com/p/articles/.

Higgins, E. T.(1987). Self-discrepancy: A theory relating self and affect. Psychological Review, 94(3), 319–340.

Ho, E., & Robles, J. S. (2011). Cultural resources for health participation: Examining biomedicine, acupuncture, and massage therapy for HIV-related peripheral neuropathy. Health Communication, 26, 135 – 146.

Hofstede, G. (1984). Culture's consequences. Beverly Hills, CA: Sage.

Hornberger, J., Itakura, H., & Wilson, S. (1997). Bridging language and cultural barriers between physicians and patients. Public Health Reports, 112, 410 – 417.

Hunt, L. M., Hamdi, A., & Arana, L. L. (2000). Herbs, prayer, and insulin: Use of medical and alternative treatments by a group of Mexican American diabetes patients. Journal of Family Practice, 49, 216 – 223.

Japp, P. M., Harter, L. M., & Beck, C. S. (2005). Vital problematics of narrative theorizing about health and healing. In P. Japp, L. Harter, & C. Beck (Eds), Narratives, health, and healing: Communication theory, research, and practice (pp. 7 – 30). Mahwah, NJ: Lawrence Erlbaum.

Jellinek, E. M. (1952). The disease concept of alcoholism. Highland Park, NJ: Yale Center of Alcohol Studies Press.

Johnson, R., Roter, D., Powe, N. R., & Cooper, L. A (2004). Patient race/ethnicity and quality of patient-physician communication during medical visits. American Journal of Public Health, 94, 2084 – 2091.

Johnson, S. K. (2002). Hmong health beliefs and experiences in the Western health care system. Journal of Transcultural Nursing, 13, 126 – 132.

Keegan, L. (1996). Use of alternative therapies among Mexican Americans in the Texas Rio Grande Valley. Journal of Holistic Nursing, 14, 277 – 294.

Kreps, G. L. (1986). Health communication and the elderly. World Comunication, 15, 55 – 70.

Kreps, G. L. (1993). Refusing to be a victim: Rhetorical strategies for confronting cancer. In G. L. Kreps & B. C. Thornton (Eds), Perspectives on health communication (pp. 42 – 47). Prospect Heights, IL: Waveland Press.

Kreps, G. L. (2005). Communication and racial inequities in health care. American Behavioral Scientist, 49, 1 – 15.

Kreps, G. L. (2006a). Communication and racial inequalities in health care. American Behavioral Scientist, 49, 744 – 760.

Kreps G. L. (2006b). One size does not fit all: Adapting communication to the needs and literacy levels of individuals. Annals of Family Med (online), http://www. annfammed. org/cgi/eletters/4/3/205.

Kreps, G. L., & Thornton, B. C. (1992). Health communication: Theory and practice (2nd ed.). Prospect Heights, IL: Waveland Press.

Kreps, G. L., Neuhauser, L., Sparks, L., & Villagran, M. (Eds) (2008a). Translational community-based health communication interventions to promote cancer prevention and control for vulnerable audiences [Special Issue] Patient Education and Counseling, 71(3), 315 – 350.

Kreps, G. L., Neuhauser, L., Sparks, L., Villagran, M.(2008b). The power of community-based health communication interventions to promote cancer prevenion and control for at-risk populations. Patient Education and Counseling, 71(3), 315 – 318.

Ku, L., & Waidmann, T. (2003). How race/ethnicity, immigration status, and language affect health insurance cover age, access to care, and quality of care among the low-income population. Washington, DC: The Henry J. Kaiser Family Foundation.

Lender, M. E., & Martin, J. K. (1987). Drinking in America. New York: Free Press.

Leong, F. T. L., & Schneller, G. (1997). White Americans' attitudes toward Asian Americans in social situations: An empirical examination of potential stereotypes, bias, and prejudice. Journal of Multicultural Counseling and Development, 25, 68 – 78.

Link, B. G., & Phelan, J. C. (1999). Labeling and stigma. In C. S. Aneshensel & J. C. Phelan (Eds), Handbook of he sociology of mental health (pp. 481 – 494). New York: Kluwer Academic.

Long, S. O.(2000). Public passages, personal passages, and reluctant passages: Notes on investigating disclosure practices in Japan. Journal of Medical Humanities, 21, 3 – 13.

Lupton, D. (1994). Medicine as culture: Illness, disease, and the body in Western societies. Thousand Oaks, CA: Sage.

Lynn, J. (2000). Preface. In K. L. Braun, J. H. Pietsch, & P. L. Blanchette (Eds), Cultural issues in end-of-life decision making (pp. ix-xi). Thousand Oaks, CA: Sage.

Mok, E., & Martinson, I. (2000). Empowerment of Chinese patients with cancer through self-help groups. in Hong Kong. Cancer Nursing, 23, 206 – 213.

Mouton, C. P. (2000). Cultural and religious issues for African Americans. In K. L. Braun, J. H. Pietsch, & P. L. Blanchette (Eds), Cultural issues in end-of-life decision making (pp. 71 – 82). Thousand Oaks, CA: Sage.

Murray, S. A., Kendall, M., Boyd, K., Worth, A., & Benton, T. F. (2004). Exploring the spiritual needs of people dying of lung cancer or heart failure: A prospective qualitative interview study of patients and their carers. Palliative Medicine, 18, 39 – 45.

National Cancer Institute (2006). Overview of health disparities research [homepage on the internet]. Bethesda, MD: National Cancer Institute [cited 2006 September 10]. Available from http: //dccps. nci. nih. gov/od/hdoverview. html.

Ndiwane, A., Miller, K. H., Bonnet, A., Imperio, K., McNeal, G., Amertil, N., & Feldman, Z. (2004). Enhancing cultural competencies of advanced practice nurses: Health care challenges in the twenty-first century. Journal of Cultural Diversity, 11, 118 – 121.

Nussbaum, J. F, Baringer, D., & Kundrat, A. (2003). Health, communication, and aging: Cancer and the older adult [Special Issue]. Health Communication, 15(2), 185 – 194.

Nussbaum, J. F., Pecchioni, L., Robinson, J. D., & Thompson, T. (2000). Communication and aging (2nd ed.). Mahwah, NJ: Lawrence Erlbaum.

O'Hair, H. D., & Sparks, L. (2008). Relational agency during life-threatening illnesses. In K. B. Wright & S. D. Moore (Eds), Applied health communication (pp. 271 – 289). Cresskill, NJ: Hampton Press.

O'Hair, H. D., Behnke, R., & King, P. (1983). Age-related patient preferences for physician communication behavior. Educational Gerontology, 9, 147 – 158.

O'Hair, H. D., Kreps, G. L., & Sparks, L., (2007). Conceptualizing cancer care and communication. In H. D. O'Hair, G. L. Kreps & L. Sparks (Eds), Handbook of communication and cancer care (pp. 1 – 12). Cresskill, NJ: Hampton Press.

O'Hair, H. D., O'Hair, M., Southward, M., & Krayer, K. (1987). Patient compliance and physician communication. Journal of Compliance in Health Care, 2, 125 – 128.

O'Hair, H. D., Scannell, D., & Thompson. S. (2005). Agency through narrative: Patients managing cancer care in a challenging environment. In L. Harter, P. Japp, & C. Beck (Eds), Narratives, health, and healing: Communication theory, research, and practice (pp. 413 – 432). Mahwah, NJ: Lawrence Erlbaum.

O'Hair, H. D., Sparks, L., & Thompson, S. (2005). Negotiating cancer care through agency. In E. B. Ray (Ed.) Health communication in practice: A case study approach (pp. 81 – 94). Mahwah, NJ: Lawrence Erlbaum.

O'Hair, H. D., Villagran, M., Wittenberg, E., Brown, K., Hall, T., Ferguson, M., & Doty, T. (2003). Cancer survivorship and agency model (CSAM): Implications for patient choice, decision making, and influence. Health communication, 15, 193 – 202.

Palmer, S. C., Kagee, A., Coyne, J. C., & DeMichele, A (2004). Experience of trauma, distress, and posttraumatic stress disorder among breast cancer patients. Psychosomatic Medicine, 66, 258 – 264.

Parker, R., Kreps, G. L. (2005). Library outreach: Overcoming health literacy challenges. Journal of the Medical Library Association, 93 (4), 78 – 82.

Pearce, W. B. (1995). A sailing guide for social constructionists. In W. Leeds-Hurwitz (Ed.), Social approaches tocommunication (pp. 88 – 113). New York: Guilford.

Pecchioni, L., Krieger, J. C., Sparks, L., Pitts, M., & Ota, H. (2008). Investigating cancer and ageing from a cultural perspective. In L. Sparks, H. D. O'Hair, & G. L. Kreps, (Eds), Cancer communication and aging (pp. 239 – 257). Cresskill, NJ: Hampton Press.

Pecchioni, L., Ota, H., & Sparks, L. (2004). Cultural issues in communication and aging (2nd ed.). In J. F Nussbaum, & J. Coupland (Eds), Handbook of communication and aging research (pp. 167 – 207). Mahwah, NJ: Lawrence Erlbaum.

Popkin, B. M., & Udry, J. R. (1998). Adolescent obesity increases significantly in second and third generation US immigrants: The National Longitudinal Study of Adolescent Health. Journal of Nutrition, 128, 701 – 706.

Quick Guide to Health Literacy, U. S. Department of Health and Human Services. Retrieved on

July 12, 2012, from www. health. gov/communication/literacy/quickguide/quickguide. pdf.

Regier, D. A., Narrow, W. E., Rae, D. S., Manderscheid, R. W, Locke, B. Z., & Goodwin, F. K. (1993). The de facto mental and addictive disorders service system. Epidemiologic Catchment Area prospective 1-year prevalence rates of disorders and services. Archives of General Psychiatry, 50, 85 – 94.

Reynolds, P., & Kaplan, G. A. (1990). Social connections and risk for cancer: Prospective evidence firom the Alameda County study. Behavioral Medicine, 16, 101 – 110.

Rivadeneyra, R., Elderkin-Thompson, V., Silver, R. C., & Waitzkin, H. (2000). Patient centerdness in medical encounters requiring an interpreter. American Journal of Medicine, 108, 470 – 474.

Samarel, N., & Fawcett, J. (1992). Enhancing adaptation to breast cancer: The addition of coaching to support groups. Oncology Nursing Forum, 19, 591 – 596.

Schein, E. H. (1985). Organizational culture and leadership. San Francisco, CA: Jossey-Bass.

Schott, J., & Henley, A. (1996). Culture, religion, and childbearing in a multiracial socicty: A handbook for health professionals. Oxford: Butterworth Heinemann.

Schwalbe, M. L., & Staples, C. L. (1992). Forced blood testing: Role taking, identity, and discrimination. In J. Huber & B. E. Schneider (Eds), The social context of AIDS. Newbury Park, CA: Sage.

Sharf, B. F., & Vanderford, M. L. (2003). Illness narratives and the social construction of health. In T. L. Thompson, A. M. Dorsey, K. I. Miller, & R. Parrott (Eds), Handbook of health communication (pp. 9 – 35). Mahwah, NJ: Lawrence Erlbaum.

Smith, E. D. (1992). Hypertension management with church-based education: A pilot study. Journal of the National Black Nurses Association, 6, 19 – 28.

Smith, L. S. (1997). Critical thinking, health policy, and the Hmong culture group, Part I. Journal of Culturd Diversity, 4, 5 – 12.

Smith, R. A., & Hipper, T. J. (2010). Label management: Investigating how confidants encourage the use of communication strategies to avoid stigmatization. Health Communication, 25, 410 – 422.

Snyder, R. (2003). Development communication campaigns. In B. Mody (Ed.), International and development communication: A 21st-century perspective. Thousand Oaks, CA: Sage.

Sparks, L. (Ed.). (2003a). Cancer communication and aging [Special Issue]. Health Communication, 15(2), 123 – 258.

Sparks, L. (2003b). An introduction to cancer communication and aging: Theoretical and research insights. Health Communication, 15(2), 123 – 132.

Sparks, L. (2007). Cancer care and the aging patient: Complexities of age-related communication barriers. In H. D. O'Hair, G. L. Kreps & L. Sparks (Eds), Handbook of communication and cancer care (pp. 233 – 249). Cresskill, NJ: Hampton Press.

Sparks, L. (2008). Family decision-making. In W. Donsbach (Ed.) The international encyclopedia of communication, 4 (pp. 1729 – 1733). Oxford, UK and Malden, MA: Wiley-Blackwell.

Sparks, L., & Harwood, J. (2008). Cancer, aging, and social identity: Development of an integrated model of social identity theory and health communication. In L. Sparks, H. D. O'Hair, & G, L. Kreps, (Eds), Cancer communication and aging (pp. 77 – 95). Cresskill, NJ: Hampton Press.

Sparks, L., & Nussbaum, J. F. (2008). Health literacy and cancer communication with older adults. Patient Education and Counseling, 71(3), 345 – 350.

Sparks, L., & Villagran, M. (2010). Patient and provider interaction: A global health communication perspective. Cambridge: Polity Press.

Sparks, L., Villagran, M. M., Parker-Raley, J., & Cunningham, C. B. (2007). A patient centered approach to breaking bad news: Communication guidelines for healthcare professionals. Journal of Applied Communication Research, 35, 177 – 196.

Spector, R. (1996). Culture and diversity in health and illness. Stamford, CT: Appleton Lange.

Spiegel, D., Bloom, J. R., & Yalom, I. (1981). Group support for patients with metastatic cancer: A rand omized prospective outcome study. Archives of General Psychiatry, 38, 527 – 533.

Street, R. L., Jr. (1991). Information-giving in medical consultations: The influence of patients' communicative styles and personal characteristics. Social Science and Medicine, 32, 541 – 548.

Tajfel, H., & Turner, J. C. (1987). The social identity theory of inter-group behavior. In S. Worchel & L. W. Austin (Eds), Psychology of intergroup relations. Chicago: Nelson-Hall.

Talamantes, M. A., Gomez, C., & Braun, K. L. (2000). Advance directives and end-of-life care: The Hispanic perspective. In K. L. Braun, J. H. Pietsch, & P L. Blanchette (Eds), Cultural issues in end-of-life decision making(pp. 83 – 100). Thousand Oaks, CA: Sage.

Thomas, F. (2006). Stigma, fatigue and social breakdown: Exploring the impacts of HIV/ AIDS on patient and carer well-being in the Caprivi Region, Namibia. Sociai Science & Medicine, 63, 3174 – 3187.

Udani, J. (1998). Integrating alternative medicine into practice. Journal of the American Medical Association, 280, 1620.

Ulrey, K. L., & Amason, P. (2001). Intercultural communication between patients and health care providers: An exploration of intercultural communication effectiveness, cultural sensitivity, stress, and anxiety. Health Communication, 13, 449 – 463.

US Census Bureau (2005). 2005 American community survey data: Race and ethnicity. Retrieved July 12, 2012, from www. factfinder. census. gov.

Van Winkle, N. W. (2000). End-of-life decision making in American Indian and Alaska Native cultures. In K. L. Braun, J. H. Pietsch, & P. L. Blanchette (Eds), Cultural issues in end-of-life decision making（pp. 127 – 144）. Thousand Oaks, CA: Sage.

Villagran, M. M., Fox, L., & O'Hair, H. D.（2007）. Patient communication processes: An agency-identity model for cancer care. In D. O'Hair, G. L. Kreps, & L. Sparks.（Eds）, Handbook of communication and cancer care（pp.127 – 143）. Cresskill, NJ: Hampton Press.

Villagran, M. M., & Sparks, L.（2010）. Social identity and health contexts. In H. Giles, S. Reid, & J. Harwood（Eds）, The dynamics of intergroup communication（pp.235 – 248）. New York & Berlin: Peter Lang.

Voelker, R.（1995）. Speaking the language of medicine and culture. JAMA, 273, 1639 – 1642.

Wardwell, W. I.（1994）. Alternative medicine in the United States. Social Science and Medicine, 38, 1061 – 1068.

Williams, C. C.（2008）. Insight, stigma, and post-diagnosis identities in schizophrenia. Psychiatry, 71, 246 – 255.

Wills, T., Yaeger, A., & Sandy, J.（2003）. Buffering effect of religiosity for adolescent substance use. Psychology of Addictive Behaviors, 17（1）, 24 – 31.

Witte, K.（1991）. The role of culture in health and diseases. In L. Samovar and R. Porter（Eds）, Intercultural communication: A reader（6th ed, pp. 199 – 207）. Belmont, CA: Wadsworth.

Woloshin, S., Bickell, N., Shwartz, L., Gany, F., & Welch, G.（1995）. Language barriers in medicine in the United States. JAMA, 273: 724 – 728.

Wortman, C., & Dunkel-Schetter, C.（1979）. Interpersonal relationships and cancer. Journal of Social Issues, 35, 120 – 155.

Wright, K. B., & Bell, S. B.（2003）. Health-related support groups on the Internet: Linking empirical findings to social support and computer-mediated communication theory. Journal of Health Psychology, 8, 37 – 52.

Wright, K. B., & Frey, L. R.（2008）. Communication and care in an acute cancer center: The effects of patients' willingness to communicate about health, healthcare environment perceptions, and health status on information seeking, participation in care practices, and satisfaction. Health Communication, 23, 369 – 379.

Yeo, G., & Hikoyeda, N.（2000）. Cultural issues in end-of-life decision making among Asians and Pacific Islanders in the United States. In K. L. Braun, J. H. Pietsch.& P. L. Blanchette（Eds）, Cultural issues in end-of-life decision making（pp. 101 – 125）. Thousand Oaks, CA: Sage.

Zoller, H., & Dutta, M.（2008）. Emerging perspectives in health communication: Meaning, culture, and power. New York: Routledge.

第五章
传播与医疗机构

本书作者的一位朋友曾接受了一次急需的、期待已久的肺移植手术。她在两年等待期内的第23个月才终于迎来了这次机会。有趣的是，如果不是一位与她成为好友的护士为她争取的话，她可能永远也不会得到用于移植的肺。这位护士在影响医院管理方面发挥了关键作用，如果不是护士与医院决策者的关键性沟通，医院就不会把肺给她。当时有人问这位护士，患者在医院的情况如何，虽然有点牵强，但她还是回答说："哦，情况还不错。"如果护士直接说："她呼吸困难"，那么，我们几乎可以肯定这个朋友活不了那么久。术后她每天要服用30多片药，但是，移植手术成功后，直至作者编写本书时已经过去近12年了，她仍然活得好好的——这真是一个奇迹！沟通在这位女士不可思议的健康结果（即生命）中发挥了重要作用。几年后，这个故事有了新的进展：她多次进出医院，至少两次差点丧命。由于她的肺部还在持续而缓慢地分泌着液体，他们考虑再进行一次肺移植，但再移植的可能性非常小，所以，他们已经在为移植可能带来的后果做心理准备了（美国人很难谈论的……死亡和死亡过程）。她将自己所拥有的每一天都视为一份珍贵的礼物，这是一种令人惊叹的态度。她的丈夫一直非常支持她，但他也有很大的压力（这是可以想象的）。他几乎每天都要健身，并且有点沉迷于工作，但这种排解压力的方式也不难理解。他们经常用幽默来应对日常生活中的困难和未来可能发生的事情。他们确实是一对了不起的夫妻，几乎每天都以这样或那样的方式在各种不确定的、复杂的医疗环境中前行，但他们仍然在享受生活。

正如这个故事所描述的，我们经历的大多数健康传播情境都发生在某个类型的医疗机构，且这些机构会对健康产生重要影响。我们会与医生、牙医、护士、实验室技术员及许多其他医务人员互动，但这种互动一方面会受到他们所属的医疗机构特征的影响，另一方面还会被该机构与其他相关机构的利益相关方的关系影响。虽然我们已经看到，即使仅仅发生在患者和其医生之间，双方的沟通也相当复杂，但重要的是，这些互动往往还被嵌入到了一个更大的、复杂的且令人困惑的医疗系统的规范与实践中。

很少有组织比现代医疗机构，如医院、疗养院和医疗保险公司更复杂，而传播则是一个组织拥有有效运作能力的重要组成因素。

本章将探讨与医疗机构相关的各种传播问题，包括组织的沟通特征、医疗机构的类型，以及在当今医疗系统中，医疗机构内部沟通的一些主要影响因素。

第一节　作为协同运作系统的医疗机构

研究医疗机构的一个有效方法是将其视为一个系统。O'Hair 等人（2010）将系统定义为一个各部分相互依存的集合体，其中每个部分都相互关联，并结合各自的相对优势来应对内部与外部的挑战。例如，我们可以将医院视为一个复杂的系统，其中包含许多较小的系统或相互关联的单位，如医院的行政部门、放射科和护理部等。此外，医院通常被嵌入到一个更大的系统之中，监督或影响医院的日常运作（如政府机构）或为其提供必要的资源，如制药公司等医疗用品机构。

医疗系统的运转对患者的治疗具有重要影响。例如，几年前，作者的另一位好友正在与四期食道癌抗争，一个近 3 英寸（1 英寸＝ 2.54 厘米）的恶性肿瘤已经转移到了肝脏。一家医院的外科医生告诉他要做艰难而积极的化疗和放疗，把肿瘤缩小到足以进行手术的尺寸。外科医生说："我们能做到，虽然会很困难，但如果你尽力去做，我就一定能把肿瘤从食道取出来，再把胃往上移，你就能活下来。这个手术的平均术后生活期是 5 年左右，但你比过往统计的患者更年轻也更强壮。"外科医生继续解释了肿瘤的缩小方式，肝脏中的肿瘤可能更加困难，这取决于肿瘤的位置及其在化疗与放疗后缩小的程度，但他进一步表示，"这个手术绝对可行"。然而，考虑到这种手术的费用，外科医生所在的"系统"可能对患者的预后并不那么乐观。例如，作者的朋友在另一家医院获得了"第二意见"，那里的"系统"告诉他要把自己的事情处理好，任何放化疗其实都无济于事。事实上，经过一场勇敢的战斗后，他在最初确诊后的一年左右就去世了。这两种系统性意见都是正确的，只是从不同的角度、以不同的方式呈现了信息。许多医院管理人员和医疗系统内的其他关键决策者经常发现他们必须关注底线，那些为个人而非系统量身定制的医疗方案则往往会退而求其次。

根据系统理论（system theory），系统具有一定的特征，这些特征会影响系统内每个个体的传播行为。复杂的系统，如医疗机构，并不仅仅是其各个部分的总和。一个系统的不同单元是相互依存的（interdependent），它们以相互作用的方式创造出了其他方式不可能出现的结果。

如果一家医院仅仅依靠医务人员的服务，那么它就无法运作。如果医生没有医疗用品或组织内其他单位的支持（如护士、技术人员、实验室人员），他们就很难诊断并治疗患者的健康问题；如果没有药房与医疗保险公司的服务，患者也无法治疗；如果没有政府卫生部门的适当许可和管理医院业务与法律事务（如管理费用、订购用品、处理医疗事故诉讼）的行政部门，医院本身就无法存在。这些单位（以及许多其他单位）必须一起工作并协调其行动，医院才能正常运转，对于组织的有效运作能力而言，部门内部和不同部门之间的沟通也至关重要。

系统还有其他的特性，例如动态平衡（homeostasis），即系统在面对不断变化的环境时能够自我调节或达到平衡的能力。就像家里的恒温器一样，它通过自动打开或关闭加热器或空调来调整温度，医疗机构等系统也必须适应不断变化的情况。例如，一个平常很繁忙的诊所突然发现近几个月的患者人数低于平均水平，它就必须宣传自己或做出其他安排，以吸引适当数量的患者并让诊所正常运作。在感冒和流感季，公共卫生部门可能需要采取措施确保流感疫苗的稳定供应，以满足公众不断增长的需求。在这两种情况下，各组织都会对系统中的变化作出反应。

系统性问题会给医疗机构带来巨大的损失。事实上，在过去，美国对医院里的患者的安全问题给予了前所未有的关注，对于某些被认为可预防的医院获得性感染（healthcare-associated infections，HAIs）提出了"零容忍"。事实上，一个由专业组织构成的大规模联盟已经在美国全国范围内呼吁消除医院获得性感染（急性呼吸道感染），包括国家医学研究所、疾病控制与预防中心、美国传染病学会（Infectious Diseases Society of America）、感染控制与流行病学学会（Association of Professionals in Infection Control and Epidemiology）以及美国流行病学学会（Society for Healthcare Epidemiology of America）（Spellberg et al.，2008）。这种保护患者免于感染的运动越来越多，与医学谚语"预防胜于治疗"（primum non nocere）如出一辙。

人们普遍认为医院获得性感染的代价高得令人无法接受。据估计，在任何时间点，全世界都有大约140万人会遭受医院获得性感染（Weinstein，2008）。在美国，每年大约有200万新生儿、儿童和成年人受医院获得性感染影响，造成每年近10万人死亡（Klevens，Edwards & Richards，2007），这使其成为急诊的第五大死因（Klevens，Edwards & Richards，2007）。数据表明，5%～10%的住院患者会在住院期间遭遇医院获得性感染（Weinstein，2008）。如果这些数据至今仍有效，那么考虑到美国每年有3950万住院患者，每年的医院获得性感染及其所导致的死亡人数可能更多（Stewardson et al.，2011）。

这种系统问题所带来的财政负担大得惊人。据统计，仅在美国，每年由医院获得性感染所产生的医院费用就达到了280亿～450亿美元（Kyne et al.，2002）。超过60%的医院获得性感染源于大多数抗生素无法治疗的多重耐药性微生物，并会导致医疗费用、住院时间、死亡率直接上升（Spellberg et al.，2008）。例如，如医院获得性感染源为耐甲氧西林金黄色葡萄球菌（staphylococcus aureus），额外花费约为每次 4000 美元，感染源如果是艰难梭菌（clostridium difficile）（导致腹泻），医疗成本则为每位患者 4500 美元（Kyne et al.，2002）。

此外，系统还表现出"等效性"（equifinality）特征，即"一个系统达到相同最终状态的许多不同方式"（Infante，Rancer & Womack，1997，p.92）。换句话说，对医疗机构这样的系统来说，它们经常使用许多不同的策略来实现同一个期望目标或结果。例如，如果一家医院的护士流动率较高，它可以雇佣新的护士，也可以想办法留住现有的护士。医疗机构增加的成本可以通过裁员、寻找更有效的方法提供医疗服务和／或注重预防，以减少需要昂贵医疗服务的患者数量。

系统成员之间的沟通对于实现"动态平衡"和"等效性"非常重要。为了实现一种平衡或改善目前的状况，医疗组织在面临挑战时需要依赖其成员的投入。当威胁到组织正常运作的问题出现时，需要组织中的个体和单位来提供解决方案。虽然我们已经看到，一个组织通常有许多方法来解决问题或实现目标，但医疗组织需要找到降低成本并提供高质量医疗服务的最佳策略。在当今充满活力与竞争的医疗服务环境中，这对医疗机构来说可能是一项极其困难的任务。我们将在本章后面研究医疗服务机构的成员如何相互沟通以适应不断变化的情况。

第二节　医疗机构的类型

从小诊所到大型公立医院，当前医疗机构的类型比历史上任何时候都多。在现代医疗服务系统中，这些机构的增长由许多因素造成，包括专业化程度的提高、医疗市场的竞争、管理式医疗服务的兴起、不断变化的专业与法律标准，以及美国人多样化的健康需求。

Lammers 等人（2003）列出了医疗服务机构类型（见表 5-1）。其中，一些机构聚焦于医疗服务与产品的融资、监管，另一些则在医院和其他医疗机构的认证或医疗标准制定上具有重要作用，还有一些致力于提供医疗服务。除了以上机构，其他一些部门也专注于与健康相关的研究。重要的是，许多医疗服务机构都是相互依存的，或以其他重要方式相互影响着。

在帮助消费者获得医疗服务、管理医疗费用及向医务人员支付服务费用方面，健康保险机构非常重要。联邦政府还通过国家医疗补助与医疗保险制度为老年人、低收入人群提供医疗保险。我们将在本章后面部分更深入地研究健康保险、医疗保险与医疗补助。

从小型的个人诊所到大型医院，公共和私人部门都有提供医疗服务的机构。虽然一些医生仍然在私人诊所工作，但他们往往无法负担运营诊所、支付员工工资、外包服务（如诊断实验室）等费用。庞大的费用让很多医生都加入了医疗集团，每个人投入的资源都得到了集约化管理，这样就节约了大量费用。投资者拥有的营利与非营利医院都是重要的医疗服务机构，甚至汇集了比医疗集团还多的资源。其他医疗服务机构还包括了疗养院、教学医院和为慢病患者提供的临终关怀服务中心，以及由教会与其他宗教组织出资、服务成员的教区护理中心。

表5-1　医疗服务机构的类型

医疗服务与产品融资、监管机构	与提供医疗服务有关的组织	影响其他医疗机构的专业组织
a. 国家医疗保险和国家医疗补助服务中心 b. 保险和管理式医疗	a. 公共卫生部门 b. 临终关怀中心 c. 医院 d. 医疗集团 e. 养老院 f. 教区护理中心 g. 医生办公室 h. 制药和生物医药公司	a. 认证机构 b. 行业及专业协会

资料来源：改编自Lammers, Barbour & Duggan（2003）。

美国联邦政府通过退伍军人管理局的医疗系统为退伍军人提供服务，并通过联邦所得税收入支持其他类型的医院。卫生与公共服务部（Department of Health and Human Services）下属的联邦政府机构，如美国疾病控制与预防中心（Center for Disease Control and Prevention，CDC）和美国国家癌症研究所（National Cancer Institute，NCI），从事着各种类型的医学研究，直接影响到医疗机构的各种服务。各州和各级地方政府也都设有公共卫生部门或相关机构，向公众提供一些重要的服务，如免疫接种、艾滋病及其他性传播疾病的筛查、产前护理与心理咨询等。制药和生物医药公司及医院供货商则为所有医疗服务机构提供支持。

最后，像JCAHO（医疗机构认证联合委员会）等的组织要确保医院及其他医疗机构在两至三年的时间里达到一定的医疗质量标准，JCAHO评估和认证了美国近1.5万家医疗机构的各项医疗服务（JCAHO，2006）。Lammers等人（2003）认为，"JCAHO认证对医疗组织来说非常重要，因为很多第三方付款人、国家许可机构、管理性医疗组织和金融机构都有 JCAHO 认证的要求"（p.324）。除了认证之外，美国医学院协会（American Medical Association）、美国医院协会（American Hospital Association）、美国护士协会（American Nurses Association）等专业协会还会通过倡导某些实施标准、国会游说来影响医疗服务机构。

第三节　医疗机构内的沟通：组织信息理论

医疗机构每天都要面对许多宏观与微观层面的挑战，例如通过有效的资源管理来降低成本，改善提供给患者的医疗服务质量，努力留住员工，以及促进机构发展以吸引患者、改善商业条件。沟通不仅可以有效应对以上挑战，还能处理医疗机构常见的其他挑战。医疗机构必须通过沟通来获取、管理、发布、评估与处理各种类型的信息，以便维持自身的有效运作，此外，沟通还是一个组织内部人员之间相互关系（如管理者与医务人员的关系，医务人员与患者的关系）、医疗机构与医疗系统内其他单位之间相互关系的重要组成部分，例如医院、诊断实验室、制药公司与健康保险公司之间的关系。

组织信息理论（organizational information theory）是一个有用的框架，用于评估医疗机构通过信息来日常运行、实现组织目标的各种方式。Karl Weick（1979）提出了组织信息论，用以描述组织收集、管理与使用信息的过程。这一理论的两个重要原则是：变化是组织内部的常态，成功地应对变化是组织生存的必要条件。例如，在过去的数十年中，我们看到医院和其他医疗机构对健康领域的许多变化作出了反应，包括医务人员的专业化、管理式医疗的兴起、医疗立法（如《健康保险流通与责任法案》）、女医生数量的增加、护理人员短缺、人口老龄化、艾滋病病毒和严重急性呼吸系统综合征（SARS）等疾病以及生物恐怖主义的威胁。医疗机构无法忽视健康与医疗领域的这些重大变化与趋势，并期望在当下的医疗市场上保持竞争力。医疗机构必须在这些变化发生时进行及时调整，而沟通则在适应这些变化的过程中发挥着重要作用。

组织依赖组织内部擅长某些领域的成员来解释信息，或者可以找到组织外部的人员（即利用与其他组织或资源的关系）来帮助解释信息。根据对信息的解释，组织首先需要决定信息是否与组织的目标相关或有用，然后他们必须决定如何使用信息或适应信息，以实现组织的目标。例如，假设医院管理人员了解到，由于医生的字太难导致药房在填写处方时出现了很高的错误率。虽然我们可能很容易可以看到这些信息与组织本身有关，并对组织目标（如提供高质量的患者医疗服务并避免诉讼）造成了麻烦，但解决这个问题的手段可能不是很清晰。通过咨询组织内的专家团队，计算机专家可能会建议医生使用个人数据辅助（PDA）设备，在他们为患者开处方时直接从药物列表中勾选，然后信息就可以通过无线技术从 PDA 直接发送到药房。管理人员可能会得出结论：这是处理该问题的最好方法，或者在咨询组织内的其他专家（如会计师）后，这个方案因成本太高而被放弃，因此，他们还会继续寻找方法。

根据 Weick（1979）的研究，组织经常以循环（cycle）的模式进行沟通，包括行动、反应和调整。行动可能是组织内某个人遇到一个模糊的现象时所提出的问题，比如一个护士问为什么有这么多患中耳炎（耳朵感染）的儿童出现在诊所。对这一行动的回应可能是，一位护士同事说："我在去年冬天的流感季也观察到了这个情况。"第一个护士可能会根据这一信息进行调整，提醒医生在不久的将来可能会看到许多病例。当然，医生听到这个情况后，可能会导致额外的循环（例如更多的问题、反应和调整）。根据 Weick（1979）的说法，这些多重循环被称为双交互循环（double interact loops）。

大多数医疗机构都有正式的规则和政策来解释、处理那些模糊的信息并据此采取行动。在具有正式组织结构的机构内，模棱两可的信息通常被分派给那些从事某些知识领域的个人，且许多医疗机构还依赖层级结构来处理信息。层级结构通常具有快速、有效处理信息的优势，但如果组织过分依赖处于层级结构顶端的某个人（如经理、董事和行政管理者）来解释、处理、发布含糊不清的信息，那么就会出现问题。组织内的各个层级都经常会遇到模棱两可的信息，例如，影响整个医院的问题可能由行政人员首先发现，对组织有重大影响的相关问题信息也可能来自组织内的某个特定部门，比如安保部门。

O'Hair 等人（2001）提出，医疗机构中的信息流动可分为三种常见的形式。当高级经理或管理者发现了问题并将消息传递给层级较低的人时，向下传播（downward communication）就出现了。反之，当层级较低的人员（如维修工）遇到可能对组织有用的信息并将其上传时，我们称之为向上传播（upward communication）。当信息在组织内地位差不多的个体间传播时，例如护士之间交换信息，这就是水平传播（horizontal communication）。在具有传统等级结构的医疗机构中出现得较多的是向下传播，这对组织来说很不利，因为低层人员通常掌握着高层所不知道的日常运作及相关事件的重要信息，且这些信息对于组织而言至关重要。例如，护士长是医院最重要的成员之一，他们既要协助其他护士、订购药品、安排时间表又要负责处理其他突发事件。然而，虽然护士长是非常重要的组织资源，但没有人向他们咨询有关日常问题的处理。相反，他们会收到规定了各服务楼层的政策的邮件和备忘录。

信息也可以通过正式或非正式的组织传播网络（formal and informal organizational communication networks）进行传达（Kreps & Thornton，1992）。正式的传播网络与组织结构紧密相连，传递信息包括电子邮件、备忘录、手册及其他形式的书面或口头交流；非正式的传播渠道则更人际化，与员工对组织内某些事件、问题的额外信息需求相关。非正式的传播网络通常由组织内部互动所形成的关系而构成，例如主管与下属交朋友，与来自组织内不同部门的员工一起吃午饭，共度欢乐时光，大家相互交流以获得各种组织信息，如同事的日常八卦、对政策变化和规章制度的看法等。虽然医院的备忘录可能会宣布管理层正在考虑从内部招聘一名新的护理主任，员工们则可能通过不同部门或行政部门的朋友来了解谁是最佳人选。

非正式的领导人可以从这些传播网络中脱颖而出，他们可能比正式的领导人更有权力，特别是当人们对他们的信任超过正式领导时。正如我们将在下一节看到的，非正式网络是组织文化的重要组成部分，管理者需要意识到，员工对组织的看法和行为深受非正式网络的影响。

第四节　医疗机构的文化

医疗机构不仅将沟通用于处理信息与管理的不确定性：沟通是发展、维护关系及创建组织文化的核心。我们可以把文化定义为一群人基于共同的经历而对世界所持有的信念、假设、态度和价值观。换句话说，当人们定期分享相似的经历时，他们通常会形成相似的世界观。我们所有人都同时隶属于许多不同文化，这些文化或基于共同兴趣或出于共同的经历而共享了现实（例如传播学专业、联谊会和兄弟会、宗教组织、俱乐部），和这些群体的文化一样，医疗机构的工作人员通过日常互动形成了一种独特的方式，以审视组织及他们在组织内的经历。

通过文化探究法来研究组织的传播学研究者认为，组织中的个体为组织中发生的日常事件创造意义，最终发展出了一种独特的组织现实感（Eisenberg & Riley，2001；O'Reilly，Chatman & Caldwell，1991；Pacanowsky & O'Donnell-Trujillo，1982）。这些研究者认为，组织内的成员不断地为他们在组织中观察到的行为创造意义，并试图让自己理解这个世界。通过组织内不同的传播方式，个体成员将自己创造的意义与他人共享，例如符号、故事和仪式。这些信息与医院、诊所和其他医疗机构的实际布局一起，反映了一个组织的信仰、态度和价值观。

例如，在一家重视整体疗法的医院，除了要提供生理健康所需的治疗外，还要解决患者的情感需求，成员可能经常讲组织的英雄事迹，例如一名护士多次给做完乳房切除术的患者打电话，了解她在术后的情感状况。这样的故事体现了组织的文化价值，即在为患者提供医疗服务时超越了生理健康的范畴，通过将护士的行为描述为英雄事迹或对此故事大加赞美，以表明其行为应该被学习和效仿。而那些组织中的"反面人物"，或与组织信仰、态度、价值观相悖的个人故事，也可能被用来间接传播文化上"不良"的行为信息。

多年前，本书的一位作者进行了一项研究（Wright & Frey，2008），考察了田纳西州孟菲斯的一家综合癌症中心。这个癌症中心希望为客户创造一个"像家一样"的环境，而不是一个更制度化的医疗环境（比如在大医院里经常见到的无菌环境）。在空间设计中，在癌症中心创造一个温暖友好的环境的愿望得以充分地呈现，它装潢得像一个舒适的客厅，有厨房和为客户提供的会议室，而不是传统医疗诊所的外观。患者们认为该中心更像是一个家，而不是一个医疗机构，这种感觉影响了他们与医护人员的沟通及其对该中心的满意度。

我们可以通过研究机构的宣传材料，如宣传单和电视广告，了解到其他医疗机构的理念、态度与价值观。在一些城市，医院和医疗中心已经引入了最先进的医疗技术，并且经常宣传这些服务，以此向公众传达他们有能力提供"最先进"的医疗服务。然而，由于技术在我们的文化中经常与冷酷、不人道等形容词挂钩，因此，许多机构希望向用户传递一种观念，即尽管有技术，但他们仍然重视对患者的关怀。例如，俄克拉荷马城的一家医院使用了这样的广告语："我们提供超越技术的关怀。"

除了医疗机构的整体文化价值观之外，还有许多的亚文化，或拥有自己独特的信仰、态度和价值观的更小的个人群体。正如我们将在第十章详细讨论的那样，医疗机构由具有不同教育与培训背景的人组成。管理人员、医生、护士、技术人员和其他医务人员的独特社会化将在医疗机构的内部形成不同的亚文化，而这些亚文化之间的世界观差异可能会导致误解、对医疗的不同期望，甚至群体之间的冲突（O'Hair，Thompson & Gilchrist，2004）。

第五节　影响医疗机构传播的因素

一、制药与生物技术公司

制药公司对医疗机构有着重要的影响，因为它们是处方药的主要供应商，这些处方药通常用于治疗多种健康问题。辉瑞（Pfizer）、默克（Merck）和百时美施贵宝（Bristol Myers Squibb）等大型制药公司都面临着为投资者创造季度利润的巨大压力，而处方药的推广则是医药营销日益增长的一个原因。这些公司通过医药代表向医务人员推销新的处方药，并通过直接面向消费者的广告向他们推销（见第七章）。

制药公司将其营销预算的很大一部分用于向医疗机构推销处方药。医生和其他医务人员经常参加由制药公司主办的研讨会、午餐会和其他促销活动，制药公司的销售代表也经常拜访医院、诊所及其他主要的医疗卫生机构，努力说服医务人员给患者开他们公司的处方药。许多制药公司不一定依靠令人信服的医学论据来说服医生，它们会雇佣一些很有魅力的人来做销售代表，向医生及其他医务人员提供免费的药物样品包。制药公司主办的许多活动旨在"吃喝玩乐"，或通过免费午餐及其他福利来说服医务人员，例如，本书的一位作者在俄克拉荷马市的一家家庭医学中心担任研究员，受邀参加了一家制药公司举办的免费午宴，包括丰盛的烧烤自助餐，菜品有排骨、炸鸡和免费鸡尾酒。具有讽刺意味的是，这个活动的目的是推广一种新的食欲抑制药物。

直接面向消费者的营销（direct-to-consumer marketing）是制药公司的一种有效营销工具（Holmer，1999）。直接面向消费者的广告呼吁消费者"向你的医生咨询"某种特定药物。毫无疑问，多年来，你已经在电视上看到了各类直接面向消费者的药物广告，包括万艾可、降低胆固醇的药物、过敏药（如开瑞坦）、针对更年期女性的激素替代疗法（HRT）药物，以及一系列抗焦虑、抗抑郁的药物。医药代表和直接面向消费者的广告似乎都在影响着医务人员开出的处方。例如，Ubel 等人（2003）发现，医生所开的处方与医药代表提供的免费药品样本有相关性。我们将在第九章更深入地讨论药品广告。

虽然患者肯定需要这些药物，医务人员也需要这些药物来治疗患者，但许多这类药物的成本上涨（特别是较新的药物）引发了很多问题，即更昂贵的药物是否比便宜的药物更有效，以及围绕处方药销售过程的道德问题。

例如，很多健康问题，如某种类型的心脏病，可以用相对廉价的药物如β受体阻滞剂来治疗，但心脏病专家和其他医生往往偏爱更昂贵的药物，如血管紧张素转换酶（ACE）抑制剂和钙通道阻滞剂已成为他们的首选，这主要是受推销这些高价药物的医药代表的影响（Ubel，Jepson & Asch，2003）。开更昂贵的药能为制药公司带来更高的利润，但也会对患者产生各种负面影响。开高价药物的做法会有利于那些有能力支付它们的高收入患者，但这并不公平。低收入患者及固定收入的老年患者往往很难负担得起处方药，美国国家医疗补助和医疗保险是两个旨在帮助低收入者和老年患者的组织，但它们通常只支付一小部分药费，导致患者不得不花更多的钱购买药物。当继续吃药的费用太高时，患者的依从性可能会降低。

许多医院和医疗中心都存在着一种有问题的制度，即临床指导（preceptorships）。在临床指导期间，制药公司销售代表会花一整天时间与医生一起看病，将其"作为一种教育经验"，医生可以从制药公司那里得到一份酬金（通常是几百美元）。虽然销售代表在培训期间确实可以学到很多关于药物的知识，但这种活动的主要目的是建立销售代表与医务人员之间的联系，以便他们更好地销售公司的药物。

此外，通过直接面向消费者的营销来了解药品的患者可能会要求他们的医生开出患者并不真正需要的药物。在美国，抗生素的滥用就与患者就诊时的要求有关，很多时候，即使医生知道这些药物的效果不大，也会给患者开出这些药物。虽然直接向消费者推销药物的方式可能对患者有一定的教育意义，并在讨论时促进了医患沟通，但这些药物可能会产生不必要的副作用，或在某些方面不适合患者，如果医生迫于患者的压力而开出这些药物，则可能会导致其他健康问题。

医务人员通常不会质疑药品营销的做法，也不会严格审查因与医药代表的关系而可能带来的利益冲突。例如，一项研究发现，内科住院医生和员工对医药行业关系的了解相对较少（Watkins & Kimberly，2004）。研究表明，制药公司很可能继续使用这些营销策略（Holmer，1999），我们有必要就制药公司与医疗机构之间的关系进行更多的道德教育。

二、健康保险和责任法案

1996年，美国国会通过了《健康保险流通与责任法案》（*Health Insurance Portability and Accountability Act, HIPAA*），该法案旨在降低医疗成本，保护可识别的患者数据，并促进健康领域的电子商务发展。该法案要求，经 *HIPAA* 认证的医疗机构必须在2003年4月前达标，该法案的实施对医疗机构产生了多重影响。

（1）*HIPAA* 对患者隐私的影响。对于医疗机构来说，遵守 *HIPAA* 患者隐私条款的成本非常昂贵。*HIPAA* 的患者隐私条款要求医疗机构保护患者的口头、书面和电子数据的隐私。为了符合这些标准，医疗机构不得不花费数十亿美元来改变患者信息的处理方式。例如，*HIPAA* 要求医疗机构雇用一名隐私官（负责协调、达到隐私法规的要求），制定新的隐私政策与程序，培训员工保护可识别的患者数据，并定期审查医疗机构的日常运作以确保符合隐私标准。通过卫生与公共服务部（Department of Health and Human Services）、民权事务办公室（Office of Civil Rights）的随机暗访，或患者向医务人员、医疗机构提起隐私侵权投诉，医疗机构的合规性可得以核实（Bradley，2004）。

根据 Gunter（2002）的研究，"未来，隐私规则将对美国经济产生30亿美元的财政影响"（p.50）。这些成本最终将以更高的健康保险费的形式转嫁给消费者。不遵守 *HIPAA* 隐私协议的代价很高，包括但不限于：错误披露健康信息的罚款从5万～25万美元不等，另有1～10年的监禁（Gunter，2002）。该法律还允许对每项违法行为的民事诉讼给予高达2.5万美元的赔偿。

虽然 *HIPAA* 隐私标准对医疗机构来说成本高昂，但法案的隐私条款给患者带来了好处。许多患者担心会有第三方获取他们的健康记录。健康记录中的敏感信息，包括艾滋病病情或其他疾病与病症史、不健康的生活方式信息（如患者是否吸烟或饮酒）以及个人信息，都是大多数人不希望透露给保险公司、研究人员、医院工作人员或其他第三方（如制药公司和营销公司）的信息。医生和其他医护人员经常在病历中记录患者的情况，特别是患者行为信息，如何时产生对抗性、喜怒无常，或被认为有问题。过去，前台、护士及其他工作人员可以很容易地获取这些信息。根据 HIPAA，尽管法律并没有完全消除所有第三方查看此类信息的权利，但患者的敏感信息比过去更安全了。

（2）HIPAA 对医学研究的影响。医院和医疗机构不仅是人们解决健康问题的地方，也是医学研究的场所。研究人员需要接触患者群体以测试新药、医疗程序及新的医疗服务（包括健康传播研究）。根据 HIPAA，研究人员必须获得患者的详细书面许可才能使用可单独识别的患者数据，这项新规定提高了医疗服务机构的研究成本。在 HIPAA 出台之前，研究人员可以非常容易地访问患者记录及其他信息，许多情况下，只需要机构审查委员会（Institutional Review Board）进行简单审核。根据 Kulynych 与 Korn（2002）的说法，"为医疗信息的使用或披露设置新的监管障碍会带来成本问题，这不仅是金钱上的，还包括延迟或可能放弃一些研究"（p.204）。然而，在研究过程中，更严的保护患者信息政策可能会鼓励更多患者参与研究，因为潜在参与者的敏感信息将被确保不被泄露。

（3）HIPAA 对医务人员与患者的影响。根据 HIPAA，医生向药房、实验室和保险公司发送患者信息之前，必须获得其许可。患者也可以要求提供查看自己健康信息的所有方的报告，并且必须允许患者查看、修改其医疗记录。医务人员必须向每个患者解释隐私问题，并回答患者对 HIPAA 隐私政策的任何疑问。许多医疗机构认为，这项新要求可能会占用医生的预约时间，影响其他工作。正如我们在前面所看到的，医患互动有很多时间限制，许多医务人员认为 HIPAA 的要求增加了本已繁重的工作量。然而，在一项关于 HIPAA 对患者访问有关医疗记录的影响研究中，Ross 与 Lin（2003）发现，随着医务人员与患者谈论医疗记录机会的增加，医患沟通也得以加强了。

三、国家医疗保险与国家医疗补助

美国政府通过国家医疗保险与国家医疗补助服务中心（the Centers for Medicare and Medicaid，CMM）为大约 7400 万美国人提供了医疗保险。国家医疗保险与国家医疗补助服务中心创建于 1965 年，有相当一部分美国公民靠固定收入生活，或因残疾而就业困难及生活在贫困线以下，从而很难通过其他渠道获得各种健康保险，CMM 则为他们建立起了一道安全网。65 岁及以上、永久性残疾的人（无论老少）都有资格享受医保福利，而医疗补助项目则为低收入的个人及其子女提供健康保险。在报销医疗费用方面，CMM 对医务人员制定了很多规章制度。美国各州都有对国家医疗保险与国家医疗补助的资格要求，且这些计划报销的医疗服务也因州而异（Lammers，Barbour & Duggan，2003）。

随着医疗费用的上涨和美国人口的老龄化，人们对国家政府继续通过国家医疗保险和国家医疗补助来支付医疗费用的能力感到担忧。据了解，国家医疗保险覆盖了美国老年人三分之二的医疗费用，随着65岁及以上的人口在未来将大幅增长，医保项目需要寻找新的方法来保证其优质医疗服务。国家医疗保险对个人可以从医务人员处获得的服务类型有一些限制，许多享有保险的人发现他们很难负担得起处方药，因为在很多情况下，国家医疗保险只为个人报销这些药物费用的一小部分。处方药价格的上升与制药公司推销的药品越来越贵等情况都加重了患者的负担。许多医院及其他医疗机构只向持国家医疗补助的个人提供有限服务，在经济衰退期间，某些医疗补助服务甚至作为削减成本的措施而被取消（Vock，2005）。

1985年，美国国会通过立法，将医疗保险的福利扩大到养老院，根据这项新的法案，医疗保险现在覆盖了为临终患者提供临终关怀项目的费用，当然，这也需要经过批准。然而，由于转诊延迟与相关信息匮乏，这些服务并没有得到充分利用（Miller & Mor，2001）。未来，国家医疗保险与国家医疗补助对医务人员、医疗程序及药物报销的限制可能会继续影响医疗机构的做法。

四、保险与管理式医疗

在美国，医疗保健服务已由医务人员控制的活动转变为由医疗服务机构所控制的管理式医疗活动（Hafferty & Light，1995；Moore，O'Hair & Ledlow，2002）。根据Anthony（2002）的研究，"管理式医疗是为了有效地协调、监督医疗服务，从而消除过度及可能不必要的医疗服务，进而提高质量、降低成本"（p.2033）。管理式医疗机构把医务人员与患者变成利益共同体，使其（以及管理式医疗机构）在医疗进程中实现双赢。这些机构向患者提供价格诱人的健康计划、宣传这些计划，并与提供健康计划的机构合作以吸引潜在的患者。此外，管理式医疗机构与医生、其他医务人员、医院及其他医疗部门签订有约束力的合同，使他们在法律上有义务参与管理式医疗计划，但这些合同也确保他们的服务获得回报。患者通过每月的保费预先支付费用，好处是能在有需要的时候获得医务人员与医疗部门的服务，而医务人员与医疗机构也可以从中获益，即稳定、需要其服务的患者流。

现在有许多类型的管理式医疗机构。Street（2003）认为，"进入21世纪以后，管理式医疗已经发展为一个复杂、多层面的现象，它没有单一的特征"。然而，Street还认为，"几乎所有的医疗都以某种方式被'管理'着"（p.72）。

患者可以选择多种管理式医疗计划，从突发事件的传统预付赔款保单，到每年获得固定的医务人员、医疗设施及医疗服务网络服务（尽管受到健康计划条款的限制）。本节讨论三种主要的管理式医疗类型：传统的健康保险、健康维护组织（health maintenance organizations，HMOs）与优选医疗机构（preferred provider organizations，PPOs）。当然，还有许多混合管理式医疗计划，通常糅杂了上述每一种管理式医疗类型的特征。

传统的健康保险与汽车或家庭保险类似，尽管目前市场上有许多不同的保险计划，但对大多数消费者来说可能都很昂贵。这些保险中的大多数都是在被保人极其需要时为其支付费用，如个人需要手术或发生意外事故时，这些保险通常都有免赔额，被保人必须支付保险费。与其他类型的保险一样，保费金额通常会随着被保人的索赔而增加。此类保险计划对突发性灾难事件很有用，但当我们只需要成本较低的预防性医疗服务时，如体检和诊断（验血），它们可能就不太适合了。

健康维护组织（health maintenance organizations，HMOs）是早期管理式医疗机构的一个例子，它们是大多数消费者的普遍选择。健康维护组织通常为患者提供指定的医院系统，或规模相对较小的医务人员、医疗机构与服务网络。消费者需要为进入健康维护组织提前支付一定的费用，然后在必要时获得服务。健康维护组织的一个缺点是，患者通常会被分派一名初级保健医生，该医生作为把关人，能决定患者获取哪些医疗服务以及应该由哪个医务人员（如专家）来看病。通常情况下，患者必须从初级保健医生那里获得转诊，进而得到健康维护组织的医疗及其他医务人员的服务。在某些情况下，患者必须先致电分诊中心，由专业的健康人员确定他们所需要的医疗层级并给出建议（Ledlow，O'Hair & Moore，2003）。此外，患者只能使用健康维护组织范围内的医务人员、医疗机构及服务，如果他们使用了其他服务，则将超出保险覆盖范围。1973 年的维护的健康组织法案要求大型雇主为员工提供健康维护组织计划，直接导致了健康维护组织的迅速崛起（Lammers，Barbour & Duggan，2003）。然而，一些较新的管理式医疗计划会为患者提供健康维护组织以外的其他选择。

优选医疗机构（preferred provider organizations，PPOs）"是一种不太统一的管理式医疗形式，为患者提供了更多（尽管仍然有限）的医生及医疗机构选择，其成本水平不同，反映了医务人员愿意为吸引顾客提供一定的折扣"（Lammers，Barbour & Duggan，2003）。根据优选医疗机构计划，消费者可以从包括专家在内的一系列医务人员与服务中进行选择。优选医疗机构的一个优势在于，消费者在需要医疗服务时不需要通过初级保健医生。如果患者有足部问题，其可以从优选医疗机构提供的足科医生名单中选择医生，而不必先看初级保健医生。大多数优选医疗机构提供的医务人员名单通常会包括大多数相关领域的专家，且每个领域也都有可供选择的医务人员。优选医疗机构的更多的服务选择提高了它的受欢迎程度，然而，和健康维护组织一样，医务人员通常被医疗计划限定在某些治疗方案上，如果消费者选择优选医疗机构以外的医务人员或服务，他们就会面临经济损失，或者在某些情况下得不到保障。

虽然管理式医疗让消费者更容易负担医疗保险，但许多患者认为，医生的行为（例如治疗决策）被管理式医疗机构决定，就患者对医务人员的信任而言，必然会产生负面影响（Davies & Rundall，2000）。管理式医疗通常通过管理初级保健医生到专家处的转诊数量来控制成本（Halm，Causino & Blumenthal，1997）。由于专科护理需要较高的医疗费用（Greenfield et al.，1992），初级保健医生们经常扮演把关人的角色，通过转诊来限制患者获得专家及更昂贵的医疗服务。在管理式医疗中，初级保健医生往往只能将患者转给那些被计划批准的医务人员。患者和医务人员常常对管理式医疗计划限制其医疗服务感到不满，在医疗计划提供的医务人员和医疗机构的名单上，患者希望自己有更多的选择，而在为患者推荐专家与医疗服务方面，医务人员则希望有更大的灵活性。近几十年来，与管理式医疗相关的成本削减导致了临床工作量的增加、工作人员的缩减及护理人员角色的重新定义（Apker，2001；Ray & Apker，2011）。此外，受雇于管理式医疗机构的医生报告称，他们的工作满意度变低、自主权减少、患者负担及医患沟通问题增加等情况都会对医患关系造成压力，医务人员工作量的增加也可能导致患者等待的时间变长，这会导致患者对医务人员及大型医疗服务机构的满意度降低（Cassidy-Smith，Baumann & Boudreaux，2007；Moore，Wright & Bernard，2009）。正如我们将在下一节中看到的，管理式医疗的这些问题及其他方面的障碍，都对医务人员的压力及医患关系产生了重大影响。

第六节　医务人员的压力、冲突与支持

对医务人员来说，医疗机构本身就是一个充满压力的环境，这可能会导致员工的倦怠与患者医疗问题（Ray & Apker，2011）。例如，传统的医疗机构压力包括人员短缺、工作超负荷、时间紧迫、应对多个领导、行政与同事冲突、处理组织官僚主义、缺乏上级和同事的支持，以及治疗患者能力的不确定性等（Simoni & Patterson，1997；Tyler & Cushway，1995）。

与患者的沟通会在各个方面给医务人员造成压力。患者可能对自己的健康状况感到担忧或焦虑，对医务人员提出的问题感到尴尬、愤怒或恶语相向，他们还可能难以向医务人员表达自己的想法和感受（Maslach & Jackson，1982）。医务人员可能会发现，自己很难同他们讨论情感话题、传达坏消息，或与患者

家属打交道（O'Hair et al.，2003）。

导致医务人员工作压力的一个主要因素是角色冲突与角色模糊。根据Apker 与 Ray（2003）的研究，角色冲突（role conflict）"是指一个人必须同时扮演两个或多个不相容的角色"，而角色模糊（role ambiguity）"是指对某个特定角色的定义、期望均不够明确"（p.351）。例如，当护士既要扮演患者代言人的角色（如保护患者的权利并对他们的需求保持敏感），又要扮演一个需要对医生及管理人员负责的"好员工"角色时，就可能出现角色冲突。在角色模糊方面，管理式医疗中的护士被要求履行更多的行政职责，如为患者记录保险信息，那他们可能会质疑：自己的工作重点是照顾患者的身体与情感需求，还是关注患者的保险需求？护士有时要履行许多其他职责，如接听电话、收治新患者，这些并没有被医院管理者明确定义为工作内容的一部分，当被要求履行与他们对实际工作内容期望不一致的职责时，护士往往会感到很沮丧。

此外，医护人员的压力可能来自于情感劳动（emotional labor），或在医疗环境中与他人互动时，需要表现出与工作相关的、恰如其分的社交情绪（Apker & Ray，2003）。例如，像护士这样的医务人员通常必须表现出对患者的同情与关心。与不合作的患者交流时，他们必须抑制诸如愤怒这样的情绪；与绝症患者交流时，必须压抑悲伤（这样他们才不会使患者更加难过）；与同事沟通时，必须压制其他情绪，努力表现得"专业"。对医务人员来说，控制这些情绪是一项艰巨的任务，可能会导致压力与情绪枯竭。许多医务人员还必须应对工作与生活的冲突（Ray & Apker，2011），这涉及他们的情绪管理，以及工作与工作场所以外的义务（例如家庭和社会需求）之间的频繁冲突。例如，紧张的一天后，医务人员往往不想向他们的家人或爱人展示愤怒、悲伤或沮丧等情绪，他们会压抑它们（这可能会导致压力增加）。

近年来，各种变化重新定义了医疗行业，许多情况下，这些变化导致了医务人员压力的增加。管理式医疗机构增加了对医疗费用的监督力度，使得医务人员必须更多地考虑手术和药物费用、患者的保险覆盖范围与行政职责（记录自己如何遵守管理式医疗法规），这些变化会对医患沟通的质量产生负面影响（Lammers & Geist，1997）。在管理式医疗下，医务人员会觉得他们没有那么多时间解决患者的情感问题，医患沟通可能会变得更官方化，而患者也会感到更加不人性化（Lammers & Geist，1997）。此外，根据 Buiser（2000）的研究，目前的各种趋势，如病例管理、裁员、劳动力重组及患者的特征变化，都对医务人员的工作满意度产生了负面影响。例如，有相关的研究表明，为弥补裁员引起的人员短缺，医务人员的加班时间在增加，而加班时间的增加则会导致医疗失误与压力、疲劳及倦怠可能性的增加（Garrett，2008；Letvak，2001）。

一、压力与冲突

医疗机构内部的压力与冲突通常是相互关联的。无论是工作场所的内部管理还是外部管理，都对医务人员提出了多种要求（如工作场所中不相容的个性、财务问题、家庭问题），这些都会给他们增加压力，并导致医务人员之间、医务人员与亲人（工作场所外的）之间的冲突（Decker，1997；Miller & Gilles，1996）。反过来，这些冲突往往又给医务人员带来更多的压力，这可能会导致冲突呈螺旋式上升。医务人员往往在一个快节奏的环境中紧密合作，他们要与多个患者打交道，执行不愉快的任务（如从住院患者处取走便盆），履行行政职责，应对医疗机构的官僚主义（如管理者规定的形式与程序），以及在每个人的地位与受教育程度有很大差异的环境下工作（Apker & Ray，2003）。

个体处理冲突的方式不同，但往往会表现出类似特征的冲突模式，或者随着时间的推移变得逐渐稳定、一致（Hample，1999）。有些人倾向于争论，这涉及对问题的关注（提出和捍卫自己的立场并反驳他人），而另一些人则倾向于言语攻击（使用人身攻击，而非专注于问题）或回避冲突（拒绝参与争论或退出事件）（关于这项研究的报告，见：Deutsch & Coleman，2000；Infante & Wigley，1986；Rahim，2001）。当具有不同冲突特征的个体参与冲突时，可能会导致令人不满意的结果。例如，在与一个喜欢言语攻击的医生争论时，一个善于辩论的放射科技术员会感到沮丧和不满，因为该医生对这位技术人员进行了人身攻击而非关注问题本身。Wright（2011）发现，在处理与同事的冲突时，沟通能力较强的医务人员更可能使用有效的解决冲突的方式，如协作，这会让他们的压力与倦怠水平较低，工作满意度较高。相反，沟通能力较差的医务人员更有可能使用无益的解决冲突的方式，如攻击和回避冲突，这会使他们的压力和倦怠感更高（以及较低的工作满意度）。

此外，医务人员经常会遇到令人不愉快的患者，害怕看医生的患者，或者对自己的健康状况感到不确定的患者，这都有可能会导致医患冲突。和其他工作场所一样，不讨喜的性格、膨胀的自我以及其他人际关系问题都可能导致员工之间的冲突，但在压力巨大的医疗环境下，这些问题往往会被放大。

二、工作压力的影响

压力在医疗机构中不可避免，并会使许多医务人员产生负面情绪，包括恐惧、不确定、不安、挫折、怨恨、愤怒、悲伤、抑郁、内疚、背叛和不信任（Young & Brown，1998）。工作压力的影响之一是职业倦怠，即"情绪衰竭、人格解体与个人成就感下降综合征"（Maslach & Jackson，1982，p.228）。

当医务人员出现职业倦怠时，他们可能会认为自己的工作没有什么价值，或者不再关心能否履责。压力和倦怠会导致更强的工作不满，这种不满可能会表现为工作低效、缺勤率增加、工作失误变多、判断力差、防御性行为、敌意、创造力下降和更高的工作流动率（Ray & Apker，2011；Buiser，2000）。例如，多年来，美国护士短缺的情况一直存在，而导致护士短缺的一个主要因素就是相关从业者对工作场所的压力状况感到不满（Apker，2001；*Nursing World*，2001）。Bacharach 等人发现（1991），护士在工作中经历的较严重的角色冲突预示着更高程度的职业倦怠和更低水平的满意度。这种情况在年轻护士中尤为严重（Shrader et al.，2001）。

此外，工作满意度低可能会对患者医疗质量产生不利影响（Douglas，et al.，1996），并降低医务人员工作效率（Ray & Apker，2011）。在美国，可预防的医务失误是导致死亡的第八大常见原因（Sexton，Thomas & Helmreich，2000），当医务人员不满意时，他们可能会对患者的需求不那么敏感，在履责上就变得不那么上心或有所疏忽。此外，对工作场所的不满和工作压力会引发其他影响患者治疗的问题，例如，药物滥用的情况在诊疗过程中很常见，这通常与工作压力及工作不满有关（Shattner & Coman，1998）。

三、工作场所的支持与压力

研究发现，工作场所的支持网络可以保护医务人员的身心健康免受工作压力源带来的不利后果（Dignam & West，1988；Voltmer & Spahn，2009）。在医院里，感知到受支持与减少医务人员的情绪疲惫及职业倦怠之间存在相关性（Cronin-Stubbs & Rooks，1985；Firth et al.，1986；Hare，Pratt & Andrews，1988；Ogus，1990）。例如，研究发现，对那些有更多主管支持的护士来说，他们的职业倦怠、人格解体及情绪衰竭的发生率都较低（Halbesleben，2008；McGilton et al.，2007）。此外，社会支持和积极的应对措施（如以问题为中心的应对，见第四章）都与医疗机构更有效地解决问题的能力、更少的病假相关（Koleck et al.，2000）。Wright 等人（2010）发现，如果医务人员在与同事的互动中沟通得更好（沟通能力更强），那他们就更有可能对自己在工作场所获得的支持感到满意，压力与职业倦怠也就更少。

小结

医疗机构是整个医疗服务系统的一个组成部分，也是研究健康传播的一个重要语境。医疗机构通过汇集资源来促进医疗服务，这些资源还被医疗机构用来适应不断变化的社会发展。此外，医疗机构通常被认为拥有自己独特的信仰、态度和价值观。医疗机构中最小层次的互动，如医患会话，往往受到组织中较高级别及更广的医疗服务系统力量的影响。制药公司、政府机构与管理式医疗组织对医疗机构的日常运作有相当大的影响。最后，对医护工作者来说，医疗机构是一个充满压力且要求很高的环境，可能导致许多负面的结果，如健康问题、职业倦怠与冲突。然而，机构中的社会支持网络能够帮助个人应对压力，减少倦怠，并提高医疗质量。

参考文献

Anthony, D. (2002). Changing the nature of physician referral relationships in the US: The impact of managed care. Social Science and Medicine, 56, 2033 – 2044.

Apker, J. (2001). Role development in the managed care era: A case in hospital-based nursing. Journal of Applied Communication Research, 29, 117 – 136.

Apker, J., & Ray, E. B. (2003). Stress and social supporting health care organizations. In T. L. Thompson, A. M. Dorsey, K. I. Miller, & R. Parrott (Eds), Handbook of health communication (pp. 347 – 368). Mahwah, NJ: Lawrence Erlbaum.

Bacharach, S., Bamberger, P., & Conley, C. (1991). Workhome conflict among nurses and engineers: Mediating the impact of role stress on burnout and satisfaction at work. Journal of Organizational Behavior, 12, 39 – 53.

Bradley, D. (2004). *HIPAA* compliance efforts. Pediatric Emergency Care, 20(1), 68 – 70.

Buiser, M. (2000). Surviving managed care: The effect or job satisfaction in hospital-based nursing. MEDSURG Nursing, 9, 129 – 134.

Cassidy-Smith, T. N., Baumann, B. M., & Boudreaux, E. D. (2007). The disconfirmation paradigm: Throughput times and emergency department patient satisfaction. Journal of Emergency Medicine, 32, 7 – 13.

Cronin-Stubbs, D., & Rooks, C. A. (1985). "The stress social support, and burnout of critical care nurses: The results of research. Heart and Lung, 14(1), 31 – 39.

Daft, R. L., H Lengel, R. H. (1986). Organizational information requirements, media richness, and structural design. Management Science, 22, 554 – 571.

Davies, H., & Rundall, T. (2000). Managing patient trust in managed care. Milbank Quarterly, 778, 609 – 624.

Decker, F. H. (1997). Occupational and nonoccupational factors in job satisfaction and psychological distress among nurses. Rescarch in Nursing and Health, 20, 453 – 464.

Deutsch, M., & Coleman, P. T.(Eds). (2000). The handbook of conflict resolution: Theory and practice. San Francisco, CA: Jossey-Bass.

Dignam, J. T., & West, S. G. (1988). Social support in the workplace: Tests of six theoretical models. American Journal of Community Psychology, 16, 701 – 724.

Douglas, M. K., Meleis, A. I., Eribes, C., & Kim, S. (1996). The work of auxiliary nurses in Mexico: Stressors, satisfiers, and coping strategies. International Journal of Nursing Studies, 33, 495 – 505.

Eisenberg, E., & Riley, P. (2001). Organizational culture. In F. Jablin & L. Putnam (Eds), The new handbook of organizational communication (pp. 291 – 322). Beverly Hills, CA: Sage.

Firth, H., McIntee, J., McKeown, P., & Britton, P. (1986). Burnout and professional depression: Related concepts? Journal of Advances in Nursing, 11(6), 633 – 641.

Garrett, C. (2008). "The effect of nurse staffing patterns on medical errors and nurse burnout. Association of perioperative Registered Nurses, 87, 1191 – 1204.

Greenfield, S., Nelson, E., Zubkoff, M., Manning, W., Rogers, W., Kraviz, R., Keller, A., Tarlov, A., & Ware, J. E. (1992). Variations in resource utilization among medical specialties and systems of care. Journal of the American Medical Association, 267, 1624 – 1630.

Gunter, K. P. (2002). The *HIPAA* privacy rule: Practical advice for academic and research institutions. Healthcare Financial Management, 56, 50 – 54.

Hafferty, F., & Light, D. (1995). Professional dynamics and the changing nature of medical work. Journal of Health and Social Behavior, 35, 132 – 153.

Halbesleben, J. R. B. (Ed.). (2008). Handbook of stress and burnout in health care (3rd ed.). Hauppauge, NY: Nova.

Halm, E. A., Causino, N., & Blumenthal, D. (1997). Is gatekeeping better than traditional care? A survey of physicians' attitudes. Journal of the American Medical Association, 278, 1677 – 1681.

Hample, D. (1999). The life space of personalized conflicts. In M. E. Roloff & G. D. Paulson (Eds), Communication yearbook 22 (pp. 172 – 201). Thousand Oaks, CA: Sage.

Hare, J., Pratt, C. C., & Andrews, D. (1988). Predictors of burnout in professional and paraprofessional nurses working in hospitals and nursing homes. International Journal of Nursing Studies, 25(2), 105 – 115.

Holmer, A. F. (1999). Direct-to-consumer prescription drug advertising builds bridges between patients and physicians. Journal of the American Medical Association, 281, 380 – 382.

Infante, D., & Wigley, C. (1986). Verbal aggressiveness: An interpersonal model and measure. Communication Monographs, 53, 61 – 69.

Infante, D. A., Rancer, A. S., & Womack, D. F. (1997). Building communication theory (3rd ed.). Prospect Heights, IL: Waveland Press.

Joint Commission on Healthcare Organizations (JCAHO). (2006). Facts about the Joint Commission. Retrieved September 2, 2006, from www. jointcommission. org/ AboutUs/.

Klevens, R., Edwards, J., & Richards, C. L. (2007). Estimating healthcare-associated infections and deaths in U. S. hospitals, 2002. Public Health Reports, 122, 160 – 166.

Koleck, M., Bruchon-Schweitzer, M., Thiebaut, E., Dumartin, N., & Sifakis, Y. (2000).

Stress, coping, and burnout among French general practitioners. European Review of Applied Psychology, 50, 309 – 314.

Kreps, G. L. (1990). Organizational communication: Theory and practice (2nd ed.). White Plains, NY: Longman.

Kreps, G. L., & Thornton, B. C. (1992). Health communication: Theory and practice (2nd ed.). Prospect Heights, IL: Waveland Press.

Kulynych, J., & Korn, D. (2002). The effect of the new federal medical-privacy rule on research. New England Journal of Medicine, 346, 201 – 204.

Kyne, L., Hamel, M. B., Polavaram, R., & Kelly, C. P.(2002). Health care costs and mortality associated with nosocomial diarrhea due to Clostridiun difficile. Clinical Infectious Diseases, 34, 346 – 353.

Lammers, J. C., & Geist, P. (1997). The transformation of caring in the light and shadow of "managed care" .Health Communication, 9, 46 – 60.

Lammers, J. C., Barbour, J. B., & Duggan, A. P. (2003). Organizational forms of the provision of health care: An institutional perspective. In T. L. Thompson, A. M. Dorsey, K. I. Miller, & R. Parrott (Eds), Handbook of health communication (pp. 319 – 345). Mahwah, NJ: Lawrence Erlbaum.

Ledlow, G., O'Hair, H. D., & Moore, S. (2003). Predictors of communication quality: The patient, provider, and nurse call center triad. Health Communication, 15, 431 – 455.

Letvak, S. (2001). Nurses as working women. Association of perioperative Registered Nurses, 73, 675 – 682.

Maslach, C., & Jackson, S. E. (1982). Burnout in health professions: A social psychological analysis. In G. S. Sanders & J. Suls (Eds), Social psychology of health and illness. Hillsdale, NJ: Lawrence Erlbaum.

McGilton, K. S., McGillis Hall, L., Wodchis, W. P., & Petroz, U. (2007). Supervisory support, job stress, and job satisfaction among long-term care nursing staff. Journal of Nursing Administration, 37, 1 – 6.

Miller, D., & Gilles, P. (1996). Is there life after work? Experiences of HIV and oncology health staff. AIDs Care: Psychological and Socio-Medical Aspects of AIDS/HIV, 8, 167 – 182.

Miller, S. C., & Mor, V. (2001). The emergence of Medicare hospice care in US nursing homes. Palliative Medicine, 15, 471 – 480.

Moore, S. D., O'Hair, H. D., & Ledlow, G. (2002). The effects of health delivery systems and self-efficacy on patient compliance and satisfaction. Communication Research Reports, 19(4), 362 – 371.

Moore, S. D., Wright, K. B., & Bernard, D. R. (2009). Influences on health delivery system satisfaction: A partial test of the ecological model. Health Communication, 24, 285 – 294.

Nursing World. (2001, November 5). American Nurses Association applauds introduction of Nurse Retention and Quality of Care Act 2001. Retrieved January 20, 2004, from www.

nursingworld. org/.

Ogus, E. D. (1990). Burnout and social support systems among ward nurses. Issues in Mental Health Nursing, 11 (3), 267 – 281.

O'Hair, H. D., Friedrich, G., & Dixon, L. (2010). Strategic communication in business and the professions (6th ed.). Boston, MA: Houghton Mifflin.

O'Hair, H. D., O'Rourke, J., & O'Hair, M. (2001). Business communication. Cincinnati, OH: South-Western.

O'Hair, H. D., Thompson, S., & Gilchrist, E. (2004). Physician referral: Exploring the culture. Paper presented at the annual meeting of the International Communication Association, New Orleans.

O'Hair, H. D., Villagran, M., Wittenberg, E., Brown, K., Hall, T., Ferguson, M., & Doty, T. (2003). Cancer survivorship and agency model (CSAM): Implications for patient choice, decision making, and influence. Health Communication, 15, 193 – 202.

O'Reilly, C., Chatman, J., & Caldwell, D. (1991). People and organizational culture: A Q-sort approach to assessing person-organization fit. Academy of Management Journal, 34, 487 – 516.

Pacanowsky, M. E., & O'Donnell-Trujllo, N. (1982). Organizational communication and organizational cultures. Western Journal of Speech Communication, 46, 115 – 130.

Rahim, M. A. (2001). Managing conflict in organizations (3rd ed.). Westport, CT: Quorum Books.

Ray, E. B., & Apker, J. (2011). Stress, burnout, and supportive communication. In T. L. Thompson, R. Parrott, & J. F. Nussbaum (Eds), The Routledge handbook of health communication, 2nd ed. (pp. 428 – 440). New York: Routledge.

Ross, S. E., & Lin, C. T: (2003). The effects of promoting patient access to medical records: A review. Journal of the American Medical Informatics Association, 10, 129 – 138.

Sexton, J. B., Thomas, E. J. & Helmreich, R. L. (2000). Error, stress, and teamwork in medicine and aviation: Cross-sectional surveys. British Medical Journal, 320, 745 – 749.

Shattner, P., & Coman, G. (1998). The stress of metropolitan general practice. Medical Journal of Australia, 169, 133 – 137.

Shrader, K., Marion, E., Broome, C. D., West, M. E., & Nash, M. (2001). Factors influencing satisfaction and anticipated turnover for nurses in an academic medical center: Journal of Nursing Administration, 3 (4), 210 – 216.

Simoni, P. S., & Patterson, J. J. (1997). Hardiness, coping and burnout in the nursing workplace. Journal of Professional Nursing, 13, 178 – 185.

Spellberg, B., Guidos, R., Gilbert, D., Bradley, J., Boucher. H. W. Scheld, W. M., Bartlett, J. G., & Edwards, J. Infectious Diseases Society of America. (2008). The epidemic of antibiotic-resistant infections: A call to action for the medical community from the Infectious Diseases Society of America. Clinical Infectious Diseases, 46, 155 – 164.

Stewardson, A., Allegranzi, B., Sax, H., Kilpatrick, C., & Pittet, D. (2011). Back to the future: Rising to the Semmelweis challenge in hand hygiene. Future Microbiology, 6, 855–876.

Street, R. L. Jr. (2003). Communication in medical encounters: An ecological perspective. In T, L. "Thompson, A. M. Dorsey, K. I. Miller, & R. Parrott (Eds), Handbook of health communication (pp. 63–80). Mahwah, NJ: Lawrence Erlbaum.

Tyler, P. A., & Cushway, D. (1995). Stress in nurses: The effects of coping and support. Stress Medicine, 11, 243–251.

Ubel, P. A., Jepson, C., & Asch, D. A. (2003). Misperceptions about beta-blockers and diuretics: A national survey of primary care physicians. Journal of General Internal Medicine, 18, 997–983.

Vock, D. C. (2005). Medicaid cuts could target drug costs. Stateline. org. Retrieved July 12, 2012, from www stateline. org/live/ViewPage. action?siteNodeld=136&languageId=1&contentId= 53376.

Voltmer, E., & Spahn, C. (2009). Social support and physicians' health. Zeitschrift fur Psychosomatische Medizin und Psychotherapie, 55, 51–69.

Watkins, R. S., & Kimberly, J., Jr. (2004). What residents don't know about physician-pharmaceutical industry interactions. Academic Medicine, 79, 432–437.

Weick, K. (1979). The social psychology of organizing (2nd ed.). Reading, MA: Addison-Wesley.

Weinstein, R. A. (2008). Nosocomial infection update. Emerging Infectious Diseases, 4, 416–420.

Wright, K. B. (2011). A communication competence approach to healthcare worker conflict, job stress, job burnout, and job satisfaction. Journal of Healthcare Quality, 33, 7–14.

Wright, K. B., Banas, J., Bessarabova, E., & Bernard, D. R. (2010). A communication competence approach to examining healthcare support, stress, and job burnout. Health Communication, 25, 375–382.

Wright, K. B., & Frey, L. R. (2008). Communication and care in an acute cancer center: The effects of patients, willingness to communicate about health, healthcare environment perceptions, and health status on information seeking, participation in care practices, and satisfaction. Health Communication, 23, 369–379.

Young, S., & Brown, H. N. (1998). Effects of hospital downsizing on surviving staff. Nursing Economics, 16, 258–262.

第三部分

技术与媒介的影响

第六章

新技术与健康传播

你是否在线查阅过有关疾病的信息，或在医保公司的网站上查找过医生？如果是这样，那你也是每天在网络上搜索健康信息的数百万人之一。多年来，新的通信技术几乎已经进入到医疗服务系统的每个领域，包括医患之间的电子邮件往来、电子病历、在线查看检查结果、短信息提醒以及使用手机应用程序，这些新技术让人们可以快速访问相关的健康信息，记录人们的处方并通知药房存档。

美国医疗服务系统有着悠久而卓越的创新传统，每当出现能够惠及医疗服务和疾病预防的新技术时，它们通常会被最先采用。例如，就增进医患交流的便利性而言，电话的问世可以说是一项重大的技术进步。20 世纪 80 年代开始，医生之间开始使用电子邮件进行交流；20 世纪 90 年代之后，医患之间也开始使用电子邮件（Avtgis et al.，2011）。这些年，我们目睹了新兴技术的发展及其对健康传播产生的重大改变。互联网、无线计算机技术，全球卫星定位及信息定制服务等一系列高新技术的融合，代表了高科技革命引发的医疗服务系统中的沟通方式变化。这些不断更迭的技术将在多大程度上改变健康传播还有待观察，但在未来实践中，医疗服务系统将继续使用这些技术。

医疗机构希望这些新技术的应用可以降低传统传播渠道（例如电话、纸质病历、医疗保健服务机构行政人员的备忘录）所产生的成本，并提高便利性与效率。新技术还可以用于健康预防与健康教育，以获取、传递健康信息，并促进医生之间、医患之间，以及患者之间的人际关系。2001 年，整个美国医疗服务系统的支出超过 1 万亿美元（US Census Bureau，2010），在未来，这个数字预计还会上升。

新的通信技术对健康传播的影响利弊参半（Neuhauser & Kreps，2003）。在某些情况下，采用新技术的高昂成本可能对医务人员产生不利影响，因此，健康传播的研究人员必须了解，在传播健康信息及促进医疗领域不同利益相关方之间的互动上，这些技术的利弊分别是什么。本章将介绍美国医疗服务系统中使用新通信技术的一些突出表现，以及它们对健康结果的潜在影响。

第一节　互联网上的健康信息

相较于以往，越来越多的人使用互联网来搜索健康信息。根据 Tu 与 Cohen（2008）的研究，2007 年，56% 的美国成年人会通过健康网站获取与个人健康相关的信息。此外，医疗服务系统的融合、媒介系统的全球化、媒体技术的融合、智能手机应用、短信以及作为信息收集平台的互联网，改变了那些寻求医疗服务的人的决策行为。虽然使用互联网获取健康信息的兴起与普及可以为消费者提供疾病预防、治疗和控制等各方面的最新信息，但在当下的互联网上，许多现有的健康信息都质量堪忧。此外，人们对于互联网在底层人群中的普及情况仍有很多担忧（Kreps & Sparks，2008；Sparks & Nussbaum，2008）。

一、访问健康信息

无论是医生还是患者，从未体验过如此便捷的健康信息获取方式（Sundar et al.，2011）。皮尤研究中心（Pew Center）的一项调查发现，61% 的美国成年人使用互联网获取健康信息（Fox & Jones，2009）。如今，人们可以通过政府与研究机构的网站、互联网上免费或收费的电子数据库（例如 MedLine）获得医生所掌握的相同信息。然而，很少有人具备相应的教育水平或技术专长，能像医生一样去解读这些信息（Shieh et al.，2009）。然而，了解健康信息（包括从网络上收集的信息）会以多种方式影响健康。例如，根据 Galarce 等人（2011）的研究，"生活方式与健康息息相关，而获取、正确使用健康信息则对生活方式有着巨大的影响，包括早期发现与诊断、应对疾病、控制症状、积极的医疗决策、了解不同的治疗方案以及面对生命终结的挑战"（p.167）。

消费者可以找到各种由政府组织，如美国国立卫生研究院（NIH）和疾病控制中心（CDC）支持的网站与在线医学期刊，甚至还可以在一些提供医疗服务的网站（例如 WebMD）上向专家进行健康咨询。在线健康信息持续可用，随时可以访问并可以匿名获取（Viswanath，Ramanadkan & Kontos，2007），这在人们处理敏感的健康问题（如饮食、性传播疾病等）时特别有帮助。通过访问网络上的健康信息，患者可以在就诊时将他们获取的信息带入与医生的谈话中，也可以让患者与医生深入地讨论这些信息（Aspden & Katz，2001），同时增强患者描述自身疾病状况细节的能力（Napoli，2001）。Sundar 等人的研究表明，在线健康信息使用趋势包括：人们更多地寻找与饮食、运动相关的信息，更乐意从其他人的经验（博客和在线支持小组）中获取信息，以及更多地对医生和其他医务人员进行在线评分（类似于 Annie's List 这样著名的非健康相关的评分网站）。

许多搜索引擎（例如雅虎和谷歌）缺乏一种访问特定健康相关网站的有效方法。当使用关键字搜索特定疾病（例如艾滋病）时，搜索者会得到数百个网站的链接，这些网站在目标受众、信息质量及疾病的具体信息上可能存在差异（Bass，2003）。人们在获得有关艾滋病病毒／艾滋病的信息时，往往对该疾病的不同方面感兴趣。例如，一些人对预防艾滋病感兴趣，而另一些人则可能关注艾滋病的具体治疗方案或者为感染艾滋病的人寻找一个在线支持小组。其他对艾滋病病毒／艾滋病感兴趣的人，如医生和研究人员，则经常从相关网站上获取有关该疾病的技术性信息。由于每个搜索者的背景不同，人们很难在主流的搜索引擎上找到与自身受教育水平及兴趣相匹配的健康信息，这些信息要么过于晦涩要么太过简单（Eng，2001），这就使得人们不得不去筛选掉数百个可能无法提供所需信息的链接。

此外，人们获取信息并不一定意味着他们会使用和理解信息，或者因为这些信息而改变他们的态度与行为。长久以来，人们都可以通过大学图书馆及许多其他来源获取健康信息，但他们最终不一定使用这些信息，也不一定有能力解读这些信息，同时也缺乏将健康建议付诸行动，进而改善健康的动力。

新技术的发展也推动了移动互联网的到来，个人不仅可以通过智能手机获取健康信息，而且还可以下载具有监测健康行为功能的应用程序（Hurling et al.，2007；Kim & Kim，2008），比如，监测身体活动的加速度计。新技术也用于疾病管理，如监测血糖并提供建议的移动网络应用程序。本书的其中一位作者是一位素食主义者，他使用手机应用程序扫描加工食品上的条形码，来查明该食品中是否含有动物原料。健康宣导的设计者正越来越多地通过智能应用实施健康宣导［通常通过像油管（YouTube）这样的网络视频平台］，包括戒烟干预、禁欲及器官捐赠运动等。（Sundar et al.，2011；Tian，2010）。

二、可信度

通常情况下，我们很难评估互联网上的健康信息的可信度。许多研究人员对健康网站上的信息可信度表示担忧（Barnes et al.，2003；Cummins et al.，2003；Wang et al.，2008）。虽然由政府、大学及研究机构支持的网站通常会提供最可靠的信息，但一些由利益集团和个人所创建的网站也可能包含可靠的信息。例如，有时抗癌成功人士或照顾阿尔茨海默病患者的人会因为他／她拥有应对这些疾病的一手经验，而向他人提供可靠的信息。使问题进一步复杂化的是，消费者通常对"什么信息可靠"有着不同的认知。有些人认为对某种疾病的科学研究是可信的，而另一些人则认为对个人经历的描述更可靠。

遗憾的是，早期研究发现，互联网上的许多健康信息要么不准确，要么不完整（Bierman，Golladay & Baker，1999；Hersch，Gorman & Sacherek，

1998），并且，许多网站不符合专业（例如美国医学协会）的标准（Rice，2001）。通常，可信度较高的网站都会有一些标准，包括向消费者提供知情同意书、对消息的编辑控制（例如，通过利用主持人或网站内容编辑者的身份来控制垃圾邮件及其他有害消息），以及关于所有网站赞助者的身份说明（例如制药公司或其他与健康相关的企业）（Rice，2001）。但是，Metzger（2007）发现，在评估可信度时，大多数网络用户并没有采取推荐的信息验证步骤，而是更注重网站的设计与导航。研究人员仍然担心健康网站上各种信息的准确性，尤其是各种研究已经发现，健康网站上存在着大量错误信息（Sundar et al.，2011）。对于门外汉而言，评估网站的可信度通常是一项艰巨的任务，即便对研究者和健康专业相关人员来说，也几乎没有一致的指导方针。一些研究人员试图在互联网上的健康信息制定评估准则（Cummins et al.，2003；Weiler & Pealer，2000），但是否会被大规模采用仍然值得商榷。如今，越来越多的人觉得他们的健康行为受到了互联网上获得的信息的显著影响（Fox & Jones，2009），导致他们向医生提出了更多的问题，进而改变自己的饮食、运动水平及处理压力的方式，并影响到了应对慢性疾病的办法（Sundar et al.，2011）。

多年来，我们见证了 Web 2.0 技术的发展，这些技术使互联网和网站更具交互性。与健康相关的博客、在线支持小组和健康类百科的数量在过去十几年内激增，研究发现，寻求健康信息的人们通常认为这些来源高度可信（Kovic，Lulic & Brumini，2008）。本书的第一作者向博客用户咨询过这种现象，被告知"肿瘤学家可以告诉你有关癌症的专业知识，但癌症患者可以告诉你肿瘤学家不知道的各种信息"。这些内容包括与癌症相伴的情绪（如恐惧和希望）、使用抗癌药物的亲身经历，以及与疾病共存的那些日常挑战细节。根据 Sundar 等人的研究，博客、维基百科和其他基于网络的交互式应用程序让我们可以接收来自个人与大众传媒的健康信息。此外，它还使我们有机会分享自己的经验、接收他人的反馈。从别人那里获得的"第一手"经验以及阐明信息的能力提升似乎增强了人们对信息可信度的认识（与传统的、基于医学专家的单向传播相比）。然而，Buis 与 Carpenter（2009）发现，在与健康相关的博客中，大多数与医疗有关的评论都引用了外部媒体来支持自己的观点（如书籍、报纸和网站），但其中包含的真正的医疗信息非常少。

三、文化素养／医疗服务不足的人群

尽管当下的互联网向大众提供了大量健康信息，但仍有许多人得不到充分的医疗服务，包括老年人、社会经济地位较低的人群、识字水平或技术水平较低的人、残疾人，以及生活在农村地区而无法使用互联网的人。由于电脑和互联网接入成本的下降，数字鸿沟（digital gap）已经缩小，但是，许多医疗服务不足的人仍然难以获取在线健康信息（Rice，2001）。遗憾的是，这些人通常也是许多疾病与病症的高危人群，但如果能获得这些信息，他们或将是受益最大的一个群体。独特的文化背景与文化取向对人们的互动模式有很大的影响，我们在健康传播中必须认真考虑这些因素（Kreuter & McClure，2004）。识别并研究最重要、最有影响力的文化非常重要，这将会影响到弱势群体对健康和医疗沟通的回应方式（Kreps & Kunimoto，1994；Kreps & Sparks，2008；Pecchioni et al.，2008；Sparks & Nussbaum，2008）。有几个关键文化变量会影响到健康传播的结果，包括不同的人对健康形势的独特健康信念、价值观、规范与期望（Kreps & Kunimoto，1994）。评估消费者基于文化的语言技能与障碍、健康素养水平、寻求健康信息的动机及其独特的媒介使用模式也十分重要（Youmans & Schillinger，2003；Andrus & Roth，2003）。确认这些文化因素为我们提供了关键信息，从而确定了最恰当的信息设计与传递方式，并让复杂的健康信息成功抵达不同人群（Kreps & Sparks，2008）。例如，Pecchioni 等人（2004）发现，美国的老年人在人们印象中多以负面形象存在，经常受到年轻人的负面评价。然而作者发现，在西班牙文化中，老年人是家庭中的权威并受到尊重。移民到美国的西班牙裔老年人可能会遭受文化冲击，因为他们将面临美国文化对老年人的负面刻板印象，这与其在自己国家天然拥有较高的地位完全相反。

有时，由于语言障碍，医务人员可能无法在跨文化的语境下与患者交流。当癌症患者来自不同文化背景时，可能会产生困惑：疾病的原因是什么？适宜的治疗方案又是什么？（Pecchioni et al.，2008）。此外，当医生认为患者对疾病与治疗的不同文化信仰或价值观处于劣势时，刻板印象还会抑制医患间的坦诚交流（Pecchioni，Ota & Sparks，2004）。研究人员发现，人们因此经常寻找与自己文化背景相似的医务人员，认为他们有相同的价值观，或者他们可能依赖家庭成员（可能有也可能没有医学知识）为其提供医疗服务（Pecchioni et al.，2008）。作为一种转换策略，人们会寻找与自己相似的人。对于为弱势病患提供健康促进和健康护理的有用信息来说，具有文化敏感性的健康传播至关重要。

美国正在努力使健康信息覆盖医疗服务不足的人群，SeniorNet 为老年人中心提供电脑和电脑培训，帮助残疾人（如视力受损的人）使用网络浏览器的软件应用，以及制订向贫困社区捐赠旧电脑与互联网接入的企业计划（Kreps & Sparks，2008；Mo，Malik & Coulson，2009；Sparks & Nussbaum，2008；Stalberg et al.，2008）。但是，要缩小美国的数字鸿沟仍需做大量工作（Kreps et al.，2008）。例如，老年人访问互联网并获取健康信息的可能性只有年轻人的一半，且许多种族／族裔及受教育程度较低的人群不太可能依靠互联网来进行健康决策（Tu & Cohen，2008）。解决这些问题需要很多层面的努力，包括改善互联网的基础设施以便让人们在不同的地方上网、推进计算机扫盲计划，以及社区为个人提供免费上网的场所，如图书馆和社区中心。此外，公共卫生宣导需要帮助个人找到适合其健康需求的信息，并帮助他们理解这些在线健康信息。

第二节 新技术与患者之间的相互沟通

互联网的发展为增进患者之间的沟通创造了可能性，沟通渠道主要包括网络社群、社交网站，以及专门的以计算机为媒介的支持小组。随着互联网的日益普及，具有相似健康问题的人可以通过网络连系在一起，作为众多健康问题的信息与支持来源，以计算机为媒介的支持小组变得越来越普遍。据统计，大约有9000万美国人参加过某种类型的计算机为媒介的支持小组（Sarasohn-Kahn，2008）。包括健康传播的研究人员在内的许多学者都非常关注这些人群，研究以计算机为中介的支持小组为参与者带来的益处，并探索计算机媒介的利弊如何影响支持性传播的性质（Rains & Young，2009；Shaw et al.，2006；Tanis，2008；Wright et al.，2011）。

（1）以计算机为媒介的支持小组与健康结果。越来越多的证据表明，以计算机为媒介的支持小组可以为药物滥用者（例如患有癌症、糖尿病和药物滥用问题的人）提供广泛的健康收益，包括减轻压力、提升应对积极性、提高生活品质、增强个人健康管理的自我效能、减少抑郁及增进健康收益（Beaudoin & Tao，2007；Gustafson et al.，2005；Houston，Cooper & Ford，2002；Jones et al.，2008；Rains & Young，2009；Shaw et al.，2006；Wright，2000a）。

（2）以计算机为媒介的支持小组的利弊。Query与Wright（2003）为面临健康问题的人们开发了一种在线支持小组的参与模型，这个模型帮助人们了解了为什么有些人参与这些小组，而另一些人却没有。并非每个关注健康问题的人都会寻求社会支持：有些人选择基于个人的策略来应对压力事件，而有些人则更倾向于社会导向，如寻求各种类型的社会支持（Kohn，1996；Pierce，Sarason & Sarason，1996）。许多人认为自己已经从家人和朋友那里得到了足够的支持，因此，他们可能永远也不需要加入在线支持小组。但是，正如我们在第三章中所看到的那样，有时面对疾病的人们很难与亲密的人（如家人和朋友）进行交流。例如，研究人员发现，危及生命的疾病往往是大多数人难以启齿的话题，尤其是当它会影响到亲人时；家人和朋友也往往会尽量减少重病患者的担忧，避免与他们互动，引开疾病的情绪化话题，或者回避有关疾病的讨论（Dakof & Taylor，1990；Helgeson et al.，2000）。

一些人在面对面交流健康信息时会出现问题，这就使他们可能会寻找在线支持小组。Papacharissi 与 Rubin（2000）的结论是，当面对面的交流被认为很困难或不受欢迎时，人们会将基于网络和计算机的交流作为一种"功能替代性方案"。对患者来说，当传统的支持力量无法满足自己的需求时，互联网可以帮助他们找到其他有类似健康问题的人，并为这些患者提供了一个机会，让他们从一个更大的网络中获得支持。与面对面的世界不同，互联网不对任何人设限，线上关系不受时间和空间限制。因此，在线支持小组的参与者可以在网络上聚集，并在与其他成员的交流中获得支持，他们聚集在一起讨论非常具体的健康问题（例如前列腺癌、艾滋病病毒／艾滋病），而不是一般的健康问题。互联网也可以被视为弱关系支持网络（见第三章），在这里，人们有可能获得更多元的观点，并在较低的人际关系风险下讨论一些棘手问题。

互联网的其他功能也可能对参与在线支持小组的人有所帮助。Wellman（1997）认为，在电子邮件及其他常见的基于文本、以计算机为媒介的交流中，非语言与面部暗示的作用被弱化，这种特征能够促进那些在现实世界中被抑制的关系。由于年龄、性别、种族及外貌等暗示性因素，我们中的许多人都不愿在现实世界中与人建立关系。但是，在基于文本、以计算机为媒介的交流中，人们看不到这些暗示，而且倾向于围绕那些共同感兴趣的话题形成交流。

此外，社会信息加工理论（Ramirez et al., 2002；Walther, 1996）认为，在以计算机为媒介的交流中，信息发送者往往以对社会有利的方式呈现自己，从而引发信息接收者的注意，提高他们对更多互动的期待。反过来，由于过于重视微小的、基于文本的暗示，消息接收者往往会将发送者的形象理想化。此外，大多数以计算机为媒介的非同步互动（有时也可视为同步互动，例如聊天室）使得发送者和接收者都有更多的时间来编辑他们的互动信息。与现实世界互动中的即时反馈相比，以计算机为媒介的互动更加可控且压力较小。在以计算机为媒介的互动过程中，理想化的感知和最佳自我表现往往会在反馈循环中不断强化，这种强化通常会导致 Walther（1996）所说的"超人际互动"（hyper personal interaction），即这种交流要比面对面的交流更亲密、更符合社会需求。

当不存在面对面的互动时，超人际互动就会得到强化，因此，用户可以在"不受环境现实干扰的情况下"构建形象并展现自己（Walther, 1996, p.33）。人们发现，超人际互动会以积极的方式影响人们对关系伙伴的看法，在某些情况下，包括在线支持小组在内的以计算机为媒介的互动强度可能会超过面对面互动的强度（King & Moreggi, 1998；Ramirez et al., 2002；Walther, 1996；Wright & Bell, 2003）。有趣的是，Houston 等人（2002）发现，在他们的研究中，40％的人更喜欢在线支持小组，而不是面对面的咨询，这与以计算机为媒介的交流环境形成的认知偏差有关。

基于文本形式、以计算机为媒介的交流还有其他优点。Weinberg 等人（1995）认为，在以计算机为媒介的支持小组中写下的问题具有特定的治疗价值——使他们更多地思考该问题并与其他人保持距离，而不必担心其他人的即时反应。另外，（在以计算机为媒介的支持小组中）写下问题可以在人们与困境之间创造距离（Diamond，2000），这可能有助于更客观地看待健康问题。有研究表明，在支持性在线交流中撰写富有感情的信息可降低总胆固醇水平与皮质醇水平（Floyd et al.，2007）。胆固醇与皮质醇都是压力的生理产物，会导致长期面临压力的个体出现心脏病和中风。

以计算机为媒介的支持小组所具备的特征，包括匿名性、24 小时随时在线，可能会引导人们找到一个满足自身需求的支持网络。此外，有些人可能会使用在线支持小组来扩大他们的支持网络，而不是用虚拟的网络成员来替代现实世界的社会关系。与健康相关的以计算机为媒介的支持小组的研究表明，参与这些小组的人往往对这种支持感到满意：他们不仅得到了支持，且这种支持比他们在现实世界中可能获得的还要更好（Wright et al.，2011）。

当然，在线支持小组也有其劣势，研究人员发现了一些让参与者不满意的原因（Galinski，Schopler & Abell，1997；King & Moreggi，1998；Preece & Ghozati，2001；Walther & Boyd，2002；Wright，2000b）。与他人交流时，参与者经常感到缺乏即时性，这让他们觉得沮丧。不满意的其他原因包括：由于非言语暗示的匮乏，人们往往会在表达、解释情感时遇到困难；对无法接触他人感到不满；不请自来的参与方会发送一些垃圾信息（包括垃圾邮件），这让人很厌烦；增加了一些向在线支持小组歪曲事实的可能性。

第三节　新技术与医务人员之间的相互沟通

互联网与其他新的通信技术改变了大健康环境中的医疗机构（如医院、诊所、药房和研究机构）互动，也改变了它们的信息获取方式。在过去，长途电话、紧急信件，以及创建与存储患者病历都让医疗机构产生了巨大的运营成本（这些成本最终转移给了患者）。新的通信技术可能会提供更便宜、更方便、更有效的方案，以替代医疗机构内部的传统方案。本节将探讨新的通信技术促进医务人员之间沟通的几种方式。

一、电子邮件、无线／卫星通信和电子病历

（1）电子邮件和无线通信。电子邮件是一种相对简单的计算机应用程序，但是它在许多重要的方面改变了医务人员之间的通信。现在，医生和其他医务人员可以从医疗机构内或其他医疗机构的重要医务人员处获取各种信息与意见。电子邮件的附件功能使医务人员能相互发送患者病史、特定疾病的研究文

章、医保记录，以及可用于促进医疗的其他重要信息。此外，电子邮件的非即时性使医务人员可以超越时空进行沟通。农村卫生站的医务人员可以快速、廉价地从城里的大型医院及研究机构获取信息、咨询专家，并通过医学研究机构和政府（例如，NIH 和 CDC）支持的网站上了解有关健康的最新信息。传播学的研究人员发现，尽管许多年长的医生对采用电子邮件有所抵触，但大多数医务人员都对电子邮件持积极态度，并认为电子邮件在改善医务人员之间的沟通上具有价值（Aspden，Katz & Bemis，2001）。

（2）卫星技术。卫星技术与互联网的融合产生了诸如 HealthNet（www.healthnet.org）的健康信息组织，该组织提供了一个全球通信网络，通过电子邮件将世界各地的医务人员联系在一起。HealthNet 及类似组织使用电子邮件和卫星技术来联系医务人员，并向他们提供诸如在线医学期刊及其他与健康相关的数据库访问权限。这项技术对发展中国家的医务人员特别有用。例如，HealthNet 帮助了非洲和发展中国家的专业医务人员抗击艾滋病病毒／艾滋病。在发展中国家的偏远地区，获取医学期刊及其他最新的信息资源对于预防与治疗疾病至关重要。因此，卫星／互联网技术是向在这些环境中工作的医务人员传播信息的重要手段。

（3）无线通信设备。iPad 等无线设备让医务人员可以在问诊时或问诊后输入有关患者的信息，并通过无线电子邮件发送给其他医务人员、药理学家、技术人员及其他医学专家（Eder & Wise，2001）。医务人员可以轻松地用手机拍摄患者处方，然后通过电子邮件发送给药房重新配药，并且可以通过无线技术将消息快速、便捷地发送给前台和其他医务人员，简化预约和转诊过程。过去，医生在诊疗后需要在图表上做记录，然后再抄一遍以便提供患者的详细信息。无线设备可以给医务人员提供更多关于病历的详细信息，还可以帮助他们解决书写不良或与患者病历有关的其他棘手问题。

（4）电子病历。Eder 与 Wise（2001）估计"医疗服务的所有业务活动中，近 75％与信息的获取与处理有关，其中大部分是纸质版"（p.310）。随着电子病历（electronic medical records，EMRs）对医疗行业的彻底颠覆（Jones，2008），它使就诊记录更易于存储、更容易获取，从而降低了成本，为患者提供更优质的长期护理，并消除了由疏忽（即如患者不记得自己目前正在服用的药物）导致的药物不良作用之类的问题。在未采用电子病历的医疗机构中，患者的重要医疗信息通常散落在不同科室、不同医务人员所保存的医疗记录中，而有价值的信息，如药物过敏、既往健康状况，则往往无法在医疗过程中获得。在当前的医疗环境下，电子病历和互联网技术在获取、存储信息方面具有巨大潜力。根据 Hillestad 等人的研究（2005），在美国医疗系统中，如果电子病历采用率达到了 90％，每年就可能节省 770 亿美元以上的费用。正如你所想象的那样，美国国立卫生研究院等政府机构正在敦促医疗机构朝着病历电子化的方向迈进，通过增加可负担的医疗服务，防止医疗失误、提高管理效率、减少文书工作，最终达到改善医疗质量的目的。

通过标准化的电子表格可以轻松创建电子病历，并存储在医疗机构的计算机服务器中。许多医院都有这样的程序，医务人员可以在科室的电脑上输入患者信息，程序会提醒医务人员询问患者病史、生活方式及健康状况等详细信息。X光片和其他检查结果可以快速发回给医务人员或附在电子病历中。电子病历在服务器上所需的存储空间比纸质病历所需的物理空间小，并且，电脑程序允许医生、前台、护士、技术人员及其他医务人员快速、便捷地检索患者的电子病历。另外，当患者需要转诊时，发送电子病历也有助于节省诊断时间和成本。由于网络带宽的增加，电子病历可以传输更详细的信息，因此，它还让医生能够跟踪患者慢性病筛查的频率，这可能有助于疾病预防工作（Avtgis et al.，2011）。此外，电子病历可以帮助医务人员了解其他医疗机构对患者进行诊疗时出现的疏失，由此来确保患者得到恰当的治疗，最大程度地减少导致医疗事故诉讼的严重错误。同时，病历的电子化使得各类信息比手写笔记更容易阅读，这似乎可以减少对记录的误解及代价高昂的医疗事故发生的可能性（Eder & Wise，2001）。然而，电子病历系统的成本（尤其是在经济疲软时期）、患者隐私问题，以及将相关信息从纸质系统转移到电子系统的复杂性，都是电子病历在普及与发展过程中需要关注的问题。（Jones，2008）。

二、新通信技术的缺点

在节省成本、提高医务人员及医疗部门的效率方面，虽然基于互联网的通信与电子病历有许多优点，但它也有缺点。根据 Eder 与 Wise（2001）的说法，"不存在一个被普遍接受的电子病历的格式标准"（p.316）。当不同的医疗机构使用不同类型的电子病历，并与不同的患者数据系统共享信息时，可能会在获取、解读患者信息上出现问题。同时，人们目前还不太了解科室中使用电脑会如何影响医患互动。但是，使用电脑输入患者信息很可能会减少医患双方在言语与非言语上的直接互动。已有的健康传播文献显示，在没有电脑的情况下，医患互动时就有可能出现各种问题，如分析患者的暗示、沟通时间限制及以医务人员为主导的互动过程（Geist & Hardesty，1990；Roter，Hall & Katz，1988；von Friedrichs-Fitzwater et al.，1991；Zyzanski et al.，1998），这让我们可以合理地推测，电脑的引入将使医患之间的互动变得更加复杂，且存在一些潜在的问题。

例如，在就诊软件中，输入患者某些特定信息（如症状）的提示可能会分散医生的注意力，使其无法询问患者更多相关问题，如危险的生活方式或社会心理问题，等等。此外，使用程序来收集患者信息可能会阻碍医患之间的眼神交流、医生聆听情况及医生对患者的关注。评估使用电脑或其他电子通信设备对医患互动的影响将有助于未来的研究。

随着新型通信技术的发展，人们越来越关注围绕电子病历使用所产生的隐私和保密问题。根据 Katz 与 Aspden（2001）的研究，许多与使用电子病历相关的患者隐私问题需要得到解决。首先，在就诊时，患者经常会披露大量有关其生活方式的敏感信息，包括药物滥用、心理问题和性史。这些信息如被保险公司等第三方获取，则可能对患者造成潜在的经济损失，例如根据患者电子病历中获取的信息，保险公司可能会认定患者存在较高风险，从而决定提高保险费用。同样，其他第三方获取患者信息可能会对患者的社交造成伤害，特别是如果医院工作人员不恰当地讨论患者的精神病史或艾滋病感染状况，且让这些信息进入了患者的社会关系网中。此外，在一些案例中，律师会通过检查电子病历来寻找患者的医疗事故索赔历史，这可能会被用来取消患者的保险或被保险公司用于拒绝赔付患者所获的医疗服务。因此，卫生与公共服务部（DHHS）一直与私立医院及其他联邦所属医疗机构合作，以确定并认可电子病历的自愿标准，这种标准的制定十分必要，它能促使健康信息在医务人员之间安全、可靠地共享。*HIPAA* 的实施（见第五章）也为使用电子病历与患者信息设定了方向。

最后，令人担忧的是，有关患者的某些信息，如疾病情况、风险因素和生活方式，可能会被出售给制药公司或其他与健康相关的销售公司，从而导致令人厌烦的、针对患者的产品推销。研究人员和其他人经常要求访问患者的电子病历，因此，在处理这类敏感信息时，他们应关注其中的道德问题。这些问题与其他问题一起，对未来的电子病历使用提出了挑战，随着这一技术的发展，如何恰当地使用患者信息的这一伦理问题也需要被仔细考虑。一些医疗机构已经开始尝试新的电子安全措施，例如数字签名、加密数据或使用改进的内联网，内联网是一种封闭的计算机网络，可以限制某些医疗机构对信息的访问。

根据 Rains 与 Bosch（2009）的说法，消费者已经被要求在网上输入越来越多关于自己及自身健康状况的敏感信息，随着医务人员、药房与保险公司之间信息共享的增加，越来越多的隐私侵犯将会发生。虽然大多数与健康相关的网站都会提供某种形式的隐私政策声明，告知客户谁收集、使用了数据，但是，Rains 与 Bosch（2009）在对 97 个健康网站的研究中发现，只有不到 3% 的网站满足联邦贸易委员会的全部五项"公平信息惯例准则（Fair Information Practices，FIP）"。尽管官方对 *HIPAA* 进行了改革并采取了其他措施以保护患者隐私，但互联网允许个人通过轻松共享信息来规避监管。在制定更好的保护患者信息的措施与准则之前，在线健康信息隐私可能仍然是一个问题。

三、继续教育

在美国，大多数州都要求大部分医务人员，包括医生、医生助理、护士、技术人员及其他主要医务人员必须完成继续教育要求，才能续签医务人员执照。许多其他类型的医务人员也是如此，包括理疗师、牙医、洁牙师及药剂师。大多数州每年都需要医务人员接受一定时长的继续教育，在重新申请州执照时，他们还必须提交继续教育学时证明。过去，医务人员不得不在周末或休息日参加继续教育课程，或医疗机构会安排他们参加培训。后来，学者与其他专家会在全国各地的大学及其他地方提供各种与健康有关的课程，所有参加者都可以获得继续教育学分。

随着各种基于网络的继续教育课程的出现，其中许多课程允许医务人员按照自己的进度完成，有些甚至允许医疗人员在课程结束时下载结业证书。根据Whitten等人（2001）的观点："互联网提供了一种成本非常低的继续医学教育（continuing medical education，CME）方式，避免了昂贵的会议场地费、视听设备租赁费及教职工的差旅与住宿费用"（p.265）。基于网络的继续教育课程支持多媒体的使用，且它们的设计、实施和维护的费用相对低廉。然而，基于网络的继续教育课程在种类和质量上各不相同（Kim，1998），这需要我们在今后的研究中进行评估。同时，除了削减成本，我们还需要评估这些课程为医疗系统带来的其他好处。

第四节　新技术与医患沟通

一、在线通信技术与医患互动

相较于过去，现在的患者可以通过网络与医生及其他医护人员进行更便捷的交流，特别是通过电子邮件、访问健康网站等。然而，尽管这些技术在促进医患交流方面具有优势，如降低费用、更便捷并能附加包含健康信息的文档，但医护人员基本上不愿意采用电子邮件作为通信手段（Delbanco & Sands，2004；Roter et al.，2008）。但是，美国的大多数患者报告说，他们希望通过电子邮件及其他类型的网络访问来联络他们的医生（Roter et al.，2008）。一项研究发现，在具有互联网访问能力的人中，只有不到10%通过网络联系了他们的医生（Baker et al.，2003）。但是，Fox与Rainie（2000）发现，有50%的参与者报告说，网络上的信息可以帮助他们在定期就诊时向医生提出问题。正如我们将在本节中看到的，与医生的在线交流以多种形式改变了传统的医患互动模式，因此，对于健康传播的研究者来说，研究这种趋势非常重要。然而，研究发现，电子邮件与高速互联网的获取、受教育水平及计算机媒介素养等因素依旧在限制着患者对互联网的使用及其与医生的在线互动能力（Avtgis et al.，2011；Pelletier，Sutton & Walker，2007）。

（1）医生的抵触。医生经常以消极的眼光看待通过电子邮件或其他基于网络的方式与患者互动的想法（Podichetty & Penn，2004）。在美国的文化中，尽管电子邮件早已被广泛使用，但几乎没有证据表明，医患互动因这项技术而大大地受到了推动。根据 Rice 与 Katz（2001）的说法，"未采用这些技术并不是因为医生被限制或不被允许使用，而是社会结构在平衡着医生的充分使用与医疗机构的管理边界"（p.425）。换句话说，尽管电子邮件具有增进医患沟通的能力，但是由于诸如患者隐私、提供社会心理层面的医疗保健的能力下降，以及更容易遭遇医疗事故诉讼等问题，许多医生并不愿意超越传统的医患关系界限（Bovi，2003；Houston et al.，2003；Roter et al.，2008）。此外，鉴于大多数医疗机构对医生的工作量要求很高，与患者基于网络的多种互动会增加其额外的工作量，这可能是我们尚未看到医患之间通过互联网进行大量互动的另一个原因（Houston et al.，2003）。

（2）医患在线沟通的优势。使用互联网进行沟通可能会给患者带来许多好处。学者发现，医患之间的电子邮件交流与患者的满意度、安全感及医疗质量相关（Brooks & Menachcmi，2006；Roter et al.，2008）。Pelletier 等人（2007）发现，在他们的研究中，78%的患者更倾向于与医生进行在线交流，而不是面对面交流。造成这种情况的原因似乎很多，例如电子邮件的异步性可能会帮助焦虑的患者，让他们在提出问题或表达对健康的担忧时有更多的时间来整理自己的想法（Strasser et al.，2002）。遗憾的是，医患双方都未能利用新的通信技术为患者提供许多健康信息与医疗服务的潜在功能。鉴于与智能手机等设备的相关技术优势，医护人员可以轻松地使用链接与附件向患者发送有关疾病及疾病状况的信息，并可以通过全球定位系统（GPS）的应用程序将患者连接到他们的在线社会支持小组或社区中的面对面支持小组中。一些研究表明，医患之间的电子邮件沟通倾向于满足更平常的信息交流目的，例如预约就诊和处方补充（Delbanco & Sands，2004）。我们需要更多的研究来评估通过新技术进行医患沟通的更多潜在好处。但是，医患之间的传统障碍，例如不平等的权利／地位、时间限制等，都可能会继续削弱未来使用新技术所带来的好处。

二、互联网带来的面对面的医患互动变化

Rice 与 Katz（2006）发现，越来越多的患者正在与医生讨论他们从互联网上获得的健康信息。互联网上丰富的健康信息已经以各种方式改变了面对面

的医患互动。首先，医生现在需要花更多时间来回答患者通过网络获得的健康信息问题（Sundar et al.，2011）。据报道，患者希望医生向他们推荐相关网站，从而获得更多关于自身健康状况的信息（Diaz et al.，2005），当医生回答了他们的问题或解决了他们对互联网信息的担忧时，患者会对医疗问诊感到更满意。一方面，医生们想帮助患者厘清他们从网络上获取的健康信息，但另一方面，医生也认为这会降低就诊效率，并有损医疗质量（Sundar et al.，2011）。当然，当下还出现一种趋势：在面对面就诊时，患者和医生会就互联网上的健康信息进行更多对话。考虑到高质量的医患沟通与患者满意度、依从性等重要结果之间的关系（见第一章），健康传播的研究者需要继续从正反两方面研究互联网信息改变面对面医患互动的各种方式。

三、患者如何联络医护人员：网站的作用

一些健康网站（例如 WebMD）偶尔会安排患者与医生及其他医护人员聊天，或者允许用户通过公告板提出问题。这些网站让患者能从那些愿意参加上述活动的医务人员那里获取免费的健康信息。通过这些健康网站与患者互动的医务人员通常由网站管理员支付报酬，而这些网站最终从赞助商那里赚钱。赞助商通常是提供医疗服务的机构（如医院和专业的健康诊所）或销售健康相关产品，如处方药、减肥产品或医疗用品的公司。这些健康网站的商业赞助引发了一些道德问题，例如，通过这些网站增加收入的想法是否比促进公共健康更重要？尽管这些网站可能想同时实现这两个目标，但大量的商业赞助却引发了有关产品与服务是否符合用户利益最大化的问题，并且，低成本的健康替代方案可能并没有得到推广，仅仅是因为提供低成本健康替代方案的机构没有选择在这些网站上做广告。

此外，在医务人员在向用户给出建议的时候，WebMD 这样的健康网站通常会给这些意见加上限定条件，并推荐用户咨询自己的主治医生。用户收到的建议可以帮助他们减轻恐惧或应对有关其健康状况的焦虑，并可能使他们寻求更多的健康信息或探索适合的治疗方案。然而，由于这些网站上的医生无法看诊或开药，因此，消费者必须结合现实中的医生建议，这一点至关重要。在与这些网站上的医生沟通后，如果用户因此而觉得自己不必担心健康状况，或者被医生的建议引起了不必要的恐惧，则可能会出现问题。在不使用临床测试的情况下，许多疾病与疾病状况很难得到判断，因此，网站上的医生只能根据用户提供的信息对其健康状况作出猜测。网站上的医生会给用户们提出一些建议，用户如何处理这些建议，以及是否根据其建议来采取行动，这些都是学者们未来需要研究的方向。

四、远程医疗与患者

远程医疗，作为健康传播的研究者的一个研究方向，已经变得越来越重要（Whitten，Cook & Cornacchione，2011）。尽管早期的远程医疗自 20 世纪 50 年代末就已经出现（即医生与患者通过闭路电视进行交流），但个人电脑、互联网和移动 / 无线技术的出现极大地改变了远程医疗。远程医疗（telemedicine）（也称为远程问诊）是一个总称，指通过技术手段向个人提供远距离的医疗服务（American Telemedicine Association，2009），包括通过计算机或线上会议进行医患互动，以及远程放射学（teleradiology）、远程病理学（telepathology），前者是通过网络发送 X 光片，后者是在线传送显微镜图像。此外，尽管医患之间的空间距离很远，但医生仍可通过互联网监视心脏（通过电子听诊器或无线心电图）、血压及其他生理指标（Avtgis et al.，2011；Hong et al.，2009）。计算机和互联网还提供了与医生的低成本通话（通过 Skype 技术）的功能（Miller，2009）。尽管大多数学者都认为远程医疗将成为未来健康传播的重要内容，但目前的远程医疗情况还是有些复杂。以下简要概述了远程医疗的主要优缺点。

（1）远程医疗的优势。对于生活在农村地区、本地医疗水平较低的人群或行动不便的人群而言，远程医疗因其低成本的医疗服务而极为重要（Whitten，Cook & Cornacchione，2011）。研究表明，患者对远程医疗的体验基本满意，他们愿意获得这种与专家交流的机会（Gutskc et al.，2000；Turner，2003）。但是，Whitten、Cook 与 Cornacchione（2011）告诫说，由于已有研究存在方法学方面的问题，我们还需要对远程医疗的患者满意度展开进一步研究。此外，人们发现远程医疗可减少就诊次数、提高医疗服务质量及患者满意度（Chen et al.，2009）。远程医疗可为患者及医疗机构节省大量医疗费用，Bynum 等人（2003）研究了远程医疗对美国阿肯色州农村地区的影响，发现远程医疗为 92% 的患者节省了 32 美元燃油费；为 84% 的患者节省了 100 美元工资，使他们不必因看病请假；为 74% 的患者节省了 75~150 美元的额外费用。此外，远程医疗通过技术与患者建立联系，这有助于降低农村地区的医疗建设与人员配置成本。

（2）远程医疗的缺点。尽管远程医疗有很多好处，但也有一些潜在的缺陷。自远程医疗问世以来，医护人员的薪酬和从业执照就成了亟待解决的两个关键问题。在美国的大部分地区，无论是医疗保险（由政府提供）还是个人健康保险（由商业公司提供），在与远程医疗相关的赔付上都存在限制。根据 Whitten 等人（2011）的研究，只有五个州（加利福尼亚州、肯塔基州、德克萨斯州、路易斯安那州和俄克拉荷马州）要求个人健康保险覆盖远程医疗。简而言之，这导致医疗成本与保险公司覆盖的费用之间出现了巨大差距，而保险不覆盖的部分通常需要患者自理。此外，根据 Stanberry（2006）的研究，医生只能在某个州领取自己的执照，当远程医疗跨越州界时（即加利福尼亚的医生为内华达的患者提供远程医疗服务），这可能会涉及法律问题。对于那些想对医生提起医疗事故诉讼的患者和律师，这是个麻烦，因为它带来了法律管辖权和国家许可责任的问题。远程医疗也可能导致通信问题，一些研究报告称，远程医疗会诊中的大部分互动往往发生在初级保健医生（家庭医生）与专家之间，在很大程度上排除了患者的参与（Turner，2003）。Miller（2003）认为，由于非言语暗示的减少，远程医疗可能使医患互动的个性化降低，尽管有关其他研究发现患者对这种个性化的互动感到满意（Whitten & Buis，2008）。尽管有关面对面的环境中的医患互动研究非常多（见第一章），但关于在远程医疗环境下的医患互动研究却很少，鉴于远程医疗的发展及其影响，这种类型的互动研究在将来有望得到更多的重视。

五、管理式医疗机构：尝试通过互联网接触患者

管理式医疗机构越来越多地使用互联网向患者提供信息。管理式医疗的一个核心原则是，通过控制健康资源的获取与预防措施来减少医疗机构与患者的成本。互联网为管理式医疗机构提供了一种便宜且便捷的方式，为患者提供有关生活方式改变、疾病诊断检测及其他防止健康问题出现的信息。此外，这些机构开发的网站通常包含互动功能，如关于疾病与疾病状况、风险因素、饮食和锻炼的教程，并提供相关网站的链接。人们可以在网站上输入生活方式、健康史等相关数据，以获取为自己量身定制的健康信息，且交互界面（类似于搜索引擎使用的形式）可以根据用户输入来引导他们获得信息。

然而，这些网站的交互往往更强调（网页上的）健康信息，而不是与现实中的医生交流。在对美国著名的健康维护组织（health maintenance organization，HMO）网站进行的分析中，Witherspoon（2001）发现，该研究中的任何网站均未提供联系特定医生或其他医务人员的电子邮件链接，也没有提供可以与医生互动的公告板或聊天室。取而代之的是，网站通常将用户引至一些提供信息的网页，诸如疾病与疾病状况、运动课程以及健康食谱之类。大多数网站都提供了导向各种健康状况的支持小组或政府资助的网站（例如 CDC 或 NCI）的链接。尽管 HMO 及其他管理式医疗网站在影响用户的健康行为上呈现出极大的潜力，但就充分利用网络技术所提供的多媒体与互动功能而言，目前很少有网站能展示这一可能性。

第五节　新技术与健康宣导

伴随着计算机编程和软件技术的进步，那些对健康宣导感兴趣的个人已经能通过计算机发送基于目标受众特征的定制信息。根据 Kreuter 等人（2000）的说法，定制的健康促进材料（tailored health promotion materials）指"影响特定人群的信息与行为改变策略的任意组合，旨在根据个人独有的、与其关注结果相关的、源自个性化评估的特征，向特定的人进行宣传"（p.5）。个性化定制系统根据用户对计算机程序提供的问题的回答，选择性地提供适合特定个体的消息（Hawkins et al.，2008）。

计算机定制的健康信息可用于制作适用于所有传播渠道的健康宣导材料，包括印刷材料、电视与广播广告，以及基于互联网的宣导。因此，我们可以根据人口统计学、心理特征及沟通行为（如性别、年龄段或在健康自我效能评估中的得分情况）来判定目标人群中的参与者是否属于某些特定群体，再通过计算机编程中的算法来促进消息的个性化定制（Rima & Adkins，2003）。

通过算法技术，计算机程序可以将特定消息快速连接到目标个体，从而创建定制化消息。对于计算机程序员而言，基于算法来创建程序通常不需要高级的编程技能，然而，许多从事健康传播活动的人员并不具备创建信息定制程序的计算机科学背景，因此，他们往往需要雇人来完成这部分工作。

（1）信息定制的优势。据 Kreuter 等人（2000）以及 Stretcher 与 Kreuter（1999）所述，在健康宣导中，定制信息会比通用信息更有优势。首先，定制信息更有可能与目标受众中的个体相关，因为它们是针对受众中特定个体的人口统计学特征、心理特征及沟通行为特征而创建的。例如，在一个试图改变危险性行为的健康宣导活动之前，如果 100 个目标受众中有 20 个人在寻求感官刺激上的综合得分很高，那么，只有这 20 个人会收到专门针对高感官需求倾向的信息。其次，Kreuter 等人（2000）认为，人们在健康宣导中更加关注与个体有关的信息，这是改变态度及最终行为的重要的第一步。第三，消除了那些通用消息中的冗余信息，并在用户的消息推送中仅使用与其个人特征相匹配的信息。Kreuter 等人（2000）认为，当消息推送满足了个人的特定需求时，信息将得到更细致的处理，根据 Petty 与 Cacioppo（1981）的详尽可能性模型（elaboration likelihood model），这也是持久的态度与行为变化的重要前提。在两项关于信息定制的研究中，Kreuter 等人（2006）与 Kreuter 与 Alcaraz 等人（2008）发现，如果我们通过定制信息的电脑信息亭进行社区乳腺癌教育，可以改善人们对乳腺癌的态度，增加相关知识。根据 Sundar 等人（2011）的研究，与信息定制活动相关的积极结果主要是因为自我意识的强化，这也是在电脑（信息亭）中输入自己的数据后，反馈过程带来的信息增强所致。

（2）信息定制的过程。根据 Kreuter 等人（2000）的研究，理想情况下，创建定制信息的过程分为9步，包括对健康宣导活动的目标受众特征进行广泛的背景调查，针对目标受众的人口统计学、心理特征及沟通行为创建评估措施，为每个可能的细分市场设计适当的信息，为活动创建算法和计算机程序，以及实施和评估活动，等等。

除了为目标受众创建特定的消息，健康宣导要考虑的另一个重要问题是如何让信息最有效地触达个人。Rimal 与 Adkins（2003）认为，成功的健康宣导定制信息可以在覆盖受众的广度与精度上实现最佳平衡。这些作者认为，应更多地关注那些根据受众特点来寻找传播渠道的方法，例如，有些人（如大学生）可能更关注互联网上的健康信息，而老年人可能更关注医生给他们的纸质版材料。

小结

新的通信技术很可能会继续影响患者寻找健康信息、与其他患者或医生交流健康问题的方式。在收集、存储和传播健康信息（例如电子病历和诊断测试信息）方面，这些技术为医疗机构和医务人员提供了许多便利。

此外，远程医疗为医务人员在照护患者的进程中提供了新的合作机会，互联网和其他新的计算机技术将被继续运用于健康宣导。然而，在改善医疗服务方面，尽管我们对这些技术持乐观态度，但当前仍存在文化、教育、财务及法律层面的障碍，这必将塑造新技术与健康传播的未来。

参考文献

Andrus, M. R., & Roth, M. T. (2002). Health literacy: A review. Pharmacotherapy, 22, 282–302.

American Telemedicine Association. (2009). Telemedicine defined. Retrieved July 23, 2012, from http://www.americantelmedorg/.

Aspden, P., & Katz, J. E. (2001). Assessments of quality of health care information and referrals to physicians: A nationwide survey. In R. E. Rice & J. E. Katz (Eds), The Internet and health communication: Experiences and expectations (pp. 99–106). Thousand Oaks, CA: Sage.

Avtgis, T. A., Polack, E. P., Staggers, S. M., & Wieczorek, S. M. (2011). Healthcare provider-recipient interactions: Is "on-line" interaction the next best thing to "being there"? In K. B. Wright & L. M: Webb (Eds), Computer-mediated communication in personal relationships (pp. 266–281). New York: Peter Lang.

Baker, I., Wagner, T. H., Singer, S., & Bundorf, M. K. (2005). Use of the Internet and e-mail for health care information: Results from a national survey. JAMA, 289, 2400 – 2406.

Barnes, M., Penrod, C., Neiger, B., Merrill, R., Eggett, D., & Thomas, E. (2003). Measuring the relevance of evaluation criteria among health information seekers on the Internet. Journal of Health Psychology, 8, 71 – 82.

Bass, S. B. (2003). How will Internet use affect the patient? A review of computer network and closed Internet-based system studies and the implications in understanding how the use of the Internet affects patient populations. Journal of Health Psychology, 8, 25 – 38.

Beaudoin, C. E., & Tao, C. C. (2007). Benefiting from social capital in online support groups: An empirical study of cancer patients. CyberPsychology & Behavior, 10, 587 – 590.

Biermann, J. S., Golladay, G., & Baker, J. (1999). Evaluation of cancer information on the Internet. Cancer, 85, 381 – 390.

Bovi, A. M., Council on the Ethical and Judicial Affairs of the American Medical Association. (2003). Ethical guidelines for the use of electronic mail between patients and physicians. American Journal of Bioethics, 3, W43 – W47.

Brooks, R., & Menachemi, N. (2006, January). Physicians' use of email with patients: Factors influencing electronic communication and adherence to best practices. Journal of Medical Internet Research, 8(1), e2.

Buis, L. R., & Carpenter, S. (2009). Health and medical blog content and its relationships with blogger credentials and blog host. Health Communication, 24, 703 – 710.

Bynum, A. B., Irwin, C. A., Cranford, C. O., & Denny, G. S. (2003). The impact of telemedicine on patients' cost savings: Some preliminary findings. Telemedicine and e-health, 9, 361 – 367.

Chen, C., Garrido, T., Chock, D., Okawa, G., & Liang, L. (2009). The Kaiser Permanente electronic health record: Transforming and streamlining modalities of care. Health Affairs, 28, 323 – 333.

Cummins, C., Prochaska, J. O., Driskell, M., Evers, K., Wright, J., Prochaska, J. M., & Velicer, W. (2003). Development of review criteria to evaluate health behavior change websites. Journal of Health Psychology, 8, 55 – 62.

Dakof, G. A., & Taylor, S. E. (1990). Victim's perceptions of social support: What is helpful from whom? Journal of Personality and Social Psychology, 58, 80 – 89.

Delbanco, T., & Sands, D. Z. (2004). Electrons in flight — e-mail between doctors and patients. New England Journal of Medicine, 350, 1705 – 1707.

Diamond, J. (2000). Narrative means to sober ends: Treating addiction and its aftermath. New York: Guilford Press.

Diaz, J. A., Sciamanna, C. N., Evangelou, E., Stamp, M. J., & Ferguson, T. (2005). Brief report: What types of Internet guidance do patients want from their physicians? Journal of General Internal Medicine, 20, 787 – 788.

Eder, L, B., & Wise, D. E. (2001). Web-enabled hospitals in the United States: Influences on adoption processes. In R. E. Rice & J. E. Katz（Eds）, The Internet and health communication: Experiences and expectations（pp. 309 – 327）. Thousand Oaks, CA: Sage.

Eng, T. R.（2001）. The eHealth landscape: A terrain map of emerging information and communication technologies in health and health care. Princeton, NJ: The Robert Wood Johnson Foundation.

Ferguson, T.（1998）. Digital doctoring: Opportunities and challenges in electronic patient-physician communication（Editorial）. Journal of the American Medical Association, 280, 1261 – 1262.

Floyd, K., Mikkelson, A. C., Hesse, C., & Pauley, P. M.（2007）. Affectionate writing reduces total cholesterol: Two randomized, controlled trials. Human Communication Research, 33, 119 – 142.

Fox, S., & Rainie, L.（2000）. The online health care revolution: How the Web helps Americans take better care of themselves. A Pew Internet and American Life Project Online Report. Retrieved January 2, 2004, from www. pewinternet. org.

Fox, S., & Jones, S.（2009, June 11）. The social life of health information（online health information use）. Retrieved July 17, 2012 from http: //www. pewInternet. org/ Reports/2009/8-The-Social-Life-of-Health-Information. aspx.

Galarce, E. M., Ramanadhan, S., & Viswanath, K.（2011）. Health information seeking. In T. L. Thompson, R. Parrott, & J. F. Nussbaum（Eds）, The Routledge handbook of health communication, 2nd ed.（pp. 167 – 180）. New York: Routledge.

Galinski, M. J., Schopler, J. H., & Abell, M. D.（1997）. Connecting group members through telephone and computer groups. Health and Social Work, 22, 181 – 189.

Geist, P., & Hardesty, M.（1990）. Reliable, silent, hysterical, or assured: Physicans assess patient cues in their medical decision making, Health Communication, 2, 69 – 90.

Gustafson, D. H., McTavish, F. M., Stengle, W., Ballard, D., Hawkins, R., Shaw, B. R., Jones, E., Julesberg, K., McDowell, H., Weil, C. C., Volrathongchai, K., & Landucci, G.（2005）. Use and impact of ehealth system by low-income women with breast cancer. Journal of Health Communication, 10, 195 – 218.

Gutske, S., Balch, D. West, V., & Rogers, L.（2000）. Patient satisfaction with telemedicine. Telemedicine Journal, 6, 5 – 13.

Hawkins, R. P., Kreuter, M., Resnicow, K., Fishbein, M., & Dijkstra, A.（2008）. Understanding tailoring in communicating about health Health Education Research, 23, 454 – 466.

Helgeson, V. S., Cohen, S Schulz, R., & Yasko, J.（2000）. Group support interventions for women with breast cancer: Who benefits from what? Health Psychology, 19, 107 – 114.

Hersch, W., Gorman, P., & Sacherek, L.（1998）, Applicability and quality of information for answering clinical questions on the Web. Journal of the American Medical Association, 280, 1307 – 1308.

Hillestad, R., Bigelow, J., Bower, A., Girosi, F., Meili, R., & Scoville, R. (2005). Can electronic medical record systems transform health care? Potential health benefits, savings, and costs. Health Affair, 24, 1103 – 1117.

Hong, S., Yang, Y., Kim, S., Shin, S., Lee, I., Jang, Y. et al. (2009). Performance study of the wearable one-lead wireless electrocardiographic monitoring system. Telemedicine and e-Health, 15, 166 – 175.

Houston, T. K., Cooper, L. A., & Ford, D. E. (2002). Internet support groups for depression: A 1-year prospective cohort study. American Journal of Psychiatry, 159, 2062 – 2068.

Houston, T., Sands, D. Z., Nash, B. R., & Ford, D. E. (2003). Experiences of physicians who frequently use e-mail with patients. Health Communication, 15, 515 – 525.

Hurling, R., Catt, C., Boni, M. D., Failey, B. W., Hurst, T., Murray, P. et al. (2007). Using Internet and mobile phone technology to deliver an automated physical activity program: Randomized controlled trial. Journal of Medical Internet Research, 9, e7. Retrieved July 17, 2012 from http: //www. jmir. ong/ 2007/2/e7/.

Jones, D. S. (2008, December). Quality, defensibility, and the electronic medical record. Journal of Healthcare Compliance, 41, 71 – 72.

Jones, M., Luce, K. H., Osborne, M. L., Taylor, K., Cunning, D., Doyle, A. C. et al. (2008). Randomized, controlled trial of an internet-facilitated intervention for reducing overeating and overweight in adolescents. Pediatrics, 121, 453 – 462.

Katz, J. E., & Aspden, P. (2001). Networked communication practices and the security and privacy of electronic health care records. In R. E. Rice & J. E. Katz(Eds), The Internet and health communication: Experiences and expectations (pp. 393 – 415). Thousand Oaks, CA: Sage.

Kim, H. (1998, August). CME: A whole new World (Wide Web). American Medical News, pp. 1 – 3.

Kim, S. I., & Kim, H. S. (2008). Effectiveness of mobile and Internet intervention in patients with obese type 2 diabetes. International Journal of Medical Informatics, 77, 399 – 404.

King, S. A., & Moreggi, D. (1998). Internet therapy and self-help groups: The pros and cons. In J. Gackenbach (Ed.), Psychology and the Internet: Intrapersonal, interpersonal, and transpersonal implications (pp. 77 – 109). San Diego, CA: Academic Press.

Kohn, P. M. (1996). On coping adaptively with daily hassles. In M. Zeidner & N. S. Endler (Eds), Handbook of coping (pp. 181 – 201). New York: John Wiley & Sons.

Kovic, I., Lulic, I., Brumini, G. (2008). Examining the medical blogosphere: An online survey of medical bloggers. Journal of Medical Internet Research, 10, e10. Retrieved July 17, 2012, from http: //www. jmir. org/2008/3/e28/.

Kreps, G. L., & Kunimoto, E. (1994). Effective communication in multicultural health care settings. Newbury Park, CA: Sage.

Kreps, G. L., & Sparks, L. (2008). Meeting the health literacy needs of vulnerable populations. Patient Education and Counseling, 71 (3), 328 – 332.

Kreps, G. L., Neuhauser, L., Sparks, L., & Villagran, M. (Eds) (2008). Translational community-based health communication interventions to promote cancer prevention and control for vulnerable audiences [Special Issue] Patient Education and Counseling, 71 (3), 315 – 350.

Kreuter, M. W., & McClure, S. M. (2004). The role of culture in health communication. Annal Review of Public Health, 25, 439 – 455.

Kreuter, M. W., Alcaraz, K. I., Pfeiffer, D., & Christopher, K. (2008). Using dissemination research to identify optimal community settings for tailored breast cancer information kiosks. Journal of Public Health Management, 14, 160 – 169.

Kreuter, M. W., Black, W. J., Friend, L., Booker, A. C., Klump, M. P., Bobra, S. et al. (2006). Use of computer kiosks for breast cancer education in five community settings. Health Education & Behavior, 33, 625 – 642.

Kreuter, M., Parrell, D., Olevitch, L., & Brennan, L. (2000). Tailoring health messages: Customizing communication with computer technology. Mahwah, NJ: Lawrence Erlbaum.

Metzger, M. J. (2007). Making sense of credibility on the Web: Models for evaluating online information and recommendations for future research. Journal of the American Society for Information Science and Technology, 58, 2078 – 2091,

Miller, C. C. (2009, January 6). Doctors will make web calls in Hawaii. The New York Times. Retrieved July 17, 2012, from http: / /www. nytimes. com/2009/01/06/technology/internet/06health. html.

Miller, E. A. (2003). The technical and interpersonal aspects of telemedicine: Effects on doctor-patient communication. Journal of Telemedicine and Telecare, 9, 1 – 7.

Mo, P. K. H., Malik, S. H., & Coulson, N. S. (2009). Gender differences in computer-mediated communication: A systematic literature review of online health-related support groups. Patient Education and Counseling, 75, 16 – 24.

Napoli, P. M. (2001). Consumer use of medical information from electronic and paper media: A literature review. In R. E. Rice & J. E. Katz (Eds), The Internet and health communication: Experiences and expectations (pp.79 – 98). Thousand Oaks, CA: Sage.

Neuhauser, L., & Kreps, G. L. (2003). Rethinking communication in the e-health era. Journal of Heath Psychology, 8, 7 – 23.

Papacharissi, Z., & Rubin, A. M. (2000). Predictors of Internet use. Journal of Broadcasting and Electronic Media, 44, 175 – 196.

Pecchioni, L., Krieger, J. C., Sparks, L., Pitts, M., & Ota, H. (2008). Investigating cancer and ageing from a cultural perspective. In L. Sparks, H. D. O'Hair, & G. L. Kreps (Eds), Cancer communication and aging (pp. 239 – 257). Cresskill, NJ: Hampton Press,

Pecchioni, L., Ota, H., & Sparks, L., (2004). Cultural issues in communication and aging. In Nussbaum, J. F., & Coupland, J. (Eds), Handbook of communication and aging research,

(pp.167 – 207). Mahwah, NJ: Erlbaum.

Pelletier, A. L., Sutton, G. R., & Walker, R. R. (2007). Are your patients ready for electronic communication? Family Practice Medicine, 14, 25.

Petty, R. E., & Cacioppo, J. T. (1981). Attitudes and persuasion: Classic and contemporary approaches. Dubuque, IA: William C. Brown Company.

Pierce, G. R., Sarason, I. G., & Sarason, B. R. (1996). Coping and social support. In M. Zeidner & N. S. Endler (Eds), Handbook of coping (pp. 434 – 451). New York: John Wiley & Sons.

Podichetty, V., & Penn, D. (2004). The progressive roles of electronic medicine: Benefits, concerns, and costs. American Journal of Medical Science, 328, 94 – 99,

Preece, J. J., & Ghozati, K. (2001). Experiencing empathy on-line. In R. E. Rice & J. E. Katz (Eds), The Internet and health communication: Experiences and expectations (pp. 237 – 260). Thousand Oaks, CA: Sage.

Query, J. L., Jr., & Wright, K. B. (2003). Assessing communication competence in an on-line study: Towards informing subsequent interventions among older adults with cancer, their lay caregivers, and peers. Health Communication, 15, 203 – 218.

Rains, S. A., & Young, V. (2009). A meta-analysis of research on formal computer-mediated support groups: Examining group characteristics and health outcomes. Human Communication Research, 35, 309 – 336.

Rains, S. R., & Bosch, L. A. (2009). Privacy and health in the information age: A content analysis of health web site privacy policy statements. Health Communication, 24, 435 – 446.

Ramirez, A., Walther, J. B., Burgoon, J. K., & Sunnafrank, M. (2002). Information seeking strategies, uncertainty, and computer-mediated communication. Toward a conceptual model. Human Communication Research, 28, 213 – 228.

Rice, R. E. (2001). The Internet and health communication. In R. E. Rice & J. E. Katz (Eds), The Internet and health communication: Experiences and expectations (pp.5 – 46). Thousand Oaks, CA: Sage.

Rice, R. E., & Katz, J. E. (2001). Concluding thoughts. In R. E. Rice & J. E. Katz (Eds), The Internet and health communication: Experiences and expectations (pp. 417 – 429). Thousand Oaks, CA: Sage.

Rice, R. E., & Katz, J. E. (2006). Internet use in physician practice and patient interaction. In M. Murero & R. E. Rice (Eds), The Internet and health care: Theory, research and practice (pp.149 – 176). Mahwah, NJ: Erlbaum.

Rimal, R. N., & Adkins, D. A. (2003). Using computers to narrowcast health messages: The role of audience segmentation, targeting, and tailoring in health promotion. In T. L. Thompson, A. M. Dorsey, K. I. Miller, & R. Parrott (Eds), Handbook of health communication (pp. 497 – 513). Mahwah, NJ: Lawrence Erlbaum.

Roter, D. L., Hall, J. A., & Katz, N. R. (1988). Patient-physician communication: A descriptive summary of the literature. Patient Education and Counseling, 12, 99 – 119.

Roter, D. L., Sands, D. Z., Ford, D. E., & Houston, T. (2008). Can e-mail messages between patients and physicians be patient centered? Health Communication, 23, 80 – 86.

Sarasohn-Kahn, J. (2008). The wisdom of patients: Health care meets online social media. Retrieved August 21, 2008, from http: //www. chcf. org/documents/chronicdisease/ HealthCareSocialMedia. pdf.

Shaw, B. R., Hawkins, R. McTavish, F., Pingree, S., & Gustafson, D. H. (2006). Effects of insightful disclosure within computer-mediated support groups on women with breast cancer. Health Communication, 19, 133 – 142.

Shieh, C. Mays, R., McDaniel, A., & Yu, J. (2009). Health literacy and its association with the use of information sources and with barriers to information seeking in clinic-based pregnant women. Health Care for Women International, 30, 971 – 988.

Sparks, L., & Nussbaum, J. F. (2008). Health literacy and cancer communication with older adults. Patient Education and Counseling, 71 (3). 345 – 350.

Stalberg, P., Yeh, M., Ketteridge, G., Delbridge, H., & Delbridge, L. (2008). E-mail access and improved communication between patient and surgeon. Archives of Surgery, 143, 164 – 168.

Stanberry, B. (2006). Legal and ethical aspects of telemedicine. Journal of Telemedicine and Telecare, 12, 166 – 175.

Strasser, F., Fisch, M., Bodurka, D. C., Sivesind, D., & Bruera, E. (2002). E-emotions: Email for written emotional expression. Journal of Clinical Oncology, 20, 3352 – 3355.

Strecher, V. J., & Kreuter, M. W. (1999). Health risk appraisal from a behavioral perspective: Present and future. In G. C. Hyner, K. W. Peterson, J. W. Travis, J. E. Dewey, J. J. Foerster, & E. M. Framer (Eds), Society of Prospective Medicine handbook of health assessment tools (pp. 75 – 82). Pittsburgh, PA: Society of Prospective Medicine.

Sundar, S. S., Rice, R. E., Kim, H., & Sciamanna, C. H. (2011). On-line health information: Conceptual challenges and theoretical opportunities. In T L. Thompson, R. Parrott, & J. F. Nussbaum (Eds), The Routledge handbook of health communication, 2nd ed. (181 – 202). New York: Routledge.

Tanis, M. (2008). Health-related on-line forums: What's the big attraction? Journal of Health Communication, 13, 698 – 714.

Tian, Y. (2010). Organ donation on Web 2.0: Content and audience analysis of organ donation videos on YouTube. Health Communication, 25, 238 – 246.

Tu, H. T., & Cohen, G. R. (2008). Striking job in consumer seeking health information. Tracking Report (Center for Studying Health System Change), 20.

Turner, J. W. (2003). Telemedicine: Expanding health care into virtual environments. In T. L., Thompson, A. M. Dorsey, K. I. Miller, & R. Parrott (Eds), Handbook of health communication (pp. 515 – 535). Mahwah, NJ: Lawrence Erlbaum.

US Census Bureau. (2010). Press release. Retrieved July 23, 2012, from www. census. gov/ Press Release/www/2010/.

Viswanath, K., Ramanadhan, S., & Kontos, E. Z. (2007). Mass media and population health: A macrosocial view. In S. Galea (Ed.), Macrosocial determinants of population health (pp. 275 – 294). New York: Springer.

von Friedrichs-Fitzwater, M. M., Callahan, E. J., Flyn, N., & Williams, J. (1991). Relational control in physician-patient encounters. Health Communication, 1, 17 – 36.

Walther, J. B. (1996). Computer-mediated communication: Impersonal, interpersonal, and hyperpersonal interaction. Communication Research, 23, 3 – 43.

Walther J. B., & Boyd, S. (2002). Attraction to computer-mediated social support. In C. A. Lin & D. Atkins(Eds), Communication technology and society: Audience adoption and uses (pp.153 – 188), Cresskill, NJ: Hampton Press.

Wang, Z., Walther, J. B., Pingree, S., & Hawkins, R. P. (2008). Health information, credibility, homophily, and influence via the Internet: Web sites versus discussion groups. Health Communication, 23, 358 – 368.

Weiler, R. M., & Pealer, L. N. (2000) The sitelegend: Twelve components of a new strategy for providing website documentation. Journal of School Health, 70, 148 – 152.

Weinberg, N., Schmale, J, D., Uken, J., & Wessel, K. (1995). Computer-mediated support groups. Social Work with Groups, 17, 43 – 55.

Wellman, B. (1997). An electronic group is virtually a social network. In S. Kiesler (Ed.), Culture of the Internet (pp.179 – 205). Mahwah, NJ: Lawrence Erlbaum.

Whitten, P., & Buis, L. (2008). Use of telemedicine for haemodialysis: Perceptions of patients and health-care providers, and clinical effects. Journal of Telemedicine and Telecare, 14, 75 – 78.

Whitten, P., Cook, D., & Cornacchione, J. (2011). Telemedicine: Reviewing the past, looking toward the future. In T. L., Thompson, R. Parrott, & J. F. Nussbaum (Eds), The Routledge handbook of health communication, 2nd ed. (84 – 99). New York: Routledge.

Whitten, P. S. Eastin, M. S., & Cook, D. (2001). The role of the organization in the success of web-based continuing medical education programs. In R. E. Rice & J. E. Katz (Eds), The Internet and health communication: Experiences and expectations (pp.261 – 285). Thousand Oaks, CA: Sage.

Witherspoon, E. (2001). A pound of cure: A content analysis of health information on web sites of top-ranked HMOs. In R. E. Rice & J. E. Katz (Eds), The Internet and health communication: Experiences and expectations (pp.189 – 212). Thousand Oaks, CA: Sage.

Wright, K. B. (1999) Computer mediated support groups: An examination of relationships among social support, perceived stress, and coping strategies. Communication Quarterly, 47, 402 – 414.

Wright, K. B. (2000a). Social support satisfaction, on-line communication apprehension, and perceived life stress within computer-mediated support groups. Communication Research Reports, 17, 139 – 147.

Wright, K. B. (2000b). Computer-mediated social support, older adults, and coping. Journal of Communication, 50, 100 – 118.

Wright, K. B., & Bell, S. B. (2003). Health-related support groups on the Internet: Linking empirical findings to social support and computer-mediated communication theory. Journal of Health Psychology, 8, 37 – 52.

Wright, K. B., Johnson, A. J., Bernard, D. R., & Averbeck, J. (2011). Computer-mediated social support: Promises and pitfalls for individuals coping with health concerns. In T. L. Thompson, R. Parrot, & J. F. Nussbaum (Eds), The Routledge handbook of health communication, 2nd ed. (pp. 349 – 362). New York: Routledge.

Youmans SL, Schilinger D. (2003). Functional health literacy and medication use: The pharmacist's role. Annals of Pharmocotherapy, 37, 1726 – 1729.

Zyzanski, S. J., Stange, K. C., Langa, D., & Flocke, S. A. (1998). Trade-offs in high volume primary care practices. Journal of Family Practice, 46, 397 – 402.

第七章
大众传播与健康

电视和其他大众传媒在以各种方式影响我们的健康观念与健康行为方面发挥着重要作用。除了娱乐，电视、电影、报纸、互联网及其他媒体也会定期传播可能影响我们健康的信息，包括快餐广告、著名影视角色的不健康行为、灌输不切实际身材形象的名人，以及有关医学突破的新闻报道。美国人从小就接触媒体，是大众传媒的狂热拥趸。美国人对健康、疾病、医学和医护人员的许多看法由他们在大众传媒上看到、听到和阅读到的内容所建构。虽然家庭成员、同龄人和教育工作者也会对我们的健康观念与行为产生强烈的社会影响，但从他们身上学到的知识会与大众传媒相互作用，以非常复杂的方式将其内化为我们对健康的认知。在普通目标受众的信息开发与消费上，越来越多的新媒体技术发挥着更大的作用，这一过程通常基于社区参与，根据社交媒体的使用情况不同而有所差异。在危机时期用好社交媒体，能以极低的成本（不包括计算机和互联网服务提供商的初始成本）将信息传播给更多的受众。因此，21世纪的媒体正在不断发展，并随着每一种新技术的引入而迅速变化。如此，它也正在改变着媒体传播健康信息的把关机制。

本章将探讨大众传媒在影响我们健康观念与健康行为方面的作用。本章主要关注传统媒体，如电视、电影、广播和印刷品，还会简要介绍一些新媒体的各个方面。我们首先会讨论两种流行的媒介影响理论，以及将大众传媒所呈现的健康形象、健康环境与公众的健康行为联系起来的研究。紧接着，我们将探讨新闻媒体如何呈现与健康相关的报道，不同的报道方式如何建构公众健康观念与健康行为等问题。

第一节　媒体影响力的两种观点

大多数传播学学者认为，大众传播媒介以多种方式影响了我们的观念与行为，包括与健康相关的观念与行为。但是，研究人员很难证明特定媒体内容与公众健康行为之间存在直接联系。正如你将在本章中看到的那样，大众传媒的内容与行为之间的关系很复杂，许多变量作为中介，在调节着大众传媒对我们行为的影响程度。本节将介绍传播媒介使用与行为关系的两种观点。在讨论受大众传媒影响的具体健康行为（例如饮食习惯、药物滥用和暴力）之前，了解这些理论框架非常重要。

一、涵化理论

涵化理论（cultivation theory）（Gerbner，1998；Gerbner & Gross，1972；Gerbner et al.，1982）是解释大众传媒（尤其是电视）影响力的一个流行理论。涵化理论的学者认为，大众传媒所描绘的世界在很长一段时间内影响着我们对现实的认知。换句话说，涵化理论认为，长期反复接触大众传媒的信息会以媒体描述现实的方式来塑造我们对世界的理解。涵化理论认为，在影响公众认知上，电视可以产生"标准化"（normalizing）效应，随着时间的推移，电视上所呈现的行为可能被视为可接受的或可取的（Shrum，1999）。大多数涵化理论的学者都研究了电视对行为的影响，因为美国人对电视的使用比其他任何一种媒体都多，而且与其他媒体（如互联网）相比，电视相对便宜，也不要求消费者具备一定的文化素养（Gerbner et al.，1978）。

看电视较多的人往往抱有与电视所宣扬的现实相一致的态度和观念，这被称为主流化（mainstreaming）（Gerbner，1998）。电视还能够以极其微妙的方式影响人们对现实的看法。例如，一阶效应（first-order effects）指人们通过看电视了解到的某个话题，二阶效应（second-order effects）指人们对从电视中了解到的关于该话题及整个世界的更为普遍的看法（Gerbner et al.，1986）。例如，《实习医生格蕾》的忠实观众可能会学习一些急诊室里的基本术语（一阶效应），但她也可能会相信，就健康问题而言，生物医学及基于生物医学技术的方案（在剧中最常使用）是解决问题的最有效方法（二阶效应）。

与对现实的其他看法相似，我们对健康的看法很可能受到各种所接触的传播媒介的影响。鉴于与健康有关的戏剧娱乐和与健康报道的盛行，大众传媒围绕健康问题所呈现出的世界往往与现实情况大不相同（Turow & Coe，1993）。然而，涵化理论的批评者认为，不能仅仅因为某些健康形象在大众媒体上出现了，就认为公众会注意到这些信息，并对其进行解释或以同样的方式作出反应。换句话说，对于某些人来说，由于他们所使用的传播媒介的限制，他们受大众传媒宣导内容的影响也可能是有限的。在下一节中，我们将提出一个替代框架，来检验大众传媒对认知与行为的影响。

二、使用与满足理论

关于电视及其他大众传媒对个人行为影响的早期理论提出，大众传媒在改变行为方面非常强大，但后来的理论开始研究这一观念：在解释媒体内容时，作为活跃用户及内容选择者的受众如何作为中介，对大众传媒的影响起作用？例如，使用与满足理论（use and gratification theory）认为，传播效果会受到媒介使用方式的影响。具体来说，该理论认为，人们会主动选择某些类型的媒体与媒体内容，以满足各种心理与社会需求或实现某些目标（Katz, Bhimler & Gurevitz，1974）。人们选择一种媒体而不是另一种媒体，或选择特定媒体内容，其原因非常多样化，就好像我们每个人都很不一样，但我们选择观看、阅读及收听的内容可以对大众传媒的影响起到中介作用。在下一节中，我们将探讨大众传媒上的健康内容所带来的各种需求满足。

第二节　大众传媒如何满足健康需求

一、寻求信息

媒体满足了人们对世界或特定利益的信息需求。近年来，我们经历了社会的快速变化，艾滋病与 SARS 等疾病陆续出现，恐怖主义带来了新的健康威胁，大多数人都希望获得与健康相关的最新信息。大众传媒通过汇聚各类信息，帮助我们在应对日常事件上作出更好的选择，进而满足公众减少对健康问题不确定性的愿望。有些人可能会通过关注 CNN 或本地电视台的健康报道，推特（Twitter）、脸书（Facebbok）满足自身对健康信息的需求。对于其他个体而言，广播、报纸和杂志（如《时代》或《男性健康》或 WebMD 等互联网资源）可能是比电视更重要的新闻与信息来源。除了传统媒体，许多消费者从推特、脸书这样的新媒体获取大部分健康信息，如在推特上关注 @chapmanhcomms，获取每周更新及与健康传播问题密切相关的信息。像你一样，许多学生正在就各种主题开设自己的推特和博客账户。这的确是一个健康信息寻求、使用与创造的新时代。

二、娱乐、消遣与释放压力

有些人可能通过观看《实习医生格蕾》《豪斯医生》等节目，甚至观看《医生》《菲尔医生》或《名人复健室》《扪心问诊》或《超级减肥王》等真人秀节目来了解健康问题，以此来娱乐或转移日常生活中的压力。人们最初观看节目可能是为了满足娱乐需求，但在这个过程中，他们往往可以了解各种与健康相关的问题，这些都是节目情节的一部分。例如，《实习医生格蕾》涉及了许多现实中的健康问题（尽管有时只是间接涉及），包括医疗事故诉讼、高级照护指南、文化能力（cultural competence）[①]、患者接受或拒绝治疗，以及各种最新的医疗程序。对于许多人来说，在他们倾向于避开电视或其他媒体上那些与健康相关的传统新闻报道时，《实习医生格蕾》这样的电视剧是他们获取医学与当下健康问题的信源之一。

个人也可能基于这种娱乐方式而对医患互动产生期待，电视上的角色互动模式往往会成为人们理想中的在医疗接触中遇到的行为方式：我去看病时能遇到这样的医生吗？如果人们认同家长式作风的医生，这可能会产生问题，并影响到他们在现实生活中拜访医生及其他医务人员时的行为。此外，像《实习医生格蕾》这样的节目有时也会呈现患者的独断行为，这种故事通常会让人了解医护人员的高压生活。在这些情况下，观看此类节目可以为人们提供积极的榜样，或帮助公众了解医生的想法。这些节目还提供了一个与他人进行社会比较的场所，根据社会比较理论（Festinger，1954；另见第三章），个人习惯于将自己与社会中的其他人进行比较，并对自己的生活（如能力、观点和行为）作出各种判断。例如，人们可能会觉得自己比电视上的人更健康或更不健康。与电视上的人相比，如果人们觉得自己没那么健康，这可能会促使他们进行节食和锻炼，或以其他方式积极关注自己的健康。然而，正如我们所看到的，电视和其他媒体也会对健康行为产生负面影响，如快餐广告或不健康行为的范例。

媒体提供的内容还可以帮助我们将注意力从日常生活的压力中转移出来，满足各种情感需求，包括审美、情感与愉悦体验的需求。观看情景喜剧或情感剧可以帮助人们暂时忘记自己的烦恼，并提振情绪。有一些证据表明，幽默与积极的健康状况之间存在相关性（du Pré，1998；Lambert & Lambert，1995；Wanzer，Sparks & Frymier，2009）。幽默往往会提升人们的情绪并降低压力水平，这两者都与积极的身心健康相关。然而，虽然通过使用媒体来体验快乐可以对健康产生积极影响，但是，转移注意力并不能解决问题，从长远来看，回避问题有时会给个人带来更大的压力。此外，长期暴露在电视这类被动式媒介前可能会导致久坐，从而限制自己的身体与精神活动。久坐不动的生活方式与肥胖及其他健康问题有关，且有证据表明，随着时间的推移，长期选择看电视而不是更具智力挑战的活动（如阅读）可能会导致认知问题（Friedland et al.，2001）。

[①] 美国社会工作人员协会（NASW）于2001年的声明指出，所谓"culutral competence"，即文化能力，指的是一种有效地和人交流不同文化的能力，文化能力包括以下四个部分：了解自身的族群世界观；对文化差异的认知与接纳；了解其他不同于自己文化的习俗和世界观；跨文化的技能。——译者注

三、媒体使用与社交需求的满足

电视和其他大众传媒为人们提供了与其社会关系网对话的内容，Katz 等人（1973）将此称为个人整合功能（personal integrative function）。当我们从媒体上获得的知识（如社会、时事或媒体人物生活中发生的事情）有助于提高我们在与他人交谈时的可信度和地位时，这就是媒体的个人整合功能在发挥作用。例如，媒体向我们提供有关健康的内容，以便我们与自己的社会关系网进行对话，如分享新的医疗流程报道。

互联网这样的交互式媒体可以满足我们的人际交往需求。在过去的几十年里，在线健康社区已成为一种重要的场所，人们可以在那里找到有类似健康问题的人，并从专业的医护人员及其他用户那里获得健康信息，并在应对健康问题时得到情感支持与鼓励（见第六章）。即使是非互动式媒体也有助于培养与他人的联系，特别当人们在电视节目中看到相同的内容时。例如，在"9·11"恐怖袭击之后，CNN 出现了如何应对恐怖主义威胁的电视报道，观看此类节目可以让许多人感到自己并不孤单，这可能有助于减少焦虑。Facebook 和 Twitter 等社交媒体可以让人们快速、便捷地获取健康信息，无论是值得信赖的人际网络还是健康组织或博客。

最后，人们往往会选择某种传播媒介来满足他们的需求，因为这样做很方便。例如，有些人可能觉得浏览互联网很麻烦，因此更愿意从电视、报纸和杂志上的健康报道中获取健康信息。另一些人则认为，互联网是一种经济且便捷的与其他人讨论健康问题的方式，尤其是当他们与他们的交谈对象在地理位置上相隔很远时。此外，有些人在寻找健康信息时比普通人更积极，这些人很可能会充分利用互联网等资源来寻找各种健康信息，例如访问 www.cdc.gov，而不是查阅杂志上的一两篇文章。

对健康信息的寻求行为依赖于新技术的应用。信息是"来自一个人的环境的刺激，有助于其知识或信仰"（Brashers，Goldsmith & Hseih，2002，p.259），可以通过各种传播渠道获取（Dutta-Bergman，2004a）。人们可以通过多种来源、以各种有趣的方式获取健康信息，Burkel 等人（2006）指出，健康信息通常通过人际往来与传播媒介使用来获取。最初，人们可能会咨询家人或朋友等个人来源以获取健康信息（Buller，Callister & Reichert，1995），但随后，电视、报纸及互联网等媒体也成为了重要的健康信息来源（Brashers，Goldsmith & Hseih，2002）。媒体当然是不可或缺的健康信息来源，它定义了疾病与健康，为用户提供了帮助其进行健康管理的服务与产品，并向大量的个体提供了某些疾病或疾病状况的代表性个案（Cotten & Gupta，2004）。实际上，Fox（2006）表示，在接受调查的成年人中，80％都在网上搜索过健康信息，其中又有53％表示，他们在健康决策中采纳了这些信息。

Dutta-Bergman（2004b）研究了作为健康信息来源的媒体与人际，包括电视、广播、报纸或杂志、热线电话、互联网以及家人或朋友。我们利用这些信息源来了解公众如何寻求和评估有关的健康信息，如医疗改革（Bevan et al.，2012）。Dutta-Bergman 发现，使用主动来源的人倾向于收集信息，并要求参与者与其他人进行交流，这些信息来源包括家人或朋友、报纸和杂志以及互联网。此外，他的研究还表明，与使用被动来源（如电视和广播节目）的人相比，获得这些信息的人更可能拥有强烈的健康观念与健康意识。Pecchioni 与 Sparks（2007）的研究发现，就健康信息来源而言，患者家属对互联网的满意度明显更高，而患者本人则对医生和护士更满意。Madden 与 Fox（2006）发现，在所有接受访问的护理人员中，58% 认为互联网是作出健康决策的重要工具。来自 2005 年 NCI 的健康信息全国趋势调查（Health Information National Trends Survey）的相关研究表明，当参与者被问及 "你会去哪里获取癌症信息" 时，50% 的人表示会去询问他们的医生，接下来的是互联网（34%）、图书馆（5%）、家庭（4%）及印刷媒体（4%）。时间限制、对注意力的争夺以及缺乏有效沟通的培训等，都会影响患者的健康信息获取过程（Sparks & Villagran，2010），并极大地影响患者的依从性及决策能力（Tinley et al.，2004）。Buller 等人（1995）发现，个人从纸媒（例如报纸、杂志、时事通讯或小册子）上了解的皮肤癌信息越多，他们就越会保护自己的皮肤。相比于从互联网和免费服务电话获取信息，患者将医务人员与杂志或报纸作为信息来源与他们申请特定处方药之间存在正相关关系（Lee，2009）。Lee 还发现，把网络作为信息来源有助于患者与医务人员讨论具体的处方药，且这种影响在 1999—2002 年间显著增长。因此，使用不同的媒体与人际来源来获取健康信息具有许多潜在的重要意义。

第三节　媒介使用、健康形象与健康行为

大众传媒在影响公众健康行为方面发挥着重要作用。美国人热衷于大众传媒，他们通过媒体内容接触到许多不同的健康信息与形象。一个普通的 19 岁的美国人，其花在电视上的时间将超过大多数人一年的全职工作时间（Dworetzky，1993）。根据 Bahk（2001）的观点，"健康是人类生活的一个重要组成部分，因此，追求戏剧化效果的媒体经常报道与健康有关的事件，以发展他们的故事情节"（p.188）。此外，对于大多数美国人来说，即便以娱乐的形式出现，大众传媒依然是他们健康信息的重要来源（Atkin & Arkin，1990；Signorielli，1993）。正如我们所提到的那样，通过娱乐节目（如《实习医生格蕾》）获得的健康信息可能会提高人们对健康问题及风险的认识，且这些信息

有时可以促成积极的行为改变（Montgomery，1990；Scharf et al.，1996）。

然而，大众传媒对健康状况的描述往往并不现实，它们倾向于突出某些健康信息，而忽略了其他信息。接下来，我们将探讨与娱乐媒体相关的、对健康状况不切实际的描述及不健康的榜样。

一、媒体对健康状况不切实际的描述

尽管一些电视剧和电影对整体医疗环境的描述有一定的准确度，但大众传媒也会以各种方式扭曲我们对健康的看法。在媒体上，医疗程序及其他健康问题的解决方案的成功率要比现实生活中的高得多（Diem，Lantos & Tulsky，1996；Wallack & Dorfman，1992）。在媒体对医疗进程的呈现中，很少看到关键的医疗机构成员，如行政人员、医生助理、实验室技术人员及其他医务人员，医生则是观众最常看到的医务人员。现实生活中，管理式医疗及其他官僚机构对医务人员的限制很多，但媒体呈现的却很少。医疗团队、远程医疗及其他较新的治疗方法也很少出现在媒体对医疗的描述中。电视上的患者更有可能患急性病，而不是长期的慢性病（后者更为常见），医患讨论大多集中在生物医学（治疗）问题上，而非社会心理问题（Turow & Coe，1993）。精神疾病患者经常被刻板地刻画形象（du Pré，2005；Sparks & Villagran，2010），宣扬其危险、不稳定等特点。媒体中的残疾人物即便出现，也很少拥有普通的生活（Signorielli，1993）。相反，媒体常常将过多的注意力放在人物的残疾上，或者以刻板印象的方式对其进行呈现。在与健康相关的电影与电视内容中，需要应对健康问题的老年人比例通常偏低（Turow & Coe，1993）。当他们出现时，健康问题也往往被归咎于年龄而不是疾病，一些在老年患者中常见的问题，如多重用药或同伴对医护人员与老年患者互动的影响，则很少在媒体中呈现——尽管这些议题在现实生活中经常出现。即使存在这样或那样的问题，观众还是认同电视剧与电影中的医生及其他医务人员的角色。《实习医生格蕾》《豪斯医生》以及《实习医生风云》《整容室》及其他健康节目的流行，反映了许多美国人对医疗的极大兴趣。

二、广告中的不健康榜样与不健康行为

在大众传媒中，大多数娱乐和广告都因推送不健康的观念与行为而受到批评（Bahk，2001；Terre，Drabman & Speer，1991；Signorielli，1993）。用户最感兴趣的媒体人物往往是各种健康行为的榜样，但是，他们的很多行为都并不健康（Kline，2003，2011）。例如，流行的电视节目与电影主角经常有各种不健康的习惯，包括抽烟、喝酒、不安全的性行为以及食用不健康的食物。在

许多情况下，就影响健康行为而言，媒体榜样是真实的还是虚构的并没有区别（Kline，2003，2011）。由于电视与电影演员的吸引力和名人效应，人们常常仰视他们，但是，在涉及健康问题时，媒体常常传递相互矛盾的信息。

例如，虽然我们经常想让自己看起来像个电影明星，但也会将他们与其展示的媒体行为联系在一起。当这些演员在电影里吃不健康的食物、抽烟、喝酒或进行其他不健康的行为时，都会向观众间接传递一个信息：这些行为与吸引我们的角色相关，所以是可取的。公平地说，《心灵点滴》与《实习医生格蕾》这类影视剧确实展示了医疗服务的积极层面，例如幽默与健康、替代医疗，以及医护人员对高质量医疗服务的承诺。然而，对健康环境的正面描述往往会被娱乐活动中的不健康形象及媒体广告中不健康的生活方式所抵消。下文将探究大众媒体中经常出现的不健康榜样会给我们带来什么样的影响。

三、媒体对饮食习惯的影响

（1）肥胖。大多数美国人喜欢吃芝士汉堡、披萨、炸薯条及几乎所有油炸或充满碳水的食物，特别是搭配那些高糖的玉米糖浆饮料，如可乐或激浪。此外，美国人几乎喜欢任何形式的甜点，例如芝士蛋糕、饼干和巧克力。然而，遗憾的是，肥胖已成为美国的一个主要公共卫生问题。根据CDC的数据，2006年，有67%的成年人和17%的儿童超重，34%的成年人为肥胖。肥胖与许多健康问题相关，包括糖尿病、心脏病、高血压和癌症（Allison et al.，1999；CDC，2004；Must et al.，1999）。鉴于心脏病、糖尿病和癌症的高发病率与控制这些慢性病的成本，对美国经济而言，仅这三项疾病的治疗费用带来的经济成本就很惊人。肥胖的风险往往从小的时候就存在了，在美国，近15%的6～11岁儿童可被归类为肥胖，这一比例自1960年以来已增长了近两倍（Ogden et al.，2002）。

大众传媒的许多内容都与肥胖有关。肥胖之路始于幼儿。美国儿童每年会接触到近5500条宣传不健康食品的信息（Federal Trade Commission，2007），卫生部门认为，电视上不健康的食品广告是造成儿童不健康饮食习惯的主要原因（Brownell & Horgen，2004）。Harrison与Marske（2005）发现，在儿童最常观看的电视节目中，83%的广告是快餐和甜食，其脂肪、饱和脂肪与钠的含量远远超过了每日推荐值。另外，电视名人常常无法成为健康饮食的榜样，根据Byrd-Bredbenner等人（2003）的研究，电视演员"经常谈论、处理或消费食物与酒精饮料，但几乎没有人超重或承担过度消费的后果"（p.336）。研究表明，看电视会增加儿童对不健康食品的偏好（Signorielli & Staples，1997），而这些早期的不健康食品偏好模式往往会逐渐稳定下来，并持续到成年（Hanis & Bargh，2009）。

此外，电视广告经常会宣传不健康的食品，电视与同类媒体的流行也导致了许多美国人久坐不动的生活方式。食品行业每年花费超过100亿美元向美国公众推广食品，其中大部分都很不健康（Brownell & Horgen，2004）。无论是儿童还是成人，花在看电视上的时间都超过了其他休闲活动（Roberts，Foehr & Rideout，2005）。对于儿童来说，从活跃的身体运动到完全久坐不动的改变只需要几十年，这种久坐行为显然与媒体的使用有关，尤其是与电脑、DVD和电子游戏的使用增加有关（Hofferth & Sandberg，2001）。虽然一些电子游戏鼓励人们进行身体的活动，但绝大多数游戏所涉及的身体活动仅仅是移动手指。虽然，肥胖与许多其他因素有关，包括遗传、社会经济变量和家族史，但久坐不动加上大众传媒倡导的不健康快餐饮食的增加，似乎才是造成这一问题的主要原因（Greenberg et al.，2009）。

尽管前景黯淡，但一些研究发现，亲子沟通干预措施可能有希望，可以帮助儿童了解，经常食用他们在电视上看到的高脂肪、高热量产品具有潜在的健康风险（Austin & Chen，2003）。当父母介入，并和孩子一起对媒体内容进行批判分析，则可能会提高孩子对广告产品健康危害的理解，这可能有助于未来对食品广告的抵制（Austin，2001；Bush，2001）。对于成年人来说，当不健康的饮食已经成为一种习惯后，再想进行改变可能有点困难。但是，媒介接触还是为我们带来了一些希望，并在慢慢地改变着现状，一些意见领袖、研究人员和电影制作人都在关注这个不断变化的趋势。一些纪录片，如摩根·斯普洛克（Morgan Spurlock）（2004）的电影《大码的我》，李·福克森（Lee Fulkerson）和布莱尔·温德尔（Brian Wendel）（2011）的《餐叉胜于手术刀》，或者米歇尔·波伦（Michael Pollan）（2008）的《食品公司》，正在提高人们对自己所摄入物质的认识。然而，鉴于肥胖症对美国发病率与死亡率的负面影响及其造成的经济损失，健康传播的研究者应继续寻找干预措施，教育人们了解大众传媒对肥胖的影响，并改变各年龄段人群的饮食习惯。

（2）饮食失调。在历史进程中，男女的美貌标准一直在变化。但是，在过去的一个世纪中，媒体一直延续着女性以瘦为美的理念。虽然在美国只有不到5%的人患有厌食症和贪食症，但在过去的几十年里，这些类型的饮食失调（eating disorder）情况一直在增加，尤其是在女性中（Becker et al.，1999）。虽然有些男性也患有饮食失调症，但估计只有5%到15%的厌食症或贪食症患者及35%的暴食症患者是男性。尽管事实上患厌食症的人可能体重过轻，但他们还是对进食感到苦恼，并被迫避免进食或采取其他措施防止体重增加（如运动或减肥药）。患有贪食症的人在进食后会进行强迫性排泄，以努力减轻体重。这两种类型的饮食失调都可能导致严重的健康问题，包括心脏骤停、肾衰竭、严重营养不良和死亡。

尽管有许多因素可能导致一个人患上厌食症或贪食症，但有证据表明，大众传媒通过扭曲理想体重来影响公众不健康的饮食习惯，特别是电视、电影与时尚杂志中瘦弱的人物形象（Harrison，2000；Sung-Yeon，2005）。尽管电视认为无论男女都应该瘦身，但这与现实世界中的健康体重是存在差异的（Greenberg et al.，2003）。Brown 与 Walsh-Childers（2002）声称，过去的研究表明，出现在媒体上的女性比普通美国女性要瘦得多（通常瘦 25%）。Brown 与 Walsh-Childers（2002）在一项研究中还发现，几乎所有《花花公子》插页和四分之三的时尚界模特的体重指数（BMI）均为 17.5 或更低——这是美国心理协会的神经性厌食症标准。

与"使用和满足理论"一致，一些证据表明，人们使用的媒体类型与健康和不健康的饮食习惯有关。例如，Dutta-Bergman（2004b）发现，健康的饮食习惯与阅读报纸、杂志和互联网有关，特别是当个人使用这些媒体来寻求信息时。然而，同一作者发现，在电视上观看体育比赛和喜剧、将互联网用于娱乐则与不健康的饮食习惯有关。需要注意的是，这项研究并没有提供证据来证明这些类型的媒体一定会导致不健康的饮食习惯，且结果也可以部分地由与使用媒体获取信息相关的其他变量进行解释，如年龄、性别与受教育程度，这些变量也与不健康的饮食习惯有关（Dutta & Youn，1999；Swenson & Wells，1995）。

四、媒体与整容手术

你是否想过拥有自己喜欢的电影明星的脸或身体？我们生来就具有某些特征，但是越来越多的人正通过整容手术来改变遗传所赋予的样貌。《整容室》《改头换面》和《天鹅公主》等电视节目的流行反映了整个文化对整容手术的痴迷。在我们的社会中，希望自己拥有身体吸引力再正常不过。我们会将身体吸引力与其他各种令人喜爱的特征联系在一起，例如智力、诚实和说服力（Hatfield & Sprecher，1986），尽管具有身体吸引力的人可能不谙世故、不诚实，也不擅长影响他人。有证据表明，人类发现某些有吸引力的特质是与生俱来的（Langlois，Roggman & Rieser-Danner，1990），但我们对什么具有吸引力的看法在很大程度上取决于文化，且似乎受到了大众传媒的强烈影响（Hatfield & Sprecher，1986）。

近年来，研究人员对媒体所呈现的吸引力与整容手术之间的关系产生了兴趣（Sarwer，1997），尤其是随着"电视真人秀"节目的兴起，这些节目将整形手术作为女性生活中的一种变革性实践进行宣传。许多这样的节目，例如《天鹅公主》，宣扬了女性必须进行整容手术才能获得高度的自尊心和幸福感。当然，问题在于这里倡导的是美丽的刻板印象，例如对于女性而言，超瘦的身材、小巧的鼻子和丰满嘴唇才是美丽，此外，这些真人秀倾向于淡化整容手术的风险。与任何手术一样，整容手术从麻醉不良反应到手术过程中可能出现的技术问题，许多环节都存在风险，许多接受整容手术的人对结果不满意（尤其是发现自己整容后看起来并不像他们所崇拜的超模或电影明星时）。因此，一些人选择了额外的整容手术来"纠正"这些问题。在极端情况下，个人可能会出现身体畸形恐惧症（body dysmorphic disorder，BDD），即多次进行整容手术以实现不切实际的美容理想。

五、媒体与暴力

我们经常震惊于大规模谋杀的残酷行为，例如发生在弗吉尼亚理工大学或哥伦拜恩高中的可怕罪行，然而，暴力却是电视和电影中的常态。人们为电影《城中大盗》与电视剧《黑道家族》中的有组织犯罪和暴力着迷。据研究人员估计，在完成小学教育之前，大多数儿童将目睹8000起谋杀案和10万起其他类型的暴力行为（Donnerstein，Slaby & Enron，1994）。孩子们看到的人生第一个电视画面很有可能就是暴力行为，如流行的卡通人物之间的虐待行为，随着他们认知的发展以及喜好开始转向电视剧和新闻节目等节目，他们将继续目睹暴力。几十年来，传播学研究者一直都在关注电视暴力对儿童的影响。然而，尽管接触了暴力内容，但包括认知与情感成熟度、智力、性别与观看习惯在内的许多变量，仍能调节暴力内容对攻击性或暴力行为的影响（Atkin et al.，1979；Robinson & Bachman，1972；Van Erva，1998）。人们对视频游戏等媒体的使用与攻击性或暴力行为之间的关系知之甚少，Funk（1993）发现，50%的电子游戏包含针对人类或幻想人物的某种形式的暴力。此外，在玩暴力型游戏时，电子游戏的互动性或儿童可积极参与游戏的权限会对儿童产生负面影响（Dill & Dill，1998）。与较被动的媒体（例如电视）相比，儿童能更多地参与到这些游戏中。

六、媒体与药物滥用

（1）酒精。许多研究人员发现，酒类广告在塑造人们的饮酒观念上起着重要作用，其中包括饮酒是一种正常、令人兴奋且有益的活动的观念（Fleming，Thorson & Atkin，2004；Sargent et al.，2006）。此外，酒类广告经常将饮酒行为与财富、声望、权力及社会认同的形象联系起来（Cassell，1995；Fleming，Thorson & Atkin，2004）。酒类广告主通常会向年轻的消费者投放大量广告，试图尽早影响其饮酒行为（Fleming，Thorson & Atkin，2004；Grube & Wallack，1994）。饮酒在大众媒体上也很普遍，尤其是在电视节目和电影角色中（Christenson，Henriksen & Roberts，2000）。

在黄金时段的电视、故事片和音乐视频中，其他研究人员也发现了相似的饮酒行为（Durant et al.，1997；Everett，Schnuth & Tribble，1998；Kean & Albada，2003；Mathios et al.，1998）。媒体中的饮酒行为通常被描述为成熟与聪明的，而且通常发生在那些受人喜爱、有吸引力和富有的人物身上（Mathios et al.，1998）。Atkin 与 Block（1983）发现，名人代言对饮酒行为的影响要比普通人大得多。此外，饮酒的女性角色通常比男性更为正面（Mathios et al.，1998）。例如，在 HBO 的《欲望都市》及根据该节目改编的好莱坞电影中，主角 Carrie Bradshaw 和她的朋友经常在迷人的环境中灌下大量的酒。在《广告狂人》《绝命毒师》等节目中，我们也看到了类似的饮酒行为美化。有大量的电视节目、电影及其他媒体会美化酒类消费，但在少数情况下，大众传媒也会强调长期饮酒的有害影响或与酒精滥用相关的问题（Sigiiorielli，1993）。

当酒精饮料行业在广告中提醒消费者注意酗酒问题时，它经常会宣扬消费酒精饮料时的自我控制与责任观念。然而，这种观点忽略了许多人，例如酗酒者，他们经常觉得一旦开始饮酒就无法控制自己的饮酒量，并且会在酒后做出一些在他们清醒时不会考虑的行为（Wright，2001）。

（2）烟草制品。研究人员已经发现了烟草广告与烟草消费之间的关系（Biener & Siegel，2000；Green，Murphy & McKenna，2002）。基本上，随着烟草广告的增加，烟草消费也随之增加。与吸烟有关的疾病，如癌症、呼吸道疾病和心血管疾病，每年会造成超过 44 万人死亡，并让消费者每年蒙受数十亿美元的损失（US Surgeon General，2004）。尽管广播和电视上的卷烟广告已在 1971 年被禁止，但卷烟及其他烟草广告依然活跃，并在杂志中大行其道。一些研究人员发现，男性杂志中的烟草广告美化了吸烟，并在很大程度上将吸烟和其他烟草制品的消费视为"男子气概"或男性化（Dutta & Boyd，2007；Kline，2003）。电视节目和故事片中的吸烟角色通常比不吸烟者更浪漫，性生活也更活跃（Signorielli，1998；McIntosh et al.，1998）。此外，吸烟还经常以其他方式被美化，例如，抽雪茄曾经与蓝领工人联系在一起，但后来，它被媒体包装为了一种迷人而精致的吸烟行为，导致每年的雪茄销售量增加了 2.5 亿支以上（DeSantis & Morgan，2003；Satcher，1999）。像《雪茄爱好者》（每年售出 40 万本）之类的杂志经常将抽雪茄与富裕、过上"美好生活"联系起来，它们已成为雪茄广告商接触消费者的一个重要渠道（DeSantis & Morgan，2003）。在对《雪茄爱好者》杂志的研究中，DeSantis 与 Morgan（2003）发现，雪茄广告经常试图传递雪茄在质量上优于香烟的观点（暗示吸香烟更多地属于低阶层活动）。此外，广告商提出了这样的观点：与其他类型的行为（如吃垃圾食品）相比，抽雪茄本身不那么危险，还可以减轻压力，在适量的情况下是无害的，并且还提出了反驳吸烟与癌症有关的科学证据。但是，这些说法都十分可疑，研究发现，抽雪茄实际上与抽香烟一样，与癌症及其他健康问题有关（Baker et al.，2000）。就传统的香烟而言，Dutta 与 Boyd（2007）发现，著名男性杂志上的香烟广告将吸烟的男人形象描绘成性感、独立与神秘，且这些杂志中很少有文章讨论吸烟的危害。

七、媒体与性行为

四分之一的美国人会感染上性传播疾病（STD），在工业化国家中，美国是非艾滋病性传播疾病发生率最高的国家（Institute of Medicine，1997），医疗系统每年为性病治疗支出的费用超过100亿美元（Institute of Medicine，1997）。考虑到电视节目与电影所呈现的性与性行为极为高发，大众传媒在影响人们对性与性行为的看法上可能尤为重要。研究发现，电视和电影会影响早期性行为（Brown et al.，2006）。大众传媒对性行为的描述往往强调其积极方面，而忽略了诸如怀孕、性病之类的潜在后果（Lowry & Towles，1989；Olson，1995）。例如，在电视节目和电影中，拥有多个性伴侣往往会提升角色的受欢迎程度，并带来一些好处（比如，受欢迎程度、男子气概等），但很少有使用安全套或其他安全性行为的讨论。尽管一些电影和电视节目中的人物感染了艾滋病病毒，但导致他们感染的行为却很少被提及。此外，在美国常见的其他类型的性病，如梅毒、疱疹、人类乳头瘤病毒（引起生殖器疣）和衣原体，也很少在娱乐媒体上被讨论。

八、面向消费者的处方药广告

百忧解、万艾可和氯雷他定等药物已成为家喻户晓的名字，这主要是因为制药公司通过大众传媒强势推广直接面向消费者的广告（direct-to-consumer advertisements）（Holmer，1999）。试图通过大众传媒上的广告信息来创造消费者对药物的需求，并鼓励人们向医生了解该药物，以提高产品对公众的吸引力（Bradley & Zito，1997；Hollon，1999）。从1981年开始，直接面向消费者的营销成为制药业的一种策略，成就了一个价值数十亿美元的行业，制药业每年在这方面的支出超过40亿美元（Cline & Young，2004；Macias，Pashupati & Lewis，2007）。像所有的广告一样，直接面向消费者的广告是为了销售某种特定的产品，它可能对受众有用，也可能没有用。

直接面向消费者的广告对消费者产生的是积极的还是消极的影响，这是健康专业人士与健康学者们争论的一个问题（Wilkes，Bell & Kravitz，2000）。支持方认为，直接面向消费者的广告促使消费者重视健康状况、了解药效、激发医患之间的讨论，促进更加积极的患者角色，这些都是营销带来的积极效果（Cline & Young，2004；Pines，2000）。反对者则更关注广告药物与疗效相同但价格较低的药物的成本对比、那些具有误导性或不准确的药物效果及副作用信息、对治疗效果不切实际的期望、与需要药物治疗的患者出现冲突，以及不必要的就诊（Cline & Young，2004；Pinto，2000；Sellers，2000）。

就直接面向消费者的广告特征而言，Cline 与 Young（2004）发现，这类广告往往是针对白人消费者的，大多数广告都不使用代表少数群体或老年人的模特。此外，在药品广告方面，似乎存在一些种族差异。例如，Mastin 等人（2007）发现，针对性传播疾病的直接面向消费者的广告更有可能出现在黑人杂志上，而针对心脏病的药物广告则更频繁地出现在白人杂志上（尽管事实上，心脏病是这两个群体的头号死因）。此外，这些广告往往针对收入较高的人群。虽然在法律上，对产品进行正面宣传的药品广告也必须介绍负面信息（du Pré，2005），但广告商通常会使用一些策略，在电视广告的大部分时间里宣传产品的积极方面，然后在广告快结束时快速出现潜在的副作用清单（Hunter & Thompson，2004；Macias，Pashupati & Lewis，2007）。一些广告商对产品的信息模棱两可，避免直接提出积极信息，这样他们就不必提及相关的负面信息（Wogalter et al.，2002）。

通过直接面向消费者的广告来推广药物，极大地影响了患者的偏好和处方模式（Holmer，1999）。例如，在 1998 年期间，在大力宣传万艾可之后，针对阳痿的就诊患者增长了 113%（Maguire，1999）。万艾可、百忧解和其他重点推广的药物的销售量猛增，为制药公司带来了数十亿美元的销售额。

第四节　媒体的健康报道

媒体的健康报道非常普遍。实际上，健康是电视新闻、报纸和杂志中最常见的报道类型之一（Kline，2003）。例如，Wang 与 Gantz（2010）发现，2004—2005 年，在四大电视网[①]中，有 8.1% 的本地新闻报道主题集中在健康上。此外，新闻媒体在联邦、州及地方各级政府层面都与健康宣导者长期合作，过去的几十年中，新闻媒体一直积极参与促进各类健康宣导活动与倡议（Boutwell，1995；Buroper & Rotter，2001；Dubren，1977）。但是，Cooper 等人（2001）发现，媒体的健康信息并不能让受众产生多深的印象，此外，他们对健康报道的关注受到其他变量的影响，如报道是否与个人相关、题材是否新颖及是否具有冲击性。此外，健康报道的类型与方式也深受媒体机构需求与议程的影响。下面我们将深入探讨新闻媒体的健康报道问题。

---

① 即传统的三大电视网CBS、NBC、ABC与后起之秀的FOX，它们均拥有与地方合作的多个附属台，这些附属台除播放电视网提供的节目外，还会制作本地新闻。——译者注

一、议程设置理论与健康报道存在的问题

议程设置指媒体每天对新闻报道的选择与展示是如何影响受众对新闻主题、问题重要性的看法的（Protess & McCombs，1991）。选择报道哪些新闻取决于许多因素，包括公众与媒体从业者对该新闻的重要性认识、时间限制，以及该新闻是"正在进行"还是"突发"。媒体把关人（media gatekeepers）是新闻机构的成员，决定向公众传播哪些报道以及信息如何呈现。根据议程设置理论，这些人在塑造公众对某些问题（包括健康问题）的看法方面发挥着重要作用。决定一个新闻报道与否，往往与该媒体机构文化中的政治理念、新闻报道政策有关。通过有意识地决定报道一些健康问题而不是其他问题，媒体可以影响公众对问题相对重要性的看法。议程设置理论是一个有用的框架，媒体对某一议题的报道会出现不足（underreporting）或过度（overreporting）（或报道时的不准确）的偏差，该理论有助于我们理解这种偏差最终如何影响公众对该问题的理解及反应。Roberts 等人（2002）发现，本地电视新闻节目不仅会通过新闻报道来影响公众健康议程，而且还会通过激励观众寻找相关信息的方式（如在网站和/或在线讨论中对新闻进行跟踪）来影响后续的议程设置。

关于媒体对健康问题的报道不足如何影响公众的看法和行为，一个很好的例子就是美国的艾滋病病毒/艾滋病流行。James Kinsella（1989）对艾滋病和美国媒体的研究呈现了美国艾滋病病毒/艾滋病流行初期的媒体议程设置。根据 Kinsella 的说法，媒体并不愿意报道艾滋病，因为当时的感染人群主要是男同性恋。在把关人看来，这些人的感染是因其越轨的性行为，不想报道的原因是担心这将冒犯主流受众。遗憾的是，由于艾滋病病毒/艾滋病首先在经常做出让美国主流观念所反感的行为（如男同性恋者的性行为、静脉注射毒品）的人群中传播，主流媒体进行报道时，往往对这种疾病的危险行为含糊其辞（即使这种危险在当时是已知的）。随着艾滋病病毒/艾滋病的蔓延，媒体最终对其进行了更多报道。但是，Kinsella（1989）认为，大多数艾滋病报道中的人都是通过与异性的性接触或输血而感染（所谓艾滋病病毒/艾滋病的"无辜受害者"）。

在艾滋病蔓延的早期，因为相关报道的限制，许多异性恋者并不认为艾滋病是他们需要担心的问题，尽管也有感染这种疾病的风险，但他们还继续进行不安全的性行为。此外，由于媒体淡化了这一危机，政府的艾滋病研究资金被搁置（Dearing & Rogers，1992）。即使开始研发新的艾滋病病毒抗病毒药物后，媒体也被指责未尽告知义务，事实上，只要在感染早期接受检测，这些药物就有可能延长艾滋病病毒感染者的生命（Kahn，1993）。

当然，媒体也漏报了许多其他的健康问题。Wang 与 Gantz（2007）发现，在本地电视新闻中，70% 的健康报道都不到一分钟，这并不足以报道大多数健康问题的各种影响。相对于各类疾病在美国全人口中的发病率，哮喘、糖尿

病、心脏病、中风、烟草相关问题及环境与职业所导致的死亡风险往往被低估（Frost，Frank & Maiback，1997；Seale，2002；Signorielli，1993）。在对流行的印刷媒体进行内容分析后，Davidson 与 Wallack（2004）发现，性病相关的报道严重不足，特别是除艾滋病病毒/艾滋病以外的性病。此外，他们还发现，大多数有关性病的报道都没有涵盖性病的传播途径、病因或体征与症状。而涉及美国少数族裔群体的健康问题，则更容易出现漏报（Kline，2003；Vargas & dePyssler，1999）。例如，Armstrong 等人（2006）发现，与白人相比，印刷媒体、广播媒体很少关注那些对非裔美国人影响较大的疾病。

在大众媒体上，对健康问题的过度报道也很普遍（Kline，2003）。例如，在美国，每年发生的龙卷风、凶杀及车祸等灾难性事件导致许多人丧生，但与心脏病、癌症等疾病造成的死亡率相比，死于这些事件的人数仍相对较少（Frost，Frank & Maiback，1997）。然而，新闻报道更倾向于报道因灾难性事件造成的死亡，而不是疾病及其他常见健康问题造成的死亡（Frost，Frank & Maiback，1997；Singer，1990）。对龙卷风、凶杀案及其他创伤性事件的过度报道有其原因，与因疾病和健康问题而死亡的人（他们在医疗机构中的死亡情况往往不那么具有戏剧性）相比，灾难性事件往往更具有冲击性，也更容易引起人们的关注。与自然灾害和凶杀案相比，大多数人死于健康问题的方式可能有些平凡。大众传媒报道的制片人致力于吸引观众的注意力以获取广告收入，因此，在选择与健康相关的报道时，他们通常会希望这些新闻在视觉上更具刺激性、画面感更强或更耸人听闻。例如，你可能听说过新闻界的说法："哪里有流血，哪里就有头条"（If it bleeds it leads.）。遗憾的是，对创伤性事件的过度报道可能导致人们高估自己在灾难事件中死亡的可能性（Singer，1990）。

当媒体决定将注意力放在更常见的健康问题上时，健康风险有时也会被夸大。例如，尽管每年死于肺癌和结肠癌的人数要多于死于皮肤癌或乳腺癌的，但许多美国媒体报道皮肤癌和乳腺癌的比例要远高于肺癌和结肠癌（Gerlach，Marino & Hoffman-Goetz，1997；Lantz & Booth，1998；Kline，2003）。研究人员发现，尽管肺癌和心血管疾病的发病率更高，但与这两种疾病相比，报纸、杂志和电视对乳腺癌的报道往往更多（Slater et al.，2008）。女性杂志经常过度关注饮食、健身和生殖健康，而忽略了女性的主要健康风险，如心脏病（Seale，2002）。这类主题被过分报道的原因之一可能是我们的文化对外观和永葆青春的痴迷，例如，皮肤癌和乳腺癌手术通常会导致外观的变化，如因去除黑素瘤或乳房切除术而留下明显疤痕，这些变化与女性的容貌、性观念直接相关，使得女性更担心这类癌症。出于这些顾虑，女性会更关注这类癌症的报道，大众传媒则为其需求生产内容。然而，如果我们未能重视其他类型的癌症或那些对女性构成更大风险的健康话题，也会导致一些问题。

二、媒体偏向与不准确的健康报道

与议程设置理论相关的是新闻报道的框架理论（framing），或"选择、强调问题的某些方面"（Andsager & Powers，2001，p.163）。换句话说，即使新闻媒体决定报道某个特定的新闻，它们也常常会倾向于讨论问题的某些方面而排除其他方面。尽管新闻媒体经常致力于"公平、平衡"地报道问题，但新闻报道受到新闻机构及新闻从业者内部的各种社会、文化和经济因素影响，这些因素会影响特定新闻的呈现方式（Andsager & Powers，2001；Parrott & Condit，1996）。例如，涉及健康问题时，新闻报道经常强调"治疗"和 / 或健康的主流观念，而淡化了背后的社会心理问题及其他观点（Parrott，1996；Ruzek，Olesen & Clarke，1997）。由于制药公司和其他在"治疗"上拥有既得利益的公司通常是新闻节目的赞助商，因此，媒体在推广生物医学的"治疗"模式上也有其既得利益。

接触与健康报道可能对受众感知具有二阶效应，或者由于长期接触而具有更微妙的影响。例如，健康报道倾向于强调这样的观念：避免健康问题很大程度上取决于个人，由于健康信息往往侧重于个人对健康问题的解决方案，那些在很大程度上不受大多数人控制的健康问题就被淡化了（Seale，2002），如与企业环境污染相关的健康问题。此外，很少有报道会强调我们在集体层面应该如何应对公共卫生问题，如通过政治层面的力量来解决公共健康问题等。

在报道健康问题时，新闻媒体经常高度依赖消息源，如政府官员、医疗机构的主要成员和制药公司，以此来提高报道的可信度（Shaw & McCombs，1989；Shoemaker & Reese，1996）。然而，这些消息源对健康问题的看法往往比较狭隘、偏颇，在讨论健康问题时，他们 / 它们可能对维护现状及自身的经济利益更感兴趣（Dearing & Rogers，1992；Wright，1999）。此外，健康报道往往很少关注某些"突破性"医疗所涉及的风险，如果这种"医疗"造成了轰动的新闻，媒体可能会强调它的弊端，而淡化其益处（Ruzek，Olesen & Clarke，1997；Vanderford & Smith，1996）。有关新药的新闻报道很少平衡地关注这些药物的利弊，媒体所提供的新药信息往往会强调其潜在的益处，同时淡化诸如副作用、相较于同类药物的价格等问题（Entwistle & Sheldon，1999）。

虽然媒体致力于向公众提供准确的信息，但健康报道中的不准确信息可谓十分常见（Carlson，Li & Holm，1997；Kline，2003）。由于受新闻时效性与篇幅的限制，健康报道总会遗漏一些信息。此外，由于各种因素，记者在某些情况下可能难以准确还原现实，包括新闻的真相、理解健康问题所需的医学或科学知识、记者的受教育水平及其在健康问题上的经验。

小结

大众传媒以各种方式影响着我们对健康和健康问题的看法。社交媒体的日益普及，悄然改变着媒体格局及我们获取、谈论健康信息与医疗服务的方式。一些传播理论的研究者认为，通过长期、反复报道某些内容，大众传媒改变了个体对世界的认知，进而影响了大众。其他研究者认为，使用媒体的原因与方式最终会调节信息对我们的影响力。然而，研究者发现，接触大众传媒中的健康信息与积极或消极的健康结果之间存在相关性。遗憾的是，尽管媒体有可能促进公众的健康行为，但它们往往更具负面影响，导致诸如不良的饮食习惯、药物滥用等问题，有时还有接受暴力或攻击性行为的倾向。我们在很大程度上仍然依赖媒体来获取有关健康的最新且准确的信息，当然，随着社交媒体的涌入，这种情况正在发生着某种程度的变化。值得注意的是，媒体在呈现健康报道时往往会有自己的议程。此外，媒体还被与健康问题相关的、更高层面的社会规范所影响。最后，受媒体报道的时效性与篇幅的限制，可能会导致健康报道不准确或其他问题。

参考文献

Allison, D. B, Fontaine, K. R., Manson, J. E., Stevens, J., & Van Itallie, T. B. (1999). Annual deaths attributable to obesity in the United States. Journal of the American Medical Association, 282, 1530 – 1538.

Andsager, J. L., & Powers, A. (2001). Framing women's health with a sense-making approach: Magazine coverage of breast cancer and implants. Health Communication, 13, 163 – 185.

Armstrong, E. M., Carpenter, D. P., & Hojnacki, M. (2006). Whose deaths matter? Mortality, advocacy, and attention to disease in the mass media. Journal of Health Politics, 31, 729 – 772.

Atkin, C., & Arkin, E. B. (1990). Issues and initiatives in communicating health information. In C. Atkin & L. Wallack (Eds), Mass communication and public health: Complexities and conflicts (pp. 13 – 40). Newbury Park, CA: Sage.

Atkin, C., & Block, M. (1983). Effectiveness of celebrity endorsers. Journal of Advertising Research, 23, 57 – 61.

Atkin, C., Greenberg, B., Korzenny, F., & McDermott, F. (1979). Selective exposure to televised violence. Journal of Broadcasting, 23, 5 – 14.

Austin, E. W. (2001). Effects of family communication on children's interpretation of television. In J. Bryant & J. A. Bryant (Eds), Television and the American family (pp.377 – 395). Mahwah, NJ: Lawrence Erlbaum.

Austin, E. W., & Chen, Y. J. (2003). The relationship of parental reinforcement of media messages to college students' alcohol-related behaviors. Journal of Health Communication, 8,

157 – 169.

Bahk, C. M. (2001). Drench effects of media portrayal of fatal virus disease on health locus of control beliefs. Health Communication, 13, 187 – 204.

Baker, F., Ainsworth, S. R., Dye, J. T., Crammer, C., Thun, M. J., Hoffman, D. et al. (2000). Health risks associated with cigar smoking. Journal of the American Medical Association, 284, 735 – 747.

Becker, A. E., Grinspoon, S. K., Klibanski, A., & Herzog, D. B. (1999). Eating disorders. New England Journal of Medicine, 340, 1092 – 1098.

Bevan, J. L., Sparks, L., Ernst, J., Francies, J., & Santora, N. (2012). Health care reform information sources in relation to information quality, information seeking, and uncertainty. Health Communication in Contexts: Research and Applications.

Biener, L., & Siegel, M. (2000). Tobacco marketing and adolescent smoking: More support for a causal inference. American Journal of Public Health, 90, 407 – 411.

Boush, D. M. (2001). Mediating advertising effects. In J. Bryant & J. A. Bryant (Eds), Television and the American family (pp.397 – 412). Mahwah, NJ: Lawrence Erlbaum.

Boutwell, W. B. (1995). The under cover skin cancer prevention project: A community-based program in four Texas cities. Cancer, 75, 657 – 660.

Bradley, L. R., & Zito, J. M. (1997). Direct-to-consumer prescription drug advertising. Medical Care, 35, 86 – 92.

Brashers, D. E., Goldsmith, D. J., & Hsieh, E. (2002). Information seeking and avoiding in health contexts. Human Communication Research, 28, 258 – 271.

Buller, D. B., Callister, M. A., & Reichert, T. (1995). Skin cancer prevention by parents of young children: Health information and sources, skin cancer knowledge, and sun-protection practices. Oncology Nursing Forum, 22, 1559 – 1566.

Burkell, J. A., Wolfe, D. L., Potter, P. J., & Jutai, J. W. (2006). Information needs and information sources of individuals living with spinal cord injury. Health Information and Libraries Journal, 23, 257 – 265.

Brown, J. D., & Walsh-Childers, K. (2002). Effects of media on personal and public health. In. J. Bryant & D. Zillman (Eds), Media effects: Advances in theory and research. Mahwah, NJ: Lawrence Erlbaum.

Brown, J. D., L'Engle, K. L., Pardun, C. J., Guang, G., Kenneavy, K., & Jackson, C. (2006). Sexy media matter: Exposure to sexual content in music, movies, television, and magazines predicts black and white adolescents' sexual behavior. Pediatrics, 117, 1018 – 1027.

Brownell, K. D., & Horgen, K. B. (2004). Food fight: The inside story of the food industry, America's obesity crisis, and what we can do about it. New York: McGraw-Hill.

Byrd-Bredbenner. C., Finckenor, M., & Grasso, D. (2003). Health-related content in prime-time television programming. Journal of Health Communication, 8, 329 – 341.

Carlson, E. S., Li, S., & Holm, K. (1997). An analysis of menopause in the popular press. Health Care Women International, 18, 557 – 564.

Cassell, S. (1995). Public discourse on alcohol: Implications for public policy. In H. Holder & G. Edwards (Eds), Alcohol and public: Evidence and issues (pp. 190 – 211). Oxford: Oxford University Press.

Centers for Disease Control and Prevention. (2004). Deaths: Final data for 2004. Retrieved July 17, 2012, from http: //www. cdc. gov/nchs/products/pubs/pubd/hestats/finaldeaths04/finaldeaths04.htm.

Christenson, P. G., Henriksen, L., & Roberts, D. F. (2000). Substance use in popular prime time television. Retrieved July 23, 2012, from www. mediascope. org/

Cline, R. J. W., & Young, H. N. (2004). Marketing drugs, marketing health care relationships: A content analysis of visual cues in direct-to-consumer prescription drug advertising. Health Communication, 13, 131 – 157.

Cooper, C. P., Burgoon, M., & Roter, D. L. (2001). An expectancy-value analysis of viewer interest in television prevention news stories. Health Communication, 13, 227 – 240.

Cotten, S. R., & Gupta, S. S. (2004). Characteristics of online and offline health information seekers and factors that discriminate between them. Social Science & Medicine, 59, 1795 – 1806.

Davidson, A. E., & Wallack, L. (2004). A content analysis of sexually transmitted diseases in the print news media. Journal of Health Communication, 9, 111 – 117.

Dearing, J. W., & Rogers, E. M. (1992). AIDS and the media agenda. In T. Edgar, M. A. Fitzpatrick, & V. S. Freimuth (Eds), AIDS: A communication perspective (pp.165 – 189). Hillsdale, NJ: Lawrence Erlbaum.

DeSantis, A. D., & Morgan, S. E. (2003). Sometimes a cigar [magazine] is more than just a cigar [magazine]: Pro-smoking arguments in Cigar Aficionado, 1992 – 2000. Health Communication, 15, 457 – 480.

Diem, S. J., Lantos, J. D., & Tulsky, J. A. (1996). Cardiopulmonary resuscitation on television: Miracles and misinformation. New England Journal of Medicine, 334, 1578 – 1582.

Dill, K. E., & Dill, J. C. (1998). Video game violence: A review of the empirical literature. Aggression and Violent Behavior, 3, 407 – 482.

Donnerstein, E., Slaby, R. G., & Enron, L. D. (1994). The mass media and youth aggression. In L. D. Enron, J. H. Gentry, & P. Schlegel (Eds), Reason to hope: A psychological perspective on violence and youth (pp. 219 – 250). Washington, DC: American Psychological Association.

Dubren, R. (1977). Evaluation of a televised stop-smoking clinic. Public Health Reports, 92, 81 – 84.

du Pré, A. (1998). Humor and the healing arts: A multimethod analysis of humor use in health care. Mahwah, NJ: Lawrence Erlbaum.

du Pré, A. (2005). Communicating about health: Current issues and perspectives (2nd ed.). Boston: McGraw-Hill.

Durant, R. H., Rome, E. S., Rich, M., Allred, E., Emans, S. J., & Woods, E. R. (1997). Tobacco and alcohol use behaviors portrayed in music videos: A content analysis. American Journal of Public Health, 87, 1131 – 1135.

Dutta, M. J., & Boyd, J. (2007). Turning "smoking man" images around: Portrayals of smoking in men's magazines as a blueprint for smoking cessation campaigns. Health Communication, 23, 253 – 263.

Dutta, M. J., & Youn, S. (1999). Profiling healthy consumers: A psychographic approach to social marketing. Social Marketing Quarterly, 5, 5 – 21.

Dutta-Bergman, M. J. (2004a). Primary sources of health information: Comparisons in the domain of health attitudes, health cognitions, and health behaviors. Health Communication, 16, 273 – 288.

Dutta-Bergman, M. J. (2004b). Reaching unhealthy eaters: Applying a strategic approach to media vehicle choice. Health Communication, 16, 493 – 506.

Dworetzky, J. P. (1993). Introduction to child development (5th ed.). St. Paul, MN: West.

Entwistle, V., & Sheldon, T. (1999). The picture of health? Media coverage of the health service. In B. Franklin (Ed.), Social policy, the media and misrepresentation. London: Routledge.

Everett, S. A., Schnuth, R. L., & Tribble, J. L. (1998). Tobacco and alcohol in top-grossing American films. Journal of Community Health, 23, 317 – 324.

Federal Trade Commission (2007). Bureau of Economics staff report. Children's exposure to TV advertising in 1977 and 2004. Retrieved July 17, 2012, from http: //www. ftc. gov.

Ferris, J. E. (2003). Parallel discourses and "appropriate" bodies: Media constructions of anorexia and obesity in the cases of Tracy Gold and Carnie Wilson. Journal of Communication Inquiry, 27, 256 – 263.

Festinger, L. (1954). A theory of social comparison processes. Human Relations, 2, 117 – 140.

Flegal, K. M., Carroll, M. D., Ogden, C. L., & Johnson, C. L. (2002). Prevalence and trends in obesity among US adults, 1999 – 2000. Journal of the American Medical Association, 288, 1723 – 1727.

Fleming, K, Thorson, E., & Atkin, C. K. (2004). Alcohol advertising exposure and perceptions: Links with alcohol expectancies and intentions to drink or drinking in underaged youth and young adults. Journal of Health Communication, 9, 3 – 29.

Freed, G. L., Katz, S. L., & Clark, S. J. (1996). Safety of vaccinations: Miss America, the media, and public health. Journal of the American Medical association, 276, 1869 – 1872.

Friedland, R. P., Fritsch, T., Smyth, K. A., Koss, E., Lerner, A. J., Chen, C. H. et al. (2001). Patients with Alzheimer's disease have reduced activities in midlife compared with healthy control-group members. Proceedings of the National Academy of Sciences, 98, 3440.

Frost, K., Frank, B., & Maiback, E. (1997). Relative risk in the news media: A quantification of misrepresentation. American Journal of Public Health, 87, 842 – 845.

Funk, J. B. (1993). Reevaluating the impact of video games. Clinical Pediatrics, 32, 86 – 90.

Gerbner, G. (1998). Cultivation analysis: An overview. Mass Communication and Society, 1, 175 – 194.

Gerbner, G., & Gross, L. (1972). Living with television: The violence profile. Journal of Communication, 26, 173 – 199.

Gerbner, G., Gross, L., Jackson-Beeck, M., Jeffrise-Fox, S., & Signorelli, N. (1978). Cultural indicators: Violence profile No.9. Journal of Communication, 28, 176 – 206.

Gerbner, G., Gross, L., Morgan, M., & Signorelli, N. (1982). Charting the mainstream: Television's contribution to political orientations. Journal of Communication, 32, 100 – 127.

Gerbner, G., Gross, L., Morgan, M., & Signorelli, N. (1986). Living with television: The dynamics of the cultivation process. In J. Bryant & D. Zillman (Eds), Perspectives on media effects (pp. 17 – 40). Hillsdale, NJ: Lawrence Erlbaum.

Gerlach, K. K., Marino, C., & Hoffman-Goetz, L. (1997). Cancer coverage in women's magazines: What information are women receiving? Journal of Cancer Education, 12, 240 – 244,

Green, L. W., Murphy, R. L., & McKenna, J. W. (2002). New insights into how mass media works for and against tobacco. Journal of Health Communication, 7, 245 – 248.

Greenberg, B. S., Hofschire, L., Lachlan, L. K., Eastin, M., & Brownell, K. (2003). Portrayals of overweight and obese individuals on commercial television. American Journal of Public Health, 93, 1342 – 1348.

Greenberg, B. S., Rosaen, S. F., Worrell, T. R., Salmon, C. T., & Volkman, J. E. (2009). A portrait of food and drink in commercial TV series. Health Communication, 24, 295 – 303.

Grube, J., & Wallack, L. (1994). Television beer advertising and drinking knowledge, beliefs, and intentions among school children. American Journal of Public Health, 84, 254 – 259.

Harris, J. L., & Bargh, J. A. (2009). Television viewing and unhealthy diet: Implications for children and media interventions. Health Communication, 24, 660 – 673.

Harrison, K. (2000). The body electric: Thin-ideal media and eating disorders in adolescents. Journal of Communication, 50(3), 119 – 143.

Harrison, K., & Marske, A. L. (2005). Nutritional content of foods advertised during the television programs children watch most. American Journal of Public Health, 95, 1568 – 1574.

Hatfield, E., & Sprecher, S. (1986). Mirror, mirror: The importance of looks in everyday life. Albany, NY: State University of New York Albany Press.

Hofferth, S. L., & Sandberg, J. F. (2001). How American children spend their time. Journal of Marriage and Family, 63, 295 – 308.

Hollon, M. F. (1999). Direct-to-consumer marketing of prescription drugs: Creating consumer demand. Journal of the American Medical Association, 281, 382 – 384.

Holmer, A. F. (1999). Direct-to-consumer prescription drug advertising builds bridges between patients and physicians. Journal of the American Medical Association, 281, 380 – 382.

Hunter, K. M., & Thompson, S. R. (2004, November). Mass media medicine: A weighted content analysis and effects assessment of direc-to-consumer pharmaceutical ads. Paper presented at the annual National Communication Association Convention, Chicago.

Institute of Medicine. (1997). The hidden epidemic: Confronting sexually transmitted diseases. Washington, DC.

Kahn, A. D. (1993). AIDS: The winter war. Philadelphia, PA: Temple University Press.

Katz, E., Blumler, J. G., & Gurevitz, M. (1974). Utilization of mass communication by the individual. In J. G. Blumler & E. Katz (Eds), The uses of mass communication: Current perspectives on gratifications research (pp.19 – 32). Beverly Hill, CA: Sage.

Katz, E, Gurevitch, M., & Haas, H. (1973). On the use of mass media for important things. American Sociological Review, 38, 164 – 181.

Kean, L. G., & Albada, K. F. (2003). The relationship between college students' schema regarding alcohol use, their television viewing patterns, and their previous experiences with alcohol. Health Communication, 15, 277 – 298.

Kinsella, J. (1989). Covering the plague: AIDS and the American media. New Brunswick, NJ: Rutgers University Press.

Kline, K. N. (2003). Popular media and health: Images, effects, and institutions. In T. L. Thompson, A. M. Dorsey, K. I. Miller, & R. Parrot (Eds), Handbook of health communication (pp. 557 – 581). Mahwah, N: Lawrence Erlbaum.

Kline, K. N. (2011). Popular media and health: Images and effects. In T. L. Thompson, R. Parrott, & J. F. Nussbaum (Eds), The Routledge handbook of health communication, 2nd ed. (pp. 252 – 267). New York: Routledge.

Lambert, R. B., & Lambert, N. K. (1995). The effects of humor on secretory immunoglobulin A levels in school-aged children. Pediatric Nursing. 21, 16 – 19.

Langlois, J. H., Roggman, L. A., & Rieser-Danner, L. A. (1990). Infant's differential social responses to attractive and unattractive faces. Developmental Psychology, 26, 153 – 159.

Lantz, P. M., & Booth, K. M. (1998). The social construction of the breast cancer epidemic. Social Science Medicine, 46, 907 – 918.

Lee, A. L. (2009). Changing effects of direct-to-consumer broadcast drug advertising information sources on prescription drug requests. Health Communication, 24, 361 – 376.

Lowry, D., & Towles, D. (1989). Prime time TV portrayals of sex, contraception and venereal diseases. Journalism Quarterly, 66, 347 – 352.

Macias, W., Pashupati, K., & Lewis, L. S. (2007). A wonderful life or diarrhea and dry mouth? Policy issue of direct-to-consumer drug advertising on television. Health

Communication, 22, 241 – 252.

Madden, M. & Fox, S. (2006). Finding answers online in sickness and in health. Retreived July 17, 2012, from http: //pewinternet. com/~/media/Files/Reports/2006/PIP-Health-Decisions-2006. pdf.

Maguire, P. (1999). How direct-to-consumer advertising is putting the squeeze on physicians. ACP-ASIM Observer [on-line]. Retrieved August 21, 2004, from www. aconline. org/journals/.

Mastin, T., Andsager, J. L., Choi, J., & Lee, K. (2007). Health disparities and direct-to-consumer prescription drug advertising: A content analysis of targeted magazine genres, 1992 – 2002. Health Communication, 22, 49 – 58.

Mathios, A., Avery, R., Bisogni, C., & Shanahan, J. (1998). Alcohol portrayals on prime time television: Manifest and latent messages. Journal of Studies on Alcohol, 59, 305 – 310.

McIntosh, W. D., Bazzini, D. G., Smith, S. M., & Wayne, S. M. (1998). Who smokes in Hollywood? Charcteristics of smokers in popular films from 1940 to 1989. Addictive Behaviors, 23, 395 – 398.

Montgomery. K. C. (1990). Promoting health through entertainment television. In C. Atkin & L. Wallack (Eds), Mass communication and public health: Complexities and conflicts. Newbury Park, CA: Sage.

Must, A., Spadano, J., Coakley E. H., Field, A. E., Colditz, G., & Dietz, W. H. (1999). The disease burden associated with overweight and obesity. Journal of the American Medical Association, 282, 1523 – 1529.

Ogden, C. L., Flegan, K. M., Carroll, M. D., & Johnson, C. L. (2002). Prevalence and trends in overweight among US children and adolescents, 1999 – 2000. Journal of the American Medical Association, 28, 1728 – 1732.

Olson, B. (1995). Sex and the soaps: A comparative content analysis of health issues. Journalism Quarterly, 71, 840 – 850.

Parrott, R. L. (1996). A women-centered "sense-making" approach to communicating about women's reproductive health. In R. L. Parrott & C. M. Condit (Eds), Evaluating women's health messages (pp. 414 – 425). Thousand Oaks, CA: Sage.

Parott, R. L., & Condit, C. M. (1996). Priorities and agendas in communicating about women's reproductive health. ln R. L. Parrott & C. M. Condit (Eds), Evaluating women's health messages (pp. 1 – 11). Thousand Oaks, CA: Sage.

Pecchioni, L. L. and Sparks, L. (2007). Health information sources of individuals with cancer and their family members. Health Communication, 21(2), 143 – 151.

Pines, W. L. (2000). Drect-to-consumer advertising, Annals of Pharmacology, 34, 1341 – 1344.

Pinto, M. B. (2000). On the nature and properties of appeals used in direct-to-consumer advertising of prescription drugs. Psychological Reports, 86, 597 – 606.

Protess, D. L., & McCombs, M. E. (1991). Agenda-setting: Readings on media, public opinion, and policy-making. Hillsdale, NJ: Lawrence Erlbaum.

Roberts, D. F., Foehr, U. G., & Rideout, V. J. (2005). Generation me: Media in the lives of 8 – 18 year-olds. Retrieved July 17, 2012, from http: //www. kff. org.

Roberts, M., Wanta, W., & Dzwo, T. (2002). Agenda setting and issue salience online. Communication Research, 29, 452 – 465.

Robinson, J., & Bachman, J. (1972). Television viewing habits and aggression. In G. Comstock & E. Rubenstein (Eds), Television and social behavior: Television and adolescent aggressiveness (pp. 372 – 382). Washington, DC: US Government Printing Office.

Ruzek, S. B., Olesen, V. L., & Clarke, A. E. (1997). Women's health: Complexities and differences. Columbus, OH: Ohio State University Press.

Sarwer, D. B. (1997). The "obsessive" cosmetic surgery patient: A consideration of body image dissatisfaction and body dysmorphic disorder. Plastic Surgical Nursing, 17, 193 – 209.

Satcher, D. (1999). Cigars and public health. New England Journal of Medicine, 340, 1829 – 1831.

Scharf, B. F., Freimuth, V. S., Greenspon, P., & Plotnick, C. (1996). Confronting cancer on Thirty Something: Audience response to health content on entertainment television. Journal of Health Communication, 1, 133 – 138.

Seale, C. (2002). Media and health. Thousand Oaks, CA: Sage.

Sellers, J. A. (2000). The two faces of direct-to-consumer advertising. American Journal of Health. Systems Pharmacy, 51, 1401.

Shaw, D. L, & McCombs, M. E. (1989). Dealing with illicit drugs: The power, and limits, of mass media agenda-setting. In P. J. Shoemaker (Ed.), Communication campaigns about drugs: Government, media, and the public (pp.113 – 120). Hillsdale, NJ: Lawrence Erlbaum.

Shoemaker, P. J., & Reese, S. D. (1996). Mediating the message: Theories of influences on mass media content (2nd ed.). White Plains, NY: Longman.

Shrum, L. J. (1999) Television and persuasion: Effects of the programs between the ads. Psychology and Marketing. 16, 119 – 140.

Singer, E. (1990). A question of accuracy; How journalists and scientists report research on hazards. Journal of Communication, 40, 102 – 116.

Signorielli, N. (1993). Mass media images and impact on health. Westport, CT: Greenwood Press,

Signorelli, N. (1998). Health images on television. In L., D. Jackson (Ed.), Health communication research: A guide to developments and directions (pp. 163 – 179). Westport, CT: Greenwood.

Signorielli, N., & Staples, J. (1997). Television and children's conceptions of nutrition. Health Communication, 9, 289 – 301.

Slater, M. D., Long, M., Bettinghaus, E. P., & Reineke, J. B. (2008). News coverage of cancer in the United States: A national sample of newspapers, television, and magazines, Journal of Health Communication, 13, 523 – 537.

Sparks, L., & Villagran, M. M. (2010). Patient and provider interaction: A global health communication perspective. Cambridge, UK: Polity Press.

Sparks, L., Villagran, M. M, Parker Raley, J. & Cunningham, C. B. (2007). A patient centered approach to breaking bad news: Communication guidelines for healthcare professionals. Journal of Applied Communication Research, 35, 177 – 196.

Sung-Yeon, P. (2005). The influence of presumed media influence on women's desire to be thin. Communication Research, 32, 594 – 614.

Swenson, M. R., & Wells, W. D. (1995). Target marketing for health communication. Social Marketing Quarterly, 2, 5 – 9.

Terre, L., Drabman, R. S., & Speer, P. (1991). Health-relevant behaviors in the media. Journal of Applied Social Psychology, 21, 1303 – 1319.

Tinley, S. T., Houfek, J., Watson, P., Wenzel, L., Clark, M. B., Coughlin, S., & Lynch, H. T. (2004). Screening adherence in BRCA1/2 families is associated with primary physicians' behavior. American Journal of Medical Genetics A, 125A(1), 5 – 11.

Turow, J., & Coe, L. (1993). Curing television's ills: The portrayal of health care. In B. C. Thornton & G. Kreps (Eds), Perspectives on health communication (pp. 130 – 145). Prospect Heights, IL: Waveland.

US Surgeon General (2004). The health consequences of smoking: A report by the surgeon general. Washington, DC: Government Printing Office.

Vanderford, M. L., & Smith, D. H. (1996). The silicone breast implant story. Mahwah, NJ: Lawrence Erlbaum.

Van Erva, J. P. (1998). Television and child development (2nd ed.). Mahwah, NJ: Lawrence Erlbaum.

Vargas, L. C., & dePyssler, B. J. (1999). Us Latino newspapers as health communication resources: A content analysis. Howard Journal of Communications, 10, 189 – 205.

Wallack, L., & Dorfman, L. (1992). Health messages on television commercials. American Journal of Health Promotion, 6, 190 – 196.

Wallack, L., Grube, J., Madden, P. R., & Breed, W. (1990). Portrayals of alcohol on prime-time television. Journal of Studies on Alcohol, 51, 428 – 433.

Wang, Z., & Gantz, W. (2007). Health content in local television news. Health Communication, 21, 213- 221.

Wang, Z., & Gantz, W. (2010). Health content in local television news: A current appraisal. Health Communication, 25, 230 – 237.

Wanzer, M., Sparks, L., & Frymier, A. B. (2009). Humorous communication within the lives of older adults: The relationships among humor, coping efficacy, age, and life satisfaction.

Health Communication, 24, 1 – 9.

Wilkes, M. S., Bell, R. A., & Kravitz, R. L. (2000) Direct-to-consumer advertising: Trends, impact, and implications. Health Affairs, 19, 110 – 128.

Wogalter, M. S., Smith-Jackson, T. L., Mills, B. J., & Paine, C. S. (2002). The effects of print format in direct-to-consumer prescription drug advertising on risk knowledge and preference. Drug Information Journal, 36, 693 – 705.

Wright, K. B. (1999). AIDS, the status quo, and the elite media: An analysis of the guest lists of "The MacNeil/Lehrer News Hour" and "Nightline". In W. N. Elwood (Ed.), Power in the blood: A handbook on AIDS, politics, and communication. Mahwah, NJ: Lawrence Erlbaum.

Wright, K. B. (2001, April). Perceptions of responsibility stigmatization, and control in college student drinking situations: An analysis of undergraduate student perceptions of alcohol issues on campus. Paper presented at the annual Southern States Communication Association Convention, Lexington, KY.

第四部分

风险、宣导、社区与团队

第八章
风险与危机传播

"橙色恐怖威胁""四级飓风正向佛罗里达州进发""吃富含纤维的食物",甚至"今天出门前涂上防晒霜!"都是我们经常听到的预防性风险信息。即使在大学里,你也可能听到朋友向你或其他朋友传递信息,如"不要喝太多酒""确保有指定的司机"以及"带上避孕套以防万一"。随着年龄的增长,你可能会听到越来越多的信息,涉及改变饮食与运动习惯、乳房 X 光、结肠镜和前列腺癌检查等,它们可以作为你在高风险年龄时预防疾病的信息。尽管许多人可能没意识到他们所面临的健康风险,但我们所有人都会遭遇某类身体、心理或社会的健康威胁。通过上面的例子你可能已注意到,健康威胁的范围可以从广泛的威胁(全球和区域性)到社区及个人。因此,健康传播的研究者致力于识别出那些特定类型的威胁中风险最大的人群,并找到适当的信息设计方法来帮助个人避免或减少风险。

就我们的疾病易感性而言,随着现代科学的进步,人们的寿命变得更长,其中女性的平均寿命约为 76 岁,男性的平均寿命约为 74 岁。另一个好消息是,有效且持续的沟通可以大大减少慢性病带来的伤害,带来更好的健康结果和更长寿的生活。随着科学技术的进步,我们越来越了解,许多慢性疾病(例如癌症)的病因相当复杂,也没有真正的尽头。由此可知,风险传播非常重要且有趣!

我们还看到,世界正面临着全球性的健康威胁(如艾滋病病毒/艾滋病)、环境威胁(如污染和有毒废物)及出于政治动机的威胁(如生物恐怖主义)。2001 年 9 月 11 日的恐怖袭击,9 月 11 日之后的几个月内的炭疽邮件,以及 SARS、禽流感等病毒,都让许多美国人意识到,在这个日益缩小的世界中,我们是多么容易受到健康威胁。为了应对艾滋病病毒/艾滋病等流行病以及顺利度过各类健康危机,世界各地的政府机构、媒体、科学家与医务人员之间的沟通至关重要。此外,健康传播者现在必须有意识地将一些有关健康风险的信息传递给全世界的受众。

除了这些健康威胁,由于贫困、年龄、种族、饥饿、教育不足、环境不卫生及无法获得医疗服务等原因,美国和世界各地的许多人都面临着各种各样的健康风险。在这些人中，有许多都是边缘化群体，他们由于更大的社会问题而面临健康风险，包括政治与文化条件、种族不公正以及缺乏财政和社会资源。我们可以看到，在健康资源方面，人与人之间的差距越来越大。在这样的背景下，医务人员的健康风险传播及协调疾病预防与控制工作变得复杂且充满挑战。

本章将探讨全球／大规模、社区与个人等多个层面的健康风险与危机传播问题。具体而言，本章首先会定义风险与危机传播。随后讨论包括艾滋病病毒和恐怖主义在内的全球健康威胁，以及应对这些威胁的传播策略。接下来，本章将研究与美国的健康风险相关的几个因素，以及在社区层面上实施风险传播的策略。最后，本章将讨论医患沟通中的风险传播策略。

第一节　风险传播与危机传播的定义

一、什么是风险传播？

风险传播（risk communication）包括对不确定的损失或危险建立共识。从历史上来看，风险传播已经发展成与健康传播相关的理论与研究，这些健康信息涉及环境、农业、食品、健康与营养风险，专注于与风险认知、行为相关的社会理论。对风险传播问题感兴趣的学者们研究了农药残留、废物管理、水质、环境危害及个人健康行为等个案。跨学科的风险传播出现在20世纪70年代和80年代，这几十年来，公众、科学家、工程师、企业家和政府官员都在应对纽约尼亚加拉大瀑布社区的"拉夫运河"（Love Canal）事件，在那里，人们发现了被掩埋的21 000吨有毒废物，此外，宾夕法尼亚州的三里岛核事故（Three Mile Island nuclear accident）、印度的博帕尔灾难（The Bhopal Disaster），导致了成千上万的人因危险化学品的意外泄漏而死亡。正如Leiss与Powell（2004）所解释的那样，现代的风险传播关注疯牛病、气候变化和基因技术，以及石油泄油、核泄漏、大肠杆菌、疫苗接种等。例如，牛海绵状脑病（BSE）爆发的新闻始于20世纪80年代的英国，到了现在，英国仍有疯牛病出现，欧洲大陆的20个国家和遥远的日本也都发现了疯牛病病例，这对食品工业造成了毁灭性的后果。后来，两头加拿大出生的北美奶牛也被发现感染了疯牛病，这两起新病例的起因几乎可以确定是英国受感染的牛或牛饲料，或两者兼而有之。加拿大的政府监管部门与养牛业人士没有正确评估加拿大牛群的疾病风险，未采取必要的预防措施来防止疾病的扩散，也没有向公众传达风险与预防措施（Liess & Powell，2004）。同样，全球变暖与气候变化是风险传播的热门话题，这场风险辩论的每一个方面不仅都有争议，也是公众难以理解的，且其风险的潜在后果甚至会导致人类文明的全球性灾难。在风险传播的语境中，基因组科学关注的是基因操作带来的健康益处，以及与之相关的一些风险因素。

根据定义的可操作化视角，风险可能具有多种含义。例如，在商业和金融领域，风险通常指围绕着投资的波动性策略或某种资金的使用，会出现不可预知的损失或收益的可能性。

在科学领域（社会、行为、生命或技术），风险通常被视为某种危害的严重性及其对人或环境产生负面影响的机会指数。例如，一种新的杀虫剂可以帮助农民抵御农作物不被害虫吃掉，这当然是一件好事，但当同样的杀虫剂变得有毒或有害，且弊大于利时，那我们就要通过风险传播来解决这个问题。人们不断争论各种现象的风险与获益，如是否在 26 岁之前接种三剂人乳头瘤病毒（HPV）疫苗、戒烟、防晒、食物、酒精或药物的使用或滥用、进行安全性行为、开车时发短信或喝酒，以及接触杀虫剂、转基因生物、加工食品、疫苗接种与核能。因此，有效的风险传播是关键所在。

让人不安的风险不一定会让人死亡，而让人死亡的风险也不一定会让人不安。例如，核电站事故、恐怖袭击和加工食品的污染都会引起人们的关注和愤怒，然而，因这些现象而死亡或受到伤害的人数要远远小于每天因吸烟和交通事故而丧生的人数。根据美国疾病控制与预防中心（US Centers for Disease Control and Prevention）的数据，在吸烟且不准备戒烟的 4700 万美国人中，有一半将死于与烟草有关的疾病。根据美国国家公路交通安全管理局的数据，年龄在 4～33 岁之间的人更有可能死于汽车事故，而不是其他。

Kasperson 及其研究风险认知的同事们制定了"社会风险放大与减弱（social amplification and attenuation of risk）"框架，解释了社会和传播机构如何夸大某些灾难或危害，并削弱其他灾难或危害。一个典型的例子是 1989 年发生在阿拉斯加威廉王子湾的埃克森·瓦尔迪兹（Exxon-Valdez）事故，涉及 1100 万加仑原油，污染了大约 1000 英里（1 英里＝1609 米）的原始海岸线。媒体立刻报道了这起事故，形象地呈现了被石油浸泡的动物。当时，埃克森美孚的首席执行官劳伦斯·G. 罗尔（Lawrence G. Rawl）犯了一个重大错误，没有立即前往事故现场。此外，还有诸多因素加剧并激化了公众的愤怒，使埃克森·瓦尔迪兹事故成为有史以来最广为人知的石油泄漏事件之一。数十年来，全世界各地发生了数十起石油泄漏事件，都对社会造成了影响，但很少有像阿拉斯加事故那样广受媒体关注并引发公众愤怒的。

石油泄漏是人际传播、组织传播、大众传播及社交媒体传播的数百种风险中的一个生动案例，这些风险被戏剧性地放大或最小化。许多人记得，2005年最严重的灾难是卡特里娜飓风，导致了 1300 多人死亡。然而，根据比利时布鲁塞尔的国际灾难数据库统计，同样在 2005 年，巴基斯坦的一次地震造成了 73 000 多人死亡。必须记住的是，风险发生的地点及其传播方式，从组织领导到媒体介入，再到社会网络，都会影响风险被发现、回忆、讨论与管理的程度。

二、风险传播与危机传播的区别

风险传播与危机传播（crisis communication）在重要意义上不尽相同。一般而言，风险传播主要涉及龙卷风、有毒化学物质等有关身体危害的传播（Rowan et al.，2008），危机传播并不一定涉及身体危害。例如，一篇意外的负面新闻报道可能会对一个组织构成严重的危机或是一场突如其来的灾害，如 2011 年日本地震和太平洋海啸，可以提高全世界的备灾意识，因为接近 9.0 级的地震严重破坏了这个国家，影响了经济。卡特里娜飓风可能对路易斯安那州乃至整个国家构成危机，因为它会使人们意识到这个国家缺乏准备，官员与受灾社区间也缺乏有效的沟通。

风险传播还涉及一系列问题，包括在悲剧发生前，要向公众、主要的州和地方政府，以及非政府伙伴等各方提供健康/风险信息和相关的准备策略。公共卫生准备工作的风险传播战略通常涉及农业、食品、水问题、传染病、疫苗以及心理健康问题和一般公共卫生，除此之外，还有化学、生物、核和放射性威胁。自 2004 年以来，美国疾控中心已将风险传播与健康传播列为优先事项。风险传播的主题范围很广，从令人恐惧的疾病（例如癌症和艾滋病）到心理健康，再到地震与海啸（例如日本），以及学校暴力（例如弗吉尼亚理工大学）。疾病在科学上的不确定性有时会让人们怀疑他们感染疾病的可能方式，因此，包括行业协会、医学协会、公共关系办公室及许多政府团体在内，各种团队都在投入大量精力，学习如何以最佳的方式与公众就风险及安全进行沟通。

三、危机传播

在 2001 年 9 月 11 日之后，"危机传播"一词在美国有了更大的意义与紧迫性。这个词已经被使用了几十年，尤其是被研究军事行动和国际关系的学者使用。在"9·11"危机和恐怖主义环境中，政府官员、急救人员、医务人员、社区领袖、社区成员和研究人员都面临着一系列令人震惊的沟通障碍，这些障碍可能会限制公众对风险与恐怖事件反应的有效性。毫无疑问，恐怖主义已成为危机管理、学术界、工业界及社区的重要话题。恐怖主义问题已成为美国与全世界日常对话的一个组成部分。

在传播领域，危机传播研究涉及应用策略性设计的信息，通过选定的资源（媒介和人际关系）向目标受众传递相关信息，当然，前提还必须是危机具有以下特征：①不确定性；②强烈的情绪；③不同的目标受众；④时间点至关重要；⑤迫切需要传递适当、有效的战略信息。这些层面并非是危机传播独有的（例如，在健康传播中，当医生宣布癌症诊断的坏消息时，我们知道会出现困难的情绪反应），但当我们把这些方面结合起来考虑时，我们就有了一个独特而全新的传播挑战，值得系统性地、彻底地展开研究。此外，危机传播还包括为公众提供及时收集重要信息的方法，在可用信息模棱两可时，也能够充分保护自己。

通常，危机是意外发生的事件。当危机发生时，它可能不在政府或私人机构的控制范围内，并可能对该机构的良好声誉或生存能力造成损害。机构面临危机的一个例子是，一名心怀不满的员工大规模枪杀了其他员工，或者，就像我们在卡特里娜飓风事故中看到的那样，政府因为未做好应对这一特殊危机的准备而受到批评。在大多数情况下，一些机构会因危机而面临法律或道德上的罪责（与龙卷风摧毁生产车间的灾难不同），利益相关方与公众会就机构对危机的反应进行评判。危机传播的潜在脉络是传播组织正在经历一场突如其来的危机，必须作出响应。危机还意味着相关组织在事件发生时缺乏控制。

健康传播的研究者的一个重要目标就是提高公众对危机后的沟通重要性认知，如为什么有关飓风、恐怖袭击、流行病及其他未知灾害的沟通会如此困难，以及人们可以采取哪些措施来改善沟通过程。

第二节　全球性与大规模健康威胁

本节将探讨健康所面临的一些主要威胁，包括环境威胁、饥饿、大流行病和恐怖主义。此外，我们还将针对这些威胁，探讨健康传播的研究者提出的几种应对措施。

一、环境威胁与世界饥荒

与环境有关的疾病与伤害每年都会造成数百万人死亡，但这些都可以预防。有害废料处理、人口过剩、烟雾与污染只是与健康相关的诸多不利环境因素中的几个。正如我们在本章前面所讨论的，穷人和社会边缘化人群往往最容易受到这些健康问题的威胁。人口过剩在发展中国家最为常见，其中许多国家缺乏足够的财政和结构性资源。在人口过剩的国家，更多的人意味着需要更多的农田、水资源和其他自然资源，而其中许多资源往往又因人口的增加而受到污染。在世界各地，工业界每年产生数百万吨有害废物，这往往与许多不同的健康问题相关。遗憾的是，许多国家的少数族裔、低收入人群都会面临环境不公问题，或因种族、民族、社会经济地位而或多或少地暴露在环境危险中（Anderton et al.，1994）。有害废料的处理往往靠近少数族裔群体和低收入人群的居住地，这些地方往往会被更大型的社区内的高收入人群视为"没有希望的"。虽然这些有害物质大多藏在垃圾填埋场内，但其产生的有毒气体排放（例如甲烷）会给周边地区的居民带来健康风险。例如，垃圾填埋场排放的甲烷和其他气体具有致癌性，会导致长期性健康问题。

环境不公似乎是一个全球现象。中亚、澳大利亚、非洲和南美洲的少数族裔群体都遭受了由辐射试验、石油工业有毒废料及其他有害物质造成的严重的、长期性的健康问题（Bullard，1993）。在美国，一些研究发现了有毒废料被倾倒在少数族裔群体和/或低收入人群社区附近的证据（Rowan，1996）。

世界上有超过 8.4 亿人遭受饥饿或营养不良，虽然饥饿在美国依然是一个问题，但大多数面临饥饿的人们都生活在发展中国家（Care. org，2006）。世界上有数以百万计的儿童在遭受饥饿，使他们面临着与营养不良有关的发育风险，如发育迟缓、易生病、认知障碍和夭折。全世界每年约有 500 万儿童死于与营养不良相关的问题。此外，饥饿还会影响到个人的生产力、希望感和整体幸福感。导致世界性饥荒的原因有很多，包括国家与地区的经济状况、土地权与所有权、低效的农业、战争、饥荒、干旱、农作物歉收和环境问题。

可以想象，处理环境不公与世界饥荒等问题的确并非易事。然而，健康传播的研究者和其他个人可以开展更多的研究，来证明工业废料处理方法与健康之间的关系，并在研究的基础上实施一些干预措施，不仅能帮助公众提高对环境问题及环境不公的认识，还能向生活在环境不公地区的人们提供帮助，为其提供促进变革的工具，此外，我们还可以通过健康宣导来改变一些做法，甚至是制定新的法律来终止环境不公。

尽管这个世界有能力为每个人生产足够的粮食，但这一目标远未实现。各种经济、政治、教育和文化问题，例如一个地区关于财富、土地所有权、种族主义及农业耕种的认知，都会导致该地区无法生产及向所有人分配粮食。在非紧急情况下，将粮食用以援助或慈善捐赠或多或少是解决世界饥荒的短期办法。虽然这种捐赠在紧急情况下至关重要，但解决饥饿问题的长期办法可能在于经济、教育和政治改革。需要再次强调一下，对于健康传播的研究者而言，健康宣导既要提高那些有紧迫需求的人的认知，还要改善其经济、教育条件，如此，才能最终消除饥饿产生的长期影响。

二、大流行病

大流行病是全球流行的疾病或健康问题。由于世界各地的旅行与移民情况的增加，当今世界比以往任何时候都更容易受到大流行病的影响。艾滋病病毒威胁是当今世界面临的最主要的大流行病，然而，如果不尽力控制，其他疾病也有可能成为大流行病。我们将重点关注艾滋病病毒／艾滋病的影响、诸如SARS、禽流感之类的新威胁，以及找到应对这些威胁的措施。

艾滋病病毒／艾滋病。自大流行以来，全球范围内有超过2000万人死于艾滋病，截至2003年底，估计有3800万人感染了艾滋病病毒／艾滋病（Joint United Nations Program on HIV/AIDS，2004）。据统计，全球范围内女性艾滋病病毒感染人数约为男性的一半。全球新增艾滋病病毒感染者中，年轻人（15～24岁之间）占大多数。

非洲是艾滋病暴发最严重的大陆，其次是南亚和东南亚。非洲国家有近2500万艾滋病病毒／艾滋病患者，亚洲国家有超过600万人（Joint United Nations Program on HIV/AIDS，2004）。很大一部分艾滋病病毒感染者／艾滋病患者来自低收入国家，如撒哈拉以南的非洲和亚洲的许多国家，他们无法获得可以延长生命的抗病毒药物。即使是美国和欧洲的一些高收入国家，经济能力较差的人也无法获得这些药物，且更有可能发生与艾滋病病毒／艾滋病相关的机会性感染，并很快死于该疾病。尽管公众对疾病预防与治疗的认知有所增强，但艾滋病病毒感染者／艾滋病患者人数预计仍将上升。

世界各地的感染模式不尽相同。感染艾滋病病毒风险最高的人群包括非洲国家的15～24岁孕妇（Joint United Nations Program on HIV/AIDS，2004）。在许多亚洲国家中，注射吸毒者、性工作者及其伴侣，以及男男性行为者最容易受感染（Steinfatt & Mielke，1999）。在欧洲和美国，注射毒品和男性之间的性行为是感染艾滋病病毒的最大危险因素。但是，在美国，异性性行为引起的感染呈上升趋势，特别在少数族裔群体中。这些高风险行为与社会经济有关，东南亚国家／地区的许多人成为了性工作者，因为在经济不景气的地区，这种工作往往能获得较好的收入（Steinfatt & Mielke，1999；Wenniger et al.，1991）。在某些情况下，年轻妇女还会被迫从事性工作，以在经济上支持其家庭。许多注射海洛因及其他毒品的人往往买不起干净的针头，因此共用针头（以及感染艾滋病病毒的机会）在低收入人群中更为普遍。此外，许多国家普遍缺乏艾滋病病毒／艾滋病教育以及安全套使用率低，这也是造成高发病率的原因。

事实证明，向世界各地的易感人群宣传艾滋病病毒／艾滋病的风险是一项艰巨的任务。艾滋病病毒／艾滋病的风险因素因世界各地的地区和文化而异，许多高危行为与文化信仰、行为规范有关。这些信仰和行为受一系列复杂的社会、经济和政治因素影响（Amaro，1995），这些都是健康风险传播者需要考虑到的因素。

例如，Cameron等人（1999）发现，肯尼亚的艾滋病病毒感染率很高，这与泰坦—非洲公路上的年轻女性与卡车司机的卖淫文化习俗有关。肯尼亚这一地区的年轻妇女因其经济状况常常被迫卖淫。Cameron等人（1999）发现，在这种文化中，男性卡车司机与多个伴侣发生性关系是一种文化常态，他们往往对感染艾滋病病毒抱有宿命论（例如认为：每个人都会死于某种疾病，所以，死于艾滋病又有什么区别？），还有许多人认为，使用安全套的性行为不是"真正的"性行为。在这项研究中，接受采访的女性说，由于文化中男性/女性的权力差异（例如，女性在与男性互动时通常不自信），她们发现很难用语言表达希望使用安全套的意愿。此外，文化中的经济和结构问题也导致安全套短缺或由于储存不当而损坏安全套。

三、SARS 与禽流感

尽管很少有疾病能像艾滋病病毒/艾滋病那样，对全球产生影响，但疾病在全世界范围内传播的可能性始终存在。2003 年 2 月，我们目睹了 SARS 的出现，SARS 是一种病毒性呼吸道疾病，在受到遏制之前，它已迅速从亚洲蔓延到北美、南美及欧洲的 24 个国家。根据世界卫生组织（简称"世卫组织"，WHO）的数据，在 2003 年暴发 SARS 期间，全球共有 8098 人患病，774 人死于该疾病（WHO，2004）。SARS 的一个可怕之处在于，该疾病的传播并非通过性接触或血液交换（如艾滋病病毒/艾滋病），而是可以通过人与人的偶然性接触感染。前往不同国家/地区旅行的人们能够迅速地将该疾病传播到不同的大陆。不难想象，会有比 SARS 更具杀伤力的同类病毒在全球范围内传播。

感染禽流感而死亡的人往往与家禽或其他鸟类密切接触。但是，世卫组织成员非常担心该病毒将来可能会出现一系列基因突变，从而导致该疾病在人与人之间的接触中传播。虽然美国在应对禽流感威胁方面有些迟缓，但其他国家（例如中国）则开展了广泛的宣传活动，提醒人们注意这种病毒的潜在威胁及宣传推广可以采取的预防措施。本书的第一作者曾去到中国香港，他在地铁、广告牌和其他公共场所看到了数百张海报，警告人们注意这一新威胁。

在遏制 2003 年的 SARS 暴发和禽流感流行上，传播发挥了至关重要的作用。在 SARS 暴发和禽流感蔓延后不久，CDC 和 WHO 成立了紧急行动中心。此外，这些机构也在世界各地部署了医务人员、流行病学家及其他专家，协助进行现场调查。疾病的相关资料被传送给临床医生，他们进行了广泛的实验室测试以查明病因。CDC 已经制定了建议与指南，以帮助公共卫生和医疗部门官员制订计划，迅速应对 SARS 和禽流感的再次出现。这些指导方针是危机管理计划（crisis management plan）的范例，涉及针对健康危机的预先规划和演练。CDC 和 WHO 制订了许多这样的计划，以帮助准备应对其他疾病与健康风险。例如，世卫组织开发了全球疫情警报和响应网络（GOARN），该网络是与卫生有关的机构与互联网的通力合作，汇集了人力与技术资源，用于快速识别、确认并应对具有国际重要性的疫情（WHO，2004）。但是，在SARS或禽流感这样的新威胁下，全球医疗系统之间的沟通可能会面临挑战，特别是考虑到世界不同地区医疗资源的可用性和质量。在下一节中，我们将讨论如何使用危机管理计划来应对恐怖袭击。

四、恐怖主义

在过去的几十年中，恐怖主义已成为全世界人民生命的重大威胁。与世界其他地区相比，美国发生的恐怖袭击事件相对较少。然而，作为一个国家，在1995年俄克拉荷马城爆炸案、"9·11"袭击以及基地组织与其他恐怖组织在世界各地的袭击（如对驻伊拉克美军的多次袭击和2004年西班牙马德里的火车爆炸案）后，美国越来越意识到国内外的恐怖主义威胁。学者对恐怖主义的定义有很大不同。但是，根据恐怖主义文献中一些最普遍的定义，O'Hair与Heath（2005）为恐怖主义作了如下定义：

> 第一，恐惧是最终目标；第二，暴力被用作威胁手段；第三，受害者不一定是最终目标；第四，主要目标受众是观看恐怖行为的人；第五，政治或社会变革是恐怖分子的首要目标。因此，恐怖主义是指为了实现特定的目标，不顾人权，故意对平民施加痛苦、折磨和死亡，并通过暴力手段制造恐惧气氛（p.12）。

O'Hair与Heath（2005）认为，恐怖主义本质上是一种传播行为，恐怖分子向他人发送旨在传达恐惧的信息，以实现其目标。

除了明显的生命威胁外，恐怖主义还通过许多其他方式影响健康。与恐怖行为（或威胁）相关的长期压力可能会导致与压力相关的负面健康后果。恐怖袭击的特点是存在不确定性和会引起强烈的情绪反应（Sparks，2005；Sparks et al.，2005a，2005b；Step, Finucane & Horvath，2002）。在"9·11"袭击事件发生后的几个月中，据报道，创伤后应激障碍（PTSD）和抑郁症（depression）人数有所增加（Lacy & Benedek，2003；MacGeorge et al.，2007），特别是在袭击中有亲友丧生，以及住在纽约市、华盛顿特区附近的人。此外，Ahern等人（2002）发现，大量观看"9·11"新闻报道的负面图像，例如人们从世贸中心大厦跳下的画面，也可能会导致创伤后应激障碍与抑郁症。

在对身体的威胁上，由于国内外恐怖组织的崛起，美国民众变得更容易受到生物恐怖主义行为的攻击，即向环境中投放化学、生物或放射性危害物（Kreps et al.，2005a，2005b）。例如，与使用化学武器（如炭疽和沙林毒气）

一样，天花等疾病也会严重威胁公共健康。大规模的生物恐怖主义行为有可能严重挑战我们的应急响应与医疗系统的可用资源。

第三节　美国的风险社区

除了这些大规模威胁，美国还有许多不同的社区，在这些社区里，人们面临着严重的生理、心理和社会健康问题。生理健康问题包括疾病及对生理的其他威胁，心理健康问题通常由多种情况组成，如压力增加、焦虑和自卑，社会健康问题即能用于帮助个人应对问题与社会孤立感的社会支持或资源有限。本节确定了与美国面临风险相关的几个变量，以及在美国最容易受到健康威胁的一些群体。

正如我们所看到的，由于社会地位的原因，在获得医疗服务和有效护理上，健康状况不佳的人往往面临着各种差异，此外，他们往往生活在社会资源（如社会资本或人力资本）有限的社区。这些社会因素往往使这些个体面临环境健康威胁、疾病易感性、药物滥用、精神疾病和抑郁症等健康风险（Aday，2001；Wyshak & Modest，1996）。我们将研究所有这些风险因素，及其与健康的关系。

（1）社会地位。社会地位指人与人之间由年龄、性别、种族与民族及收入等特征的差异而导致的政治、个人权力与社会资源获得上的差异。此外，基于这些特征，社会规范和社会机构会强化群体之间的权力和资源获取差异。在美国，社会地位与健康风险相关，例如，婴儿、儿童、老人、独居的单身女性、多个种族和族裔群体（主要是非裔美国人、西班牙裔美国人、美洲原住民和亚裔美国人），以及失业或收入较低的人所面临的健康风险最大。此外，无家可归的人、新移民/难民也会因其社会地位而遭受健康问题的困扰。这些人往往难以负担或获得医疗服务，而且由于我们文化中普遍存在的年龄歧视、性别歧视和种族观念，他们往往会成为被歧视的目标。此外，一些群体，如非法移民，会尽量避免就某些类型的健康问题寻求预防保健和/或帮助，因为他们害怕面临法律诉讼或被驱逐出境。

这些群体中的成员往往被边缘化（marginalized），或被忽视、被轻视、不被听到、被认为无足轻重，或受到威胁，这是由于社会内部的处理——根据某些群体的社会地位及对其地位的负面社会看法，给予某些群体相对于其他群体的特权（Ford & Yep，2003）。当群体被边缘化时，他们通常被剥夺了特权、权利、获取资源的机会，以及影响社会结构的权力，包括获得足够的医疗服务或参与改变医疗系统中歧视性做法的政治进程。根据 Ford 与 Yep（2003）的说法，

"不符合神话规范（mythical norm）^①或社会'正常标准'的个人与群体会被边缘化、贬低，与主流群体不同，他们对健康的诉求会被区别对待"（p.244）。

例如，20 世纪 80 年代初，在美国艾滋病病毒 / 艾滋病流行的最初几个月，加利福尼亚州的男同性恋者是第一批感染该疾病的群体。由于当时美国大部分地区对男同性恋者及其生活方式持相对消极的态度，主流媒体对艾滋病病毒 / 艾滋病的早期报道进行了淡化或忽视。在很大程度上，由于对同性恋的偏见，艾滋病病毒 / 艾滋病的流行在美国的文化中被淡化为"同性恋瘟疫"，许多人不觉得这种疾病是他们应该关心的事情。尽管当时的卫生部门官员非常担心这种疾病的严重性与传播速度，但美国主流社会的很多人最初只将这种疾病视为同性恋社区的流行病（如果他们想到了这一点）。直到 20 世纪 80 年代中期，美国媒体和主流社会才开始关注艾滋病。当来自印第安纳州的儿童瑞安·怀特（Ryan White）感染艾滋病病毒的的故事传出后，许多美国人才开始第一次关注艾滋病病毒 / 艾滋病。即使如此，儿童、血友病患者和通过输血感染病毒的人仍被视为该疾病的"无辜受害者"，而男同性恋者则由于他们自己的（不良）行为，被认为（现在仍然是）应对感染负有责任。

当然，包括男同性恋者在内的许多群体在美国仍然被边缘化。男同性恋者仍然会因选择的生活方式而遭受歧视，比如伴侣无法作为家庭成员享受其医疗保险^②。其他群体也由于各种各样的特征而被边缘化，包括性别、族裔、社会阶层和残疾（Ford & Yep，2003）。政治和法律问题也可能导致边缘化，例如，许多居住在美国的非法移民不会因自己或家人的健康问题而寻求治疗，因为他们担心被驱逐出境。因此，这一特殊人群的许多健康问题被主流社会所忽视。

（2）社会资本。社会资本可以被定义为社区内人际关系的数量和质量，以及社区关系网为个体提供的资源（Aday，2001；Dearing，2003）。社会资本通常以信息、有形及社会支持的形式存在。根据 Dearing（2003）的说法，"社会资本的可用性取决于一个人在其社会关系网中的地位，关系网结构既允许也限制一个人获取和使用资源的机会"（p.214）。

在一个社区中，拥有最多社会资本的人会在生理、心理和社交方面受益，因为他们拥有更多的资源来应对生理和心理问题，并拥有更多的幸福感和归属感。根据 Aday（2001）的研究，拥有社会资本最少的人包括独居者、未婚人士、没有固定关系的人、不属于自愿性社会组织的人（例如，利益集团、教堂）以及那些家人或朋友数量有限（或没有）的人。社会资本有限的人们往往

---

① 神话规范描述了掌握权力并带来压迫的社会的理想化特征。Lorde进一步解释说，美国的"神话规范"包括社会上那些"白人、瘦弱、男性、年轻人、异性恋、基督教徒和经济上有保障的人"。整体而言，神话规范会让我们产生一种自卑感，并相信广告中所宣传的、当时流行的东西就是一个人内在的完美的定义。——译者注

② 这种情况因美国的宪法第14修正案（承认同性婚姻）的通过（2015年）而得以解决。——译者注

在生理、心理和社会健康上面临更大的风险。许多面临健康风险的人群或社区集中了很多社会资本较低的个体。例如，与高收入社区或拥有更好的基础设施、支持其社会关系网发展的社区相比，那些拥有较低社会经济地位的人、因种族歧视而被边缘化的人以及社会关系很少的人（如独居老人或来自其他国家的新移民）的社区，其社会资本通常较少。

在社会资本方面，当社区成员多样化、社会地位相似、将社区内的机构系在一起、跨越其他社区以及个人和机构继续开拓新的关系网并将资源带至以前没有资源的那部分社区时，社区往往会受益最大（Dearing，2003；Flora，1998）。相比之下，社会资本较低的社区就不会有这些特征，它们往往组织性较差，各类机构与个体的互动也较少，这通常导致资源的总体获取较少。在自身所处的环境中，无家可归的人通常很少有社会支持，这可能会导致他们在有所求时承担更高的压力，却只有更少的有形资源。

此外，刚到美国的新移民经常会遇到适应新文化的问题。他们可能会很难在社区中找到支持，以帮助自己缓解适应过程中的压力（通常需要数年时间）。毫不奇怪，在移民中，与压力有关的健康问题普遍存在，包括胃肠道疾病及由于免疫系统受到抑制而更易感的疾病（Kim & Grant，1997）。一些移民，例如来自老挝的苗族和来自波斯尼亚的人，都是些生活受到战争和其他政治冲突破坏的难民。在这些人群中，一部分人患有创伤后应激障碍（PTSD）和抑郁症（depression）（Ackerman，1997；Wein et al.，1995），他们可能在社区中找不到情感支持来源（例如，能够认同他们处境的人）。

（3）人力资本。人力资本指社区对人们的技能和能力（例如职业培训或公共教育）的投资，使他们能以一种新的方式行事（例如掌握一门技术）或提高自己，成为对社会有贡献的社会群体中的一员（Aday，2001）。在一些社区，存在着失业率高、学校或居住条件不达标、成员之间建立社会纽带的机会较少的状况，都与人力资本较低有关。换句话说，一些社区缺乏资源，或者不愿或无法投资其社会结构，但恰恰是这种社会结构，才能让社区成员享有权力或改善生活质量。人力资本的缺乏可能会加剧无家可归、犯罪和贫穷等问题。

大量问题都会导致社区缺乏人力资本。在某些社区，居住条件不达标、学校水平较低、就业机会很少等问题常常会导致个体的迁出，以寻求好一点的住处、学校和就业机会。为了寻找改善生活的条件，居住在人力资本较低的社区的人们经常搬到同一个城市或区域的附近社区（Aday，2001）。社区糟糕的人力资本条件也可能导致犯罪事件的增加，例如贩毒和帮派暴力，这反过来可能促使其他有能力的居民离开。遗憾的是，随着小企业主、教师和能够投资其他类型人力资本的人离开社区，这可能会导致工作机会更少、学校条件更差，以及住房条件更不合格。

当这种模式出现在一个社区时，留下来的成员通常没有太多的社会资源来解决各种问题，比如失业造成的压力、高犯罪率，以及其他与缺乏人力资本相关的问题。人们可能会以消极的方式来应对这种压力，如吸毒和酗酒，这可能会进一步加剧社区的问题。较高的压力水平叠加较少的社会支持，可能导致心理和生理健康问题（见第三章）。较低的收入与较少的工作、教育机会限制了社区成员可获得的医疗服务类型与质量。此外，高质量的医院、诊所和其他医疗机构通常不愿留在较贫穷的社区或在那里建新设施。更糟糕的是，贫穷的社区可能会遭受环境不公的困扰，例如，当这些社区成为环境废物的堆填区时，可能导致人们其他类型的健康问题（Rowan，2004）。

第四节　应对健康风险的传播策略

由于经济、文化和政治问题，寻找健康威胁的解决方案极具挑战，但一直以来，研究人员都致力于在各个层面解决这些问题，包括目标社区、机构与个人。本节简要探讨此类举措在艾滋病病毒 / 艾滋病、恐怖主义、针对美国边缘化高危人群的社区干预及医患干预等领域的使用。期望通过本节所述的方法一揽子解决与高危人群有关的所有问题并不现实，但共提供了风险与危机传播研究者应对此类威胁的示例。

一、应对艾滋病病毒 / 艾滋病的威胁

对艾滋病病毒 / 艾滋病风险的宣传已经产生了不同程度的影响（Brinson & Brown，1997； Siska，Jason & Murdoch，1992）。早期的干预措施往往侧重于改变行为的理性论证，忽略了目标受众的情感、社会与日常生活问题（Freimuth et al.，1990）。Brinson 与 Brown（1997）建议，使用更易被接受的表述来传递艾滋病病毒 / 艾滋病信息。换句话说，基于叙事理论（Fisher，1985），Brinson 与 Brown 认为，宣导信息应该向目标受众传递一个可信、相关、结构合理的故事，并为受众提供基于文化的"充分理由"，使其接受宣导信息。在世界许多地区及美国的一些亚文化中，讲故事是传递信息的重要手段（Airhihenbuwa，1995），因此，它可能有助于提高人们对艾滋病病毒 / 艾滋病的认识和行为改变。但是，与使用传统说服模式的宣导相比，我们需要对使用叙事模式的健康宣导所产生的影响进行更多的研究。

埃弗里特·罗杰斯（Everett Rogers）是一位传播学研究者，他在美国和其他国家及地区广泛研究了艾滋病病毒 / 艾滋病。他用自己的创新扩散模型（Rogers，1995）指导了艾滋病病毒 / 艾滋病的健康宣导，并取得了一些成功（Dearing et al.，1996）。创新扩散模型认为，创新（包括有关艾滋病病毒 / 艾滋

病预防的新信息或治疗该疾病的医疗技术）需要经过一系列传播阶段。根据罗杰斯的理论；创新者（innovators）是那些首先获得新知识的人。例如，艾滋病病毒/艾滋病首次在美国出现时，来自CDC的研究人员发现病毒通过性行为得以传播，他们就是艾滋病病毒/艾滋病疫情防控的创新者。随后，这些信息被传递给意见领袖（opinion leaders），例如新闻媒体、政府官员和其他有责任向公众传播这些信息的个人。那些首先获得艾滋病病毒/艾滋病的信息并对公众采取行动的人被称为早期多数（early majority），其次是晚期多数（late majority），或者后来才了解该疾病（或根据信息采取行动）的人。最后，根据罗杰斯的理论，落后者（laggards）是最后一批了解艾滋病病毒/艾滋病（或根据信息采取行动）的人。

研究人员每天都会了解到艾滋病病毒/艾滋病的新信息，但问题在于，这些信息通过扩散模型传播需要花费大量的时间。例如，数据表明，艾滋病感染者已经能通过服用抗病毒药物来延长寿命，特别是在疾病早期阶段就接受了艾滋病病毒检测的感染者。遗憾的是，许多人仍未意识到在治疗艾滋病方面取得的进展，特别是如果他们属于晚期或在接触该信息方面比较落后，认为被诊断出患艾滋病相当于判处死刑，那他们可能会回避检测。

了解人们处于艾滋病病毒/艾滋病信息传播过程中的哪个阶段非常重要。在美国，一些高危人群可能对艾滋病病毒/艾滋病如何传播的认知非常滞后。此外，世界上许多地方无法获得艾滋病病毒/艾滋病的新信息和/或艾滋病病毒/艾滋病药物与医疗进展的途径，而且就医疗进展而言，这些地区往往处于传播过程的初期阶段。在人们无法接触到大众传媒的国家，或者由于识字问题、文化习俗使面对面的交流优于大众传媒的文化中，人际渠道会比大众传媒更有效地传播信息（Airhihenbuwa，1995），当然，在没有严格意义上的医疗基础设施的地方，这种无法获取信息的现象尤其明显。

二、应对恐怖主义威胁

（1）恐怖袭击后的传播和危机管理。当世界各地发生恐怖袭击时，传播在应对恐怖袭击中起着至关重要的作用（Seeger et al., 2002）。具体而言，制定危机管理策略有助于减少人员伤亡，提高急救人员的效率并遏制某些威胁，使其不会影响更多人。根据Coombs（2005）的研究，风险是危机管理的驱动力。危机管理包括识别和减少风险威胁，以及让机构为风险演变成危机做好准备措施。

Coombs认为，危机管理是一个四步走过程：预防、准备、应对和学习。预防包括组织为减少危机风险和脆弱性所采取的行动。准备工作包括制订危机管理计划，组建和培训危机管理团队，以及演练危机管理计划（crisis management plan）。例如，在"9·11"袭击之后，许多地方和州政府组织制订了应对生物恐怖袭击的危机管理计划。紧接着是模拟恐怖袭击，目的是演练并评估发生真正的袭击时该计划的效果如何，对这种恐怖袭击进行演练有助于减少袭击发生时的影响。Coombs 称，在 20 世纪 90 年代初世贸中心爆炸案发生后，如果员工们没有参与疏散计划与演练的话，"9·11"事件将导致更多人丧生。应对（response）指发生危机时采取的实际措施。学习是对危机管理工作中的得失进行回顾，并尝试改进未来的计划。例如，在"9·11"袭击之后，警察和消防部门官员检查了危机期间双向无线电系统的故障，并采取措施来改善这些通信系统，以应对未来可能发生的袭击。

"9·11"事件发生后，美国采取了重要措施来制订应对恐怖袭击的危机管理计划，最引人注目的是成立了国土安全部（Department of Homeland Security）。国土安全部强调，在涉及化学制品、放射性材料和其他潜在环境威胁的行业中，应制订恐怖袭击发生的应急准备计划。此外，国土安全部还要求各州和地方政府制订危机管理计划。根据 Coombs（2005）的说法，危机管理者的职责是识别风险及确定风险的等级，再根据风险对机构的影响及风险发生的可能性展开评估。计算恐怖风险的一部分依据是设施的实际位置、存储的材料及设施的战略重要性。例如，许多化学设施位于美国和其他国家的人口密集区附近，危机管理人员应参与评估恐怖分子袭击这些设施的风险、此类袭击对周围社区的影响及发生袭击的应急应对计划。

根据 Scholl 等人（2005）的研究，媒体作为重要的危机信息传播者，在危机管理（包括恐怖袭击管理）的成败中起着重要作用。公众经常将媒体视为了解长期危害影响、重大灾害威胁，以及应对某些威胁的行动方案的重要消息来源。根据 Nacos（2003）的说法，纸质媒体、广播和电视持续提供的信息会使公众感知到更多的事件。此外，在恐怖袭击过程中，新闻媒体是协助危机管理人员传递重要信息的宝贵资源。最后，新闻传播为个体提供了公共空间，在这里，他们可以与专家及其他人就恐怖主义行为及后果、可能的影响展开讨论。

Scholl 等人（2005）建议建立危机传播中心（Crisis Communication Center，CCC）团队，以在恐怖袭击发生时向公众传播适当的信息，规避新闻报道带来的任何负面结果，并在危机期间为社区提供有帮助的信息（Crelinsten，1994）。理想情况下，CCC 团队应由社区和市政成员组成，他们对社区中可能成为恐怖袭击目标的工业、技术和农业要素有一定的了解。CCC 团队应与媒体建立并保持良好的关系，制订计划并通过媒体将有关风险和资源的重要信息迅速传递给公众，并选择可靠的发言人在袭击发生时传达这些信息。

（2）应对恐怖主义的心理影响。正如我们所看到的那样，恐怖主义的威胁还会通过增加压力水平来影响心理健康。危机传播的研究人员研究了各种策略，这些策略可能有助于减轻因恐怖袭击或袭击威胁而产生的压力。根据

Becker（2005）的观点，支持性人际传播可以帮助人们了解恐怖袭击，并改变此类事件的意义和重要性。观看恐怖袭击的电视报道似乎会提高个体对电视内容的情感投入，这与我们对人际关系的强烈需求有关（Step，Finucane & Horvath，2002）。Becker（2005）建议增加对社会支持网络的依赖，并将与他人一起看电视作为改善社会心理健康的应对策略。正如我们在第三章中看到的那样，社会支持网络可以帮助我们减轻压力并促进积极的应对。此外，与其他压力时期一样，遭受恐怖袭击之后，朋友和家人可以通过提升情绪、提供慰藉来帮助我们积极应对。麦克·乔治（Mac George）等人在 2007 年发现，在"9·11"袭击发生后，与得到较少情感支持的人相比，获得较高情感支持的人在抑郁、感知目标破坏及与压力相关的身体症状上都程度较低。然而，恐怖袭击后的长期过重的压力和抑郁症可能需要由专业的心理健康专家来治疗。Sparks（2005）认为，媒体强化了恐怖主义的影响，并帮助塑造、重新定义了个人和集体的身份。Sparks 进一步指出，重要的是要了解媒体（特别是电视和诸如互联网之类的新媒体）所发挥的强大作用，尤其是在定义、重新定义、谈判、重新谈判及围绕事件创建（通过对话不断形成和塑造）社会身份的过程中。了解社会支持小组如何在危机时期塑造我们的社会身份，这也是应对危机的一个关键因素（Sparks，2005）。

第五节　针对高危或边缘人群的社区健康举措

向弱势群体传递健康风险的信息始于核电行业等企业界人士的工作，以及具有科学背景的公共卫生研究人员，他们对提高公众健康风险认知水平充满了兴趣（Scherer & Juanillo，2003）。此外，根据 Scherer 与 Juanillo（2003）的说法，早期影响高危社区的尝试颇有精英主义和家长式作风，因为掌权者（例如来自大公司和政府机构的个体）试图影响高危社区，但他们的做法是提供有关风险因素的科学证据，完全没有在更广泛的层面考虑社区的文化信仰、态度和需求。早期的风险传播干预在很大程度上依赖于向社区提供与风险相关的统计数据或其他科学数据，研究人员最初认为，这些信息具有说服力，也足以促进受众的行为改变。但是，很少有人能够解释这类信息，也难以理解科学数据在日常行为中的含义（Tinker，1996）。即便在解释了统计数据对高危社区有什么含义后，许多早期的风险传播者发现，他们促进健康行为改变的策略仅产生了微弱或中等影响（Scherer & Juanillo，2003）。

这些干预措施基于这样的假设：当个体接触到有关健康风险的信息时，他们将理性行事并改变其行为。然而，后续研究发现，尽管有许多人接触到这些健康风险的信息，但他们仍然继续吸烟，吃高脂食物，有不安全的性行为及其他一系列不健康的行为。人们不会仅仅因为接触到更多健康风险的信息而改变其健康行为。越来越多的风险传播者意识到，健康行为的改变受到个人对健康与健康风险的多种看法、各种文化与社会习俗的影响。早期风险传播活动的失败使人们越来越多地认识到，在影响社会公众对健康风险的理解、评估和应对层面，社会心理与文化因素扮演着关键作用（Scherer & Juanillo，2003）。

例如，非专业人士对风险的判断往往与专家大相径庭。受教育程度低或不熟悉科学方法的人可能不了解通过调查及现有数据来评估风险因素的过程，也不了解健康风险的统计数据是如何计算的。仅仅抛出洛杉矶某个郊区估计有33%的拉美裔青少年感染了艾滋病的数据，可能不足以改变这个社区内的危险行为。尽管对于某个较小的地理区域内的特定人群来说，艾滋病病毒的患病率很高，但是，一些青少年可能看不到自己的行为与风险之间的关系，他们可能不相信该统计数据，或者认为该数据与个人经历不符（例如，他们的大多数朋友和家人都没有感染艾滋病病毒）。

此外，风险因素可能与一个社区的文化信仰、行为规范有关。例如，饮酒、吃某种类型的食物以及其他与健康相关的行为往往与一个群体文化有关。Harwood 与 Sparks（2003）对社会认同和健康的研究支持以下观点，即健康行为通常与我们的群体身份相关（反之亦然）。这项研究进一步指出，拥有积极健康行为（例如健康饮食和运动）的群体成员可能会更健康，从而延长寿命，而那些持续做出不健康行为（例如吸烟、无保护的日光浴、不良饮食、窝在沙发上看电视、大量饮酒）的团体成员，其整个生命周期的健康状况可能会下滑。一些社区可能不信任干预研究人员的动机，或者他们可能会对改变健康行为的说服性尝试持有抵触情绪（Guttman，2000；Parrott & Steiner，2003），特别是边缘群体，由于过去饱受歧视或忽视，他们可能不信任联邦、州和地方政府提供的信息（Ford & Yep，2003）。

几位风险传播的研究人员认为，当健康宣导赋予风险社区内的个体相应的权力（Rowan，1996，2004），积极参与整个活动进程（Ford & Yep，2003），且应对健康风险的健康宣导是在构成高危社区或人群的世界观的框架内进行时（Ford & Yep，2003），这一工作才是最成功的。换句话说，这些研究人员认为，风险传播工作需要超越简单的信息传播，当风险传播活动赋予社区内的人们权力，并结合社区的努力（如社区领袖及相关人员的参与）来促进变化时，风险传播活动才能达到最佳效果。

许多学者发现，社区参与对于影响边缘群体的健康行为至关重要（Airhihenbuwa，1995；Ford & Yep，2003）。Ford 与 Yep（2003）建议利用好社区咨询委员会，或由边缘社区的成员与健康风险宣导的发起者会面，定期讨论社区面临的健康问题或议题。社区咨询委员会应参与风险宣导的早期阶段，这对于风险传播的过程来说至关重要。由于委员会由高危社区成员组成，它可以为我们提供成员世界观的独特见解，以及这些观点如何影响人们对健康问题的看法、应对措施，并从社区成员的角度出发，制定有效的预防或健康干预措施。

此外，社区论坛或相关人员可以与专家、社区知情人士开展互动会议，推进健康风险宣导，增加健康宣导者与社区成员之间的对话。此类互动有助于融合科学界与社区对健康风险的认知，并促进双方加深理解和信任。另外，还可以雇佣一批非专业健康顾问或社区成员，他们可以提供对社区特有问题、障碍的见解，经风险传播专家培训后，有助于宣导活动的开展及有效性提升。

第六节　医患沟通的风险传播策略

健康传播的研究者非常有必要在医患层面制定风险传播策略。作为值得信赖的健康权威，医务人员在激励患者减少危险的生活方式、进行疾病的预防性筛查方面处于有利地位。患者经常被鼓励与医生讨论其在个人健康方面作出的风险选择（Rowan et al.，2003）。尽管有风险传播策略清单（Covello & Allen，1988）和疾病风险传播指南（Arkin，1999），但这些材料通常不是为医患互动而设计的。相反，现有的风险传播指南通常假定传播者要在科学会议或新闻发布会上发言，且主要的传播目标是解释研究结果的意义，因为它们与某些群体或人群有关。对新闻发布会和科学会议来说，这种关注点是有意义的，然而，它并没有呈现出医患咨询中的典型议程。

此外，医学的进步通常会带来健康风险的新发现，影响到医患之间的沟通。例如，内分泌学家、妇科医生和内科专家发现，与对照组相比，2002年7月接受激素替代治疗的女性乳腺癌患病率增加了26%（Rossouw et al.，2002）。因为雌激素－孕激素联合疗法增加了罹患乳腺癌和心脏病的机会，妇女健康倡议（Women's Health Initiative）被终止。这些发现意味着许多女性希望就其最佳治疗方案向医生咨询，但是医生对这些妇女的反应各不相同。据《华盛顿邮报》报道，一些医生拒绝接受"妇女健康倡议"的结论，另一些则完全接受。还有一些医生认为，每个女性的个人健康史应被纳入考虑范围（Connelly，2002）。

在一定程度上，这种不同的反应反映了操作层面的困难，即如何将健康风险人群的研究结果转化为对个人的实际指导。医生需要将研究结果转化为对个人的建议，并确定什么才是与患者沟通癌症风险的最好方式。诸如肿瘤学家丹尼尔·罗森布拉姆（Daniel Rosenblum，1993）在其著作中所提到的，患者对医生的期待各不相同：是否以及何时希望医生倾听、是否希望医生表达同情感受，是否希望医生解释病情复杂性，或者是否希望医生提出建议及表现出支持行为……在这些层面，患者之间存在着较大差异（Dickson，Hargie & Morrow，

1989；Jones，Keeps & Phillips，1995；Rover & Hall，1992）。

为了帮助医生应对患者咨询期间沟通癌症风险的挑战，Rosenblum（1993）总结了有关癌症风险传播和医患互动的主要发现。具体来说，其提出了一种"癌症风险传播辅助工具"，①通过研究提醒医生注意癌症风险传播可能存在的障碍；②指导医生通过倾听、同理心、解释或说服等研究支持的方式来克服这些障碍；③委婉沟通，以便在传播过程中及时撤回相关言论。

小结

在世界各地和美国，人们都容易遭到多种类型的健康威胁。健康风险传播者试图在高危人群中提升威胁认识，并向他们提供信息或资源，以避免、减少这些威胁的影响。在包括美国在内的世界各地，那些缺乏经济、教育、政治和社会资源的人往往面临着最大的健康威胁。这些群体往往遭受着种族主义等问题的困扰，或出于其他原因而被边缘化。一些健康威胁具有全球性，包括环境威胁、艾滋病病毒/艾滋病和恐怖主义。尽管这些问题难以解决，但健康传播人员可以通过帮助人们提高认识、为个人提供资源等干预及其他措施来改善这些问题。

参考文献

Ackerman, L. K. (1997). Health problems of refugees. Journal of the American Board of Family Practice, 10, 337–348.

Aday, L. A. (2001). At risk in America：The health and healthcare needs of vulnerable populations in the United States. San Francisco, CA：Jossey-Bass.

Ahern, J., Galea, S., Resnick, H., Kilpatrick, D., Bucuvalas, M., Gold, J., & Vlahov, D. (2002). Television images and psychological symptoms after the September 11 terrorist attacks. Psychiatry, 65, 289–300.

Airhihenbuwa, C. O. (1995). Health and culture：Beyond the Western paradigm. Thousand Oaks, CA：Sage.

Amaro, H. (1995). Love, sex, and power：Considering women's realities in HIV prevention. American Psychologist, 50, 437–447.

Anderton, D. L., Anderson, A. B., Oakes, J. M., & Fraser, M. R. (1994). Environmental equity：The demographics of dumping. Demography, 31, 229–248.

Arkin, E. B. (1999). Cancer risk communication：What we know. Journal of the National Cancer Institute Monographs, 25, 182–185.

Becker, J. A. H. (2005). The intersection of terrorism, interpersonal communication, and health. In H. D. O'Hair, R. Heath, & G. Ledlow (Eds), Communication preparedness and response to terrorism：Communication and the media (pp.47–64). Westport, CT：Praeger.

Brinson, S. L., & Brown, M. H. (1997). The AIDS risk narrative in the 1994 CDC campaign. Journal of Health Communication, 2, 101 – 112.

Bullard, R. D. (Ed.). (1993). Confronting environmental racism: Voices from the grassroots. Boston: South End Press.

Cameron, K. A., Witte, K., & Nzyuko, S. (1999). Perceptions of condoms and barriers to condom use along the Trans-Africa Highway in Kenya. In W. N. Elwood (Ed.), Power in the blood: A handbook on AIDS, politics, and communication (pp. 149 – 163). Mahwah, NJ: Lawrence Erlbaum.

Care. org. (2006). World hunger statistics. Retrieved October 25, 2006, from www. care. org.

Connelly, C. (2002, July 28). Doctors working to clear the fog of hormone study. Washington Post, pp. A-1, A-10.

Coombs, T. (2005). The terrorist threat: Shifts in crisis-management thinking and planning post-9/11. In H. D. O'Hair, R. Heath, & G. Ledlow (Eds), Communication preparedness and response to terrorism: Communication and the media (pp. 211 – 226). Westport, CT: Praeger.

Covello, V. T., & Allen, F. W. (1988). Seven cardinal rules of risk communication. Washington, DC: US Environmental Protection Agency, Office of Policy Analysis.

Crelinsten, R. D. (1994). The impact of television on terrorism and crisis situations: Implications for public policy. Journal of Contingencies and Crisis Management, 2(2), 61 – 72.

Dearing, J. W. (2003). The state of the art and the state of the science of community organizing. In T. L. Thompson, A. M. Dorsey, K. I. Miller, & R. Parrott (Eds), Handbook of health communication (pp. 207 – 220). Mahwah, NJ: Lawrence Erlbaum.

Dearing, J. W., Rogers, E. M., Meyer, G., Casey, M. K., Rao, N., Campo, S., & Henderson, G. M. (1996). Social marketing and diffusion-based strategies for communicating health with unique populations: HIV prevention in San Francisco. Journal of Health Communication, 1, 343 – 363.

Dickson, D. A., Hargie, O., & Morrow, N. C. (1989). Communication skills training for health professionals. New York: Chapman & Hall.

Fisher, W. R. (1985). The narrative paradigm: An elaboration. Communication Monographs, 52, 347 – 367.

Flora, J. L. (1998). Social capital and communities of place. Rural Sociology, 63, 481 – 506.

Ford, L. A., & Yep, G. A. (2003). Working along the margins: Developing community-based strategies for communicating about marginalized groups. In T. L. Thompson, A. M. Dorsey, K. I. Miller, & R. Parrott (Eds), Handbook of health communication (pp. 241 – 261). Mahwah, NJ: Lawrence Erlbaum.

Freimuth, V. S., Hammond, S. L., Edgar, T., & Monahan, J. L. (1990). Reaching those at risk: Content-analytic study of AIDS PSAs. Communication Research, 17, 775 – 791.

Guttman, N. (2000). Public health communication interventions: Values and ethical dilemmas. Thousand Oaks, CA: Sage.

Harwood, J., & Sparks, L. (2003). Social identity and health: An intergroup communication approach to cancer. Health Communication, 15, 145 – 170.

Joint United Nations Program on HIV /AIDS. (July, 2004). 2004 report on the global AIDS epidemic. Retrieved August 28, 2004, from www. unaids. org/.

Jones, A., Kreps, G., & Phillips, G. (1995). Communicating with your doctor: Getting the most out of health care. Cresskill, NJ: Hampton Press.

Kim, Y., & Grant, D. (1997). Immigration patterns, social support, and adaptation among Korean immigrant women and Korean American women. Cultural Diversity and Mental Health, 3, 235 – 245.

Kreps, G. L., Alibek, K., Bailey, C., Neuhauser, L., Rowan, K. E., & Sparks, L. (2005a). Emergency /risk communication to promote public health and respond to biological threats. In M. Haider (Ed.), Global public health communication: Challenges, perspectives, and strategies (pp. 349 – 362). Sudbury, MA: Jones & Bartlett.

Kreps, G. L., Alibek, K., Bailey, C., Neuhauser, L., Rowan, K. E., & Sparks, L. (2005b). The critical role of communication in preparing for biological threats: Prevention, mobilization, and response. In H. D. O'Hair, R. Heath, & G. Ledlow (Eds), Community preparedness and response to terrorism: Communication and the media (pp. 191 – 210). Westport, CT: Praeger.

Lacy, T. J., & Benedek, D. M. (2003). Terrorism and weapons of mass destruction: Managing the behavioral reaction in primary care. Southern Medical Journal, 96, 394 – 399.

Leiss, W., & Powell, D. H. (2004). Mad cows and mother's milk: The perils of poor risk communication. Montreal: McGill-Queen's University Press.

MacGeorge, E. L., Samter, W., Feng, B., Gillihan, S. J., Graves, A. R. (2007). After 9/11: Goals disruption, emotional support, and psychological health in a low exposure sample. Health Communication, 21, 11 – 22.

Nacos, B. L. (2003). Terrorism as breaking news: Attack on America. Political Science Quarterly, 118(1), 23.

O'Hair, H. D., & Heath, R. (2005). Conceptualizing communication and terrorism. In H. D. O'Hair, R. L. Heath, & G. R. Ledlow (Eds.), Community preparedness and response to terrorism: Communication and the media. Westport, CT: Praeger.

Parrott, R., & Steiner, C. (2003). Lessons learned about pubic health collaborations in the conduct of community-based research. In T. L. Thompson, A. M. Dorsey, K. I. Miller, & R. Parrott (Eds), Handbook of health communication (pp. 637 – 649). Mahwah, NJ: Lawrence Erlbaum.

Rogers, E. M. (1995). Diffusion of innovations (4th ed.). New York: Free Press.

Rosenblum, D. (1993). A time to help, a time to hear: Listening to people with cancer. New

York: Free Press.

Rossouw, J. E., Anderson, G. L., Prentice, R. L., LaCroix, A. Z., Kooperberg, C., Stefanik, M. L., & Jackson, R. D. (2002). Risks and benefits of estrogen plus progestin in healthy postmenopausal women. Journal of the American Medical Association, 288(3). Retrieved online in the July 17 issue from www. jama. org.

Roter, D., & Hall, J. (1992). Doctors talking with patients/patients talking with doctors: Improving communication in medical visits. Westport, CT: Auburn House.

Rowan, F. (1996). The high stakes of risk communication. Preventive Medicine, 25, 26 – 29.

Rowan, K. E. (2004). Risk and crisis communication: Earning trust and productive partnering with media and public during emergencies. Washington, DC: Consortium of Social Science Associations.

Rowan, K. E., Kreps, G. L., Botan, C. H., Sparks, L., Samoilenko, S., & Bailey, C. L. (2008). Risk communication, crisis management, and the CAUSE model. In H. D. O'Hair, R. Heath, K. J. Ayotte, & G. Ledlow (Eds), Terrorism: Communication and rhetorical perspectives. Cresskill, NJ: Hampton Press.

Rowan, K. E., Sparks, L., Pecchioni, L., & Villagran, M. (2003). The "CAUSE" model: A research-supported guide for physicians communicating cancer risk. Health Communication: Special Issue on Cancer Communication, 15, 239 – 252.

Scherer, C. W., & Juanillo, N. K., Jr. (2003). The continuing challenge of community health risk management and communication. In T. L. Thompson, A. M. Dorsey, K. I. Miller, & R. Parrott (Eds), Handbook of health communication (pp. 221 – 239). Mahwah, NJ: Lawrence Erlbaum.

Scholl, J., Williams, D., & Olaniran, B. (2005). Preparing for terrorism: A rationale for the crisis communication center. In H. D. O'Hair, R. Heath, & G. Ledlow (Eds), Communication preparedness and response to terrorism: Communication and the media (pp. 243 – 268). Westport, CT: Praeger.

Seeger, M. W., Vennette, S., Ulmer, R. R., & Sellnow, T. L. (2002). Media use, information seeking and reported needs in post crisis contexts. In B. S. Greenberg (Ed.), Communication and terrorism (pp. 53 – 63), Cresskill, NJ: Hampton Press.

Shrivasta, P. (1987). Bhopal: Anatomy of a Crisis. Cambridge, MA: Ballinger.

Siska, M., Jason, J., & Murdoch, P. (1992). Recall of AIDS public service announcements and their impact of ranking AIDS as a national problem. American Journal of Public Health, 82, 1029 – 1032.

Sparks, L. (2005). Social identity and perceptions of terrorist groups: How others see them and how they see themselves. In H. D. O'Hair, R. L. Heath, & G. R. Ledlow (Eds), Community preparedness and response to terrorism: Communication and the media (pp. 13 – 28). Westport, CT: Praeger.

Sparks, L., Kreps, G. L., Botan, C., & Rowan, K. (2005a). Responding to terrorism:

Translating communication research into practice. Communication Research Reports, 22, 1 - 5.

Sparks, L., Kreps, G. L., Botan, C., & Rowan, K. (Eds). (2005b). Communication and terrorism [Special issue]. Communication Research Reports, 22(1).

Steinfatt, T. M., & Mielke, J. (1999). Communicating danger: The politics of AIDS in the Mekong region. In W. N. Elwood (Eds), Power in the blood: A handbook on AIDS, politics, and communication (pp. 385 - 402). Mahwah, NJ: Lawrence Erlbaum.

Step, M. M., Finucane, M. O., & Horvath, C. W. (2002). Emotional involvement in the attacks. In B. S. Greenberg (Ed), Communication and terrorism: Public and media responses to 9/11 (pp. 261 - 274). Cresskill, NJ: Hampton Press.

Tinker, T. L. (1996). Recommendations to improve health risk communication: Lessons learned from the US Public Health Service. Journal of Health Communication, 1, 197 - 217.

Trumbo, C. W., & Rowan, K. E. (Eds). (2000). Global climate change and the public [Special issue]. Public Understanding of Science, 9(3).

Wein, S. M., Becker, D. F., McGlashan, T. H., Laub, D., Lazrove, S., Vojvoda, D., & Hyman, L. (1995). Psychiatric consequences of "ethnic cleansing": Clinical assessments and trauma testimonies of newly resettled Bosnian refugees. American Journal of Psychiatry, 152, 536 - 542.

Wenniger, B. G., Limparkarnjanarat, K., Ungchusak, K., Thanprasertuk, S., Choopanya, K., Vanichseni, S., et al. (1991). The epidemiology of HIV infection and AIDS in Thailand. AIDS, 5 (Supplement 2).

Whitford, F., Feinberg, R., Earl, R., Doering, O., Rowan, K., Neltner, T., & Mysz, A. (2002). Pesticides and risk communication: Interactions and dialogue with the public. In F. Whitford (Ed.), The complete book of pesticide management: Science, regulation, stewardship, and communication (pp. 710 - 748). New York: John Wiley.

World Health Organization (WHO)(2004). Severe Acute Respiratory Syndrome (SARS). Retrieved July 18, 2012, from www. who. int/csr/sars/en/.

Wyshak, G., & Modest, G. A. (1996). Violence, mental health, and substance abuse in patients who are seen in primary care settings. Archives of Family Medicine, 5, 441 - 447.

第九章

健康宣导与社区健康行动

"这是你的大脑在吸毒""饮酒前请三思"和"对毒品说不"。想想你最喜欢的电视节目和视频，以及那些强有力的健康信息与健康宣导——为了让作为消费者的你思考自身的健康行为而提出。在娱乐媒体中，我们也会看到不太明显但同样具有说服力的健康信息，如《名人康复中心》《实习医生风云》《豪斯医生》《法律与秩序》《实习医生格蕾》《绝命毒师》《德克斯特》《90210》《欢乐合唱团》，甚至《摩登家庭》或《广告狂人》。想想你最喜欢的电视节目、电影甚至 iTunes 应用程序，毫无疑问，在生活中的某个时刻，你已看到、听到或读到一个广告、游戏／应用程序或故事情节，试图让你思考和／或改变健康行为。就像有一个对应任何事物的应用程序一样，健康宣导也会源于你在日常生活中遇到的任何事情。

想象一下，你负责创建和开发一个新的手机应用程序来改变社区中的一件事。你希望在你的大学、社区或邻里间改变哪一种行为？你的目标受众是谁？你会创造什么来实现这一变化？你将如何针对目标受众做好准备？目标受众会如何回应你所创建的应用程序？ 他们会如何使用它？该技术是否融入了他们的生活？在准备发起一场有效的健康宣导时，活动者们有很多事情要考虑。

健康宣导是健康促进或大规模提高健康水平、预防疾病的重要组成部分。我们可以将健康宣导定义为改变健康风险目标人群健康行为（或对健康和／或调节健康行为的社会、环境因素的态度与信念）的系统性努力（Bennnett & Murphy，1997；Salmon & Atkin，2003）。

在美国，健康宣导有着悠久的历史（Paisley，2001）。然而，现在需要研究如何使健康宣导更加有效，方法之一是通过循证方法（evidence-based approach）开展健康宣导。在过去的几十年里，尽管传播与公共健康的研究人员已经越来越了解如何有效影响健康行为，但仍有很大的改进空间。健康宣导的相关文献表明，在改变有针对性的健康行为方面，所统计的大多数宣导仅仅取得了非常有限的成功（Kreps，2001；Snyder，2001；Snyder & Hamilton，2002；Valente，2002；Witte et al.，1998）。此外，在许多情况下，研究人员对早期的健康宣导抱有不切实际的期望，实施策略也很差。在 21 世纪，健康宣导不断发展，引入了涉及新技术的创新方法，并利用 Twitter、YouTube、Facebook 等平台以及互联网、电视、广播和电影等较为传统的渠道来针对细分人群进行传播。然而，改变任何类型的人类行为都极其困难，试图改变健康行为可能更具挑战性，如饮食与运动习惯、饮酒与吸烟、性行为以及对疾病筛查的依从性等。

回想一下，国家癌症研究所（NCI）和疾病控制与预防中心（CDC）将健康传播定义为：

> 研究并使用传播策略，以告知、影响个人与社区促进健康的决策。

对正在进行的健康传播项目与相关的公共健康传播宣导的研究与评估，证实了采用某种促进健康、预防疾病的特定传播策略的价值。有效的传播策略结合了行为科学、传播学、社会营销及健康教育的理论、框架与方法。传播策略越来越多地涉及线上、线下的大众传播与人际传播活动。

公共健康宣导可以采取多种形式（如书面、口头和视觉组合，直接参与或以某种技术手段进行）。任何有效的健康宣导都离不开战略规划。根据 CDC 的说法，战略传播规划通常包括以下步骤[1]。

①确定健康问题并确定传播是否应成为干预措施的一部分。
②确定传播项目的受众，并确定与他们接触的最佳方式。
③与目标受众的代表一起制定并测试传播理念、信息与材料。
④根据测试结果实施健康传播项目。
⑤评估信息到达目标受众的有效性，并在必要时修改传播方案。

大规模的健康宣导往往需要大量的财政资源，以支付宣导工作人员的工资、进行目标受众研究、设计有效的消息，并在大众媒体上购买广告位（尽管有时可以以相对较低的成本完成较小的活动）。美国国立卫生研究院（NIH）和疾病控制中心（CDC）等政府机构、大学、医学研究人员及消费者权益组织经常参与健康宣导。在设计健康宣导时，研究人员借鉴了很多学科，包括公共卫生、心理学、教育学、医学社会学、战略商业与社会营销及传播学，通过社会科学方法来促进健康。传播学这一学科在开展更有效的健康宣导中发挥了重要作用。由于健康宣导涉及设计、传播与评估健康信息，传播理论为健康宣导提供了一种基于实证的方法，在向目标受众开展有效、适宜的宣导进程中发挥着不可或缺的作用。

---

① 见国家预防信息网络，无出版日期。

本章将探讨健康宣导过程的各个层面。基于这个目标，本章将侧重于宣导目标、宣导的理论框架及设计、实施和评估健康宣导的进程。

第一节　宣导目标

确定想要通过健康宣导实现什么目的，是制定健康宣导过程中重要的第一步。这些目标还有助于确定目标受众（target audience），即确定设计者试图用宣导消息来影响的那些人。健康宣导分为两类：健康意识与行为改变宣导及公共政策宣导，本节将重点讨论这两类健康宣导的共同目标。

一、健康意识与行为改变宣导

许多健康宣导的目标不仅是提高人们对健康问题的认识或改变其健康行为、态度和信念，而且还要产生行为的变化。正如我们在本书其他章节中所看到的那样，许多疾病与健康问题都与生活方式有关，例如饮食和运动，以及可以通过早期筛查来预防的其他健康问题。大量的健康宣导都围绕这些领域的行为、态度和观念展开。有关吸烟、饮食、喝酒、运动和性行为的宣导就是常见的例子。

二、公共政策宣导

其他宣导试图教育人们了解边缘化群体健康或医疗不平等的社会条件或情况，以推动新的立法或基层实践以改善医疗，在学术领域通常被称为健康差距。例如，正如我们所看到的那样，由于经济原因或歧视而无法获得足够的医疗服务，来自某些种族群体和收入水平的人往往会面临更大的健康风险。这类宣导的案例包括改善医疗的社会不平等现象，或改变因种族、经济状况、性别和年龄而使某些群体处于不利地位的社会或制度实践。

第二节　健康宣导的理论方法

在讨论健康宣导设计和实施的具体细节之前，有必要研究一下有关个人的态度和行为如何受到影响的理论。健康传播的研究人员发现，本节所讨论的理论框架很有用，有助于我们理解为什么有些人会受到宣导信息的影响，而另外一些人则不会受到影响。此外，这些理论可以用来解释认知过程（如对健康问题的理解、对健康风险的认知）与健康行为变化之间的关系。关于健康传播宣导的全面回顾及推荐的理论与实践，请见Noar（2006）。

一、社会认知理论

一些健康宣导的研究人员试图了解人们是如何了解与健康有关的问题，如何处理健康信息，以及这些信息是如何与特定的健康行为联系在一起的。社会认知理论（social cognitive theory）（Bandura，1977，1986）认为，行为是认知过程与环境事件相互作用的结果。换句话说，健康行为最终是个人的思维过程与社交网络、生活状况的影响相结合的结果。本节将探讨社会认知理论的这些方面。

社会认知理论提出，许多认知过程，如期望、自我效能、态度、信念和价值观，都会影响到各类健康行为。重要的是，这些认知过程受人的环境刺激而触发（下面将讨论）。例如，通过倾听朋友和家人的意见、接触大众传媒上的内容，我们会了解到许多关于健康的意见。

信念和期望会对一个人的行为产生相当大的影响。然而，人类在信仰和期望上有很大的差异。信念可以是准确或不准确的，期望可以是现实或不切实际的。社会认知理论认为，行为受到两组期望引导：①对某一行为导致特定结果的期望；②一个人对执行该行为的能力的期望。就第一个期望而言，假设一名男性老年患者不相信每周进行三次剧烈的体育锻炼会降低他患心脏病的风险。基于这种期望，他不太可能遵循健康宣导中的这种建议。

其次，一个人对自己有能力执行某项行动（导致特定结果的）的期望会影响他最终是否改变自己的行为。这种期望受个人自我效能感（self-efficacy），或是否有能力控制状况的信念所影响（Bandura，1977）。在健康行为方面，研究人员发现自我效能是健康信息寻求行为（Rimal，2001）、健康行为改变（Bagozzi & Warshaw，1990；Schwarzer，1994）和健康维护行为的重要决定因素。自我效能的范围可以从自己执行健康行为能力的广义信念（例如，"我大部分时间都可以避免生病"）到非常具体的健康行为能力的信念（例如，"我能记得每年要做一次乳房X光检查"）。相比于更广义的自我效能信念，健康自我效能信念通常更能预测行为。因此，对于健康宣导的设计者来说，在推荐某项行动时，考虑目标受众对该行动的具体健康自我效能信念至关重要。

班杜拉（Bandura）的社会认知或社会学习理论已被广泛应用于干预与评估工作，斯坦福大学五城项目使用社会认知理论来预防心脏病。在许多预防艾滋病的项目中，社会认知理论也有很广的应用，该理论的重点是感知自我效能。

简而言之，根据社会认知理论，一个人可以相信某些行为会导致特定的结果，但这个人可能会怀疑自己执行该行为的能力。Bandura（1977）认为，只有当效能期望高时，人们才会采取某些行为。效能预期在量级（任务的困难程度；人们对简单任务和困难任务的效能预期不同）、普遍性（特定到一般）和强度（弱到强）（Bandura，1977）等方面有所不同。

例如，如果一名健康宣导设计者以告知高中生感染艾滋病的风险因素及使用安全套作为预防措施来降低其感染艾滋病病毒的可能性，那么，在影响行为方面，关于使用安全套的自我效能感可能比关于艾滋病病毒的其他信念更为重要。高中生可能不知道不安全的性行为会增加感染艾滋病病毒的风险，但与此同时，他可能相信安全套可以降低感染风险。然而，如果这个学生不相信自己能在每次发生性行为时都使用安全套（例如，由于无法计划何时可能发生性行为），那么，在他最终是否进行安全性行为方面，这个信念（使用安全套）很可能比其他信念更重要。

态度和价值观也会影响健康行为。虽然社会认知理论承认态度对行为的影响，但它并未提供这种关系的详细解释。价值观可以通过多种方式影响健康行为，例如，当接触到旨在改变健康行为的信息时，个人首先会考察行为改变会带来什么样的结果，随后再对结果形成价值判断。对大多数人来说，健康通常具有长期价值。然而，长期的健康价值观往往会与短期的健康价值观发生冲突。如愉悦、兴奋、想要"融入"他人，这些短期的价值观可能会使人们忽视长期的健康价值，例如，虽然大多数人不想肥胖或未来患上肥胖相关疾病，如糖尿病或心脏病，但短期的价值观可能会压倒健康的长期价值观，如吃一堆食物带来的愉悦感或不健康快餐的便利。

人类需要学习如何在各种环境下行动，可以是观察、模仿他人（通常是家庭成员、同龄人）的行为，也可以通过大众媒体看到或听到应该怎么做。行为还与社会规范或行为规则有关，人们往往会因为在社交场合中遵守（或无视）这些规则而受到奖励（或惩罚）。社会奖励可能采取认可和包容的形式，惩罚可能涉及愤怒、不认可和被排除在社交圈之外。一般来说，个人的行为方式通常会追求回报最大化与成本最小化。例如，如果一个青少年想要融入某个同龄人（群体）（由于他们可以提供社会奖励与惩罚，所以被认为具有较高的社会地位），并且吸烟对这个同龄人很重要，那么，提供"怎么做"的信息源可能比地位较低的来源（如老师或弟弟妹妹）更有可能影响他的行为。

二、理性行为理论

理性行为理论（Ajzen & Fishbein，1980）指出，行为的主要预测因素是参与该行为的意图。该理论假定行为意图（behavioral intentions）可以通过两个平行的认知过程来预测：①一个人对其所考虑的行为持什么态度；②对相关社会规范的评价。个体对行为的态度（即对行为的评价是积极的、消极的或中性的）受其对行为看法的影响。例如，如果你相信低碳水化合物饮食是一种有效的减肥方法，那么你很可能会对建议在餐馆吃"低碳水化合物"的食物的人持更积极的态度，而不是那些不相信这种饮食有效的人。

此外，理性行为理论还涉及社会规范，如朋友和家人对其所考虑行为的认可。当一名女性对吃得更好、多做运动以减轻体重的想法持积极态度，而她的丈夫可能喜欢久坐或不健康的活动，如看电视或吃油炸食品时，如果丈夫把妻子对健康饮食、锻炼的兴趣视为改变自己的行为，他可能不会支持她参加节食和锻炼计划。这取决于丈夫是否赞同妻子所提议的生活方式改变，以及妻子遵从丈夫意愿的动机，这些因素可能会超过妻子对节食与锻炼的积极态度，并最终影响其行为意图。

理性行为理论还考虑了个人的资源、技能、自我效能，以及加入拟议行动的机会与能力，其中一些可能是个人的内部因素（如技能）或外部因素（如改变行为的机会），可以抑制或促进一个人对拟议行为的感知控制（Ajzen & Fishbein，1980）。该理论认为，在预测一个人的行为意图时，所有这些因素都需要考虑。在分析目标受众时，健康宣导设计师经常评估这些变量，以便更好地了解什么因素可能让一个人最终形成健康行为。然而，尽管行为意图通常是对实际行为的预测，但并不能保证行为意图最终会导致行为改变。

健康信念模型（Becker，1974）关注个体对疾病威胁的感知以及他们对该威胁的行为反应。面对疾病或疾病信息时，人们通常会评估自身对威胁的感知易感性，并试图衡量这种威胁对其影响的严重程度。此外，在决定如何避免或管理威胁时，个人会在微观层面评估其健康面临的威胁以及行为改变的成本与收益，并在宏观层面上评估行为改变的环境和资源。这些因素中的每一个都会以独特的方式结合在一起，影响健康问题的决策，具体取决于健康问题和目标受众。

例如，在一项旨在促进45～60岁男性前列腺癌预防性筛查的宣导中，我们需要考虑许多问题。在感知威胁方面，目标受众会评估自己患前列腺癌的可能性有多大。年轻的受众可能认为前列腺癌是一种"老年疾病"，尽管早期发现风险因素［如前列腺肥大或前列腺特异性抗原（PSA）水平高］可以预防前列腺癌，但他们可能并不认为前列腺癌有特别的威胁。就严重性的感知而言，目标受众可能会也可能不会评估前列腺癌的症状是否严重。在美国，尽管前列腺癌的发病率比其他癌症高，但许多人认为，前列腺癌比其他癌症（如胰腺癌或乳腺癌）更容易控制。在对威胁的行为反应上，诸如一个人是否相信筛查可以预防前列腺癌、将前列腺检查视为一种不愉快的经历，以及评估前列腺检查的成本与收益等，都可能促使或阻碍一个人接受前列腺癌筛查。资源（如获得足够的医疗服务）与环境（如家庭或同龄人对检查的支持）也可能是影响一个人决定参加疾病预防性筛查的因素。

这一理论的一个重要贡献是行动线索（cues to action）的概念，即提示个人注意信息内容的信息特征（Murray-Johnson & Witte，2003）。根据 Murray-Johnson 与 Witte（2003）的观点，在依据宣导信息采取行动时，个人会对其可用资源进行评估，而行动线索则对触发评估十分重要。为了激励目标受众有效改变健康行为，宣导设计者需要在宣导信息中融入行动线索。此外，Murray-Johnson 与 Witte 指出，行动线索可以是内部的（internal），这意味着它们来自个人内部，比如一个人由于久坐不动的生活方式而感到肿胀或没有活力，这会让他启动一项锻炼计划；但行动线索也可能来自外部（external），例如同龄人都在运动或电视上的名人报道，他们因运动而收获颇丰［例如，一则广告中写道，"奥普拉·温弗瑞（Oprah Winfrey）使用我们的有氧运动视频减掉了 25 磅"］。就宣导设计而言，为目标受众确定适当的内部与外部行动线索极具挑战性，但我们可以通过详尽的受众分析来完成。

三、拓展平行过程模型

Witte（1992）的拓展平行过程模型（extended parallel process model，EPPM）将恐惧诉求视为健康行为改变的动机。毫无疑问，你曾经接触过一场健康宣导，它试图利用恐惧来让你思考艾滋病病毒／艾滋病、吸毒或其他的危险行为（例如不系安全带或酒后驾车）。根据 Murray-Johnson 与 Witte（2003）的观点，动机是信息处理与行动的核心，而恐惧在各种健康宣导中被用作突出的驱动力，因为它是一种常见的人类情感。根据拓展平行过程模型，接触到恐惧信息的个体会进行两组并行的认知处理（见图 9-1）。

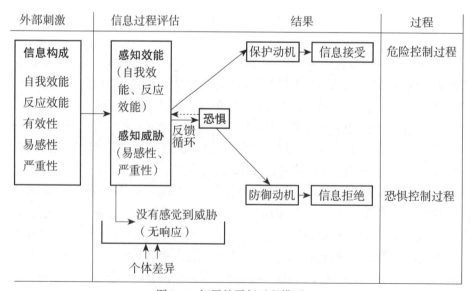

图 9-1　拓展的平行过程模型

资料来源：Witte，1992。

首先，危险控制（danger control）是指对威胁的评估以及应对；其次，恐惧控制（fear control）包括评估如何应对威胁的情绪反应。与我们研究过的其他理论类似，在考虑如何应对威胁局势的过程中，个体的自我效能感、对资源与环境的评估都起着重要作用。

对恐惧的情绪反应通常涉及焦虑与生理反应的变化，如心跳加速、出汗。这两组进程都会导致对威胁的行为反应。恐惧诉求被定义为有说服力的信息，政治家、广告商等经常使用这种手段，通过恐吓受众使其采取活动者所建议的应对措施。恐惧诉求研究用于研究有效的风险信息，通常侧重于健康、生理或社会风险。例如，2001年9月11日的恐怖袭击及随后几个月内的炭疽死亡事件发生后[①]，许多美国人开始担心生物恐怖主义的威胁。在危险控制方面，一些人，特别是生活在大城市中的人，认为生物恐怖主义是一个巨大的威胁，而许多生活在美国农村地区的人则认为这不是一个大威胁。一些人决定购买防毒面具及其他预防生物恐怖袭击发生的用品，以此来应对这些威胁，而另一些人则认为这种威胁没有问题，并不足以改变他们的行为。这些事件也会产生强烈的情感影响，一些人试图通过转移注意力（例如花更多时间与家人在一起或进行愉快的活动）等控制自己对这种威胁的情绪反应，而另一些人则学习如何更好地应对未来的这种袭击，以此来减少他们的恐惧。

在健康运动方面，恐惧诉求需要在一定程度上谨慎使用。太多的恐惧会导致强烈的情绪反应，使人们变得过于专注于恐惧而无法理性地思考可以采取哪些措施来避免威胁（Dillard & Peck，2000；Dillard et al.，1996；Stephenson & Witte，2001）。例如，一场强调死亡的艾滋病宣导可能会产生强烈的情绪反应，以至于让人逃避思考这一问题，这就是一种恐惧控制反应，可能会阻止人们思考如何降低疾病的易感性。Murray-Johnson与Witte（2003）主张，只有在目标受众具有反应效能，或认为自己可以轻松完成宣导中倡导的行为时，才可以使用高恐惧诉求。此外，对于那些对威胁感到恐惧的受众，应避免对其使用高恐惧诉求，这可能会导致他们更少地将威胁视为一种应对机制。在其他情况下，使用适度的恐惧诉求可能更适合受众（Hale & Dillard，1995；Steph & Witte，2001），我们需要对目标受众进行仔细分析，以评估哪种类型的恐惧诉求可能对特定人群最有效。

四、行为阶段变化理论模型

一些研究人员已经发展了一些行为改变的理论，这些理论考虑到了随时间

---

①炭疽死亡事件为美国"9·11"事件后发生的一起为期数周的生物恐怖袭击。2001年9月18开始，有人把含炭疽杆菌的信件寄给数个新闻媒体办公室及两名民主党参议员。该事件共导致5人死亡，17人被感染。——译者注

的推移，个人行为改变所经历的各个准备阶段（Lippke & Ziegelmann，2006；Prochaska & DiClemente，1984；Schwarzer，1992）。这种研究的优点在于，它假设了人们在改变健康行为时可能处于不同的阶段。一个著名的阶段理论是阶段变化模型（transtheoretical model）（Prochaska & DiClemente，1984），它描述了行为改变的五个阶段：前考虑、考虑、准备、行动以及维持/倒退。艾滋病的大流行说明了这一特殊模式的有用性，这一危机将有助于我们解释这一模式。

在前考虑阶段（precontemplation stage），个人没有意识到健康问题，因此也不会考虑作出行为改变。例如，在 20 世纪 80 年代初，许多美国人没有意识到艾滋病病毒/艾滋病的威胁迫在眉睫，它尚未在大众媒体中被广泛讨论，因此，大多数人没有考虑要改变其性行为。在考虑阶段（contemplation stage），人们意识到健康问题，但可能仍在权衡改变行为的利弊。在 20 世纪 80 年代中后期，艾滋病及其与安全性行为的报道盛行，许多人开始审视自己的性行为。然而，许多异性恋者仍然质疑他们是否真的有感染这种疾病的风险，因为艾滋病首先出现在同性恋社区及静脉注射吸毒者中。因此，尽管人们已经开始思考这种疾病，但许多人仍在继续不安全的性行为。在准备阶段（preparation stage），个人开始积极计划改变自己的行为。随着越来越多关于异性恋者、非静脉注射吸毒者的报道出现在媒体上，许多美国人认为他们已经准备好进行安全性行为。在行动阶段（action stage），行为改变确实发生了，例如人们在发生性行为时开始使用安全套。最后，在维持/倒退阶段（maintenance/relapse stage），人们可能坚持他们的行为改变或倒退行到之前的某一阶段。自 20 世纪 80 年代以来，许多人继续采取安全的性行为，以防止艾滋病病毒的传播。

Lippke 与 Ziegelmann（2006）提出了健康行为改变的多阶段模型（multistage model，MSM）（图 9-2），该模型扩展了阶段变化模型的阶段数量。Lippke 与 Ziegelmann 通过增加处置阶段（disposition stage）（在此阶段，个人实施某些行为改变的目标）和预行动阶段（preaction stage）（在此阶段，人们详细制订自己的行动计划），来区分非有意（不行动）阶段（前考虑和思考）和有意的（但仍然不行动）阶段。此外，这些研究人员还会考虑人们在决定采取行动后坚持行为改变（习惯）、动摇并恢复行为改变的程度。当使用行为阶段变化理论模型来计划健康宣导时，设计者需要评估目标人群中的个体可能处于健康的不同阶段。例如，需要为处于前考虑和维护/倒退阶段的人们构建不同类型的信息。对于处于前考虑阶段的人来说，宣导信息应以提高健康认知、影响受众易感性为目标。相比之下，处于维持/倒退阶段的受众，应通过宣导信息鼓励他们继续实施预防行为，并警告他们注意倒退的威胁。

对于宣导设计者来说，SOC 模型很有用，原因如下：首先，处于不同阶段的个体表现出不同的行为特征。因此，研究人员可以根据目标受众变化的不同阶段，进行有效分析与细分，然后，从业人员可以策略性地设计信息，使个体度过这些阶段。例如，如果宣导者需要推广一项新服务，他们首先要对宣导进行设计，由于他们确认目标人群中的大多数成员都处于考虑阶段，信息设计就要考虑如何让受众一步步度过准备、行动和维持阶段。同样，如果大多数目标受众已处于维持阶段，我们只需要提供加强、支持其行为的信息。这个模型已经经过了许多健康问题的实证检验，包括癌症预防行动、戒烟、防晒霜使用、成瘾行为、预防怀孕和高风险性行为。

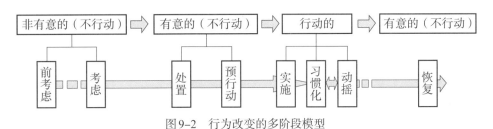

图9-2　行为改变的多阶段模型

资料来源：Lippke & Ziegelmann，2006。

五、创新扩散

Rogers（2003）的创新扩散理论通过确定影响个人拒绝/接受创新行为决定的创新特征，来实现公众对健康创新（即想法、行为、技术等）的接受。如果健康宣导建议受众采用一种新的饮食方式或注射H1N1流感疫苗，那么，信息宣导将很好地融合我们所了解的创新扩散过程。具体而言，健康宣导必须考虑以下创新特征。

①相对优势：必须将健康创新视为对先前理念的改进。
②兼容性：健康创新必须是一致的，并融入个人的生活。
③复杂性或简单性：健康创新必须易于使用，否则人们就不会接受。
④可试性：健康宣导必须可试。
⑤可观察性：创新对他人的可见程度，有助于人们的接受。

第三节　健康宣导的过程

正如我们所看到的那样，公众对健康与健康行为的态度、信念改变可能极其复杂，通过设计恰如其分、有效的信息来实现健康宣导的目标需要大量的思考和规划。正如我们将在本章后面详细讨论的，说服过程极大地影响了我们在健康宣导中的所作所为。在这个过程中，首先是要认识到，说服是一个有点令人费解且通常是随机的过程。然而，要使消息有效，必须出现相当数量的事情、想法和行为。例如，个人必须：

①接触信息：受众必须接触到相关信息。
②注意信息：受众必须能够注意到信息。
③理解信息：受众必须能够理解信息。
④保留信息：受众必须能够回忆起信息。

显然，在这些进程中，任何一点的失利都可能导致行为结果的失败。因此，信息宣导或信息策略必须确保解决这些问题。本节进一步探讨开展健康宣导的一些关键步骤和注意事项。

一、受众分析

与任何试图告知或说服一大群人的行为一样，健康宣导需要对目标受众的特征进行仔细分析。全面了解受众特征，如人口统计学、态度与信仰、当前的行为及行为原因，这可以让健康宣导设计者较好地将受众细分为更小的群体，以设计出适合目标受众子群体特征的信息。正如我们将看到的那样，越能根据受众的特征进行调整，信息就越有可能成功地影响其态度、信念与行为。

确定目标受众后，健康宣导设计者需要进行受众分析（audience analysis）或对受众的各种特征进行评估，以便更清晰地了解如何影响他们（Atkin & Freimuth，2001）。分析目标受众通常需要研究方法技巧，虽然这一主题超出了本书的讨论范围，但本节概述了宣导设计者进行目标受众研究的常用方法。进行受众分析时，宣导设计者会以一种系统的方法来了解受众特征。最常见的受众分析研究方法是使用现有数据、问卷调查、访谈及焦点小组。下面将讨论每一种研究方法。

（1）使用现有数据。在许多情况下，目标受众的信息已经以数据库的形式存在（Atkin & Freimuth，2001）。例如，医院保存患者病历，地方和州政府编制本地的健康统计数据，各机构保存其员工记录，通过人口普查与CDC、NIH等组织的研究工作，联邦政府拥有装满各类变量的健康数据库。这些数据库让宣导设计者可以直接确认目标受众的一些特征，而无须前期的基础性研究。因此，现有数据可以为宣导设计者节省大量的时间与金钱，因为这两者都需要进行问卷调查和访谈、焦点小组。然而，这些数据库很少包含宣导设计者感兴趣的所有目标受众特征。此外，从某些数据库获得的信息可能已经过时（如美国人口普查数据），且这些信息可能不再适用于当前的目标受众。

（2）问卷调查。使用调查问卷有助于收集较大范围的目标受众的新信息。受众分析调查通常会询问受众人口统计学的各种问题（例如年龄、性别、种族、收入），当前的健康行为，对健康、效能及技能的态度和信念，以及其他各种问题，有助于让宣导设计者更好地了解什么因素可以满足受众的健康需求，并激励他们实现宣导目标（Atkin & Freimuth，2001）。调查研究人员很少向整个目标人群发放问卷，因为目标人群要么太大，要么难以接触。实际上，受众研究人员使用样本（sample）进行调查，样本可以有效代表更大的人群，根据样本中的发现，去推断更大的人群。

样本的一个关键问题在于：应尽可能代表更大的目标人群（representative）。对样本在总体中的代表性更有信心的一种方法是使用概率抽样（probability sample）。抽样（sampling）是为调查获取样本的过程，概率抽样（probability sampling）指从样本框（sample frame）或全体成员列表中随机选择样本参与者。在这个目标群体中，每个成员都对应一个数字，研究人员使用随机数表或计算机生成的随机数来选择某些数字（以及随后的人）进入样本。对于许多较大的群体来说，找到一个抽样框可能非常困难。

在许多情况下，概率抽样很难完成，研究人员不得不进行非概率抽样（nonprobability sampling），如方便抽样（比如找到任何愿意参与调查的人）。当使用非概率样本时，宣导设计者就需要谨慎地根据样本数据结果对目标受众进行细分。当然，在这些情况下，即便使用非概率样本，也好过根本不进行受众分析。

（3）访谈和焦点小组。访谈和焦点小组（focus groups）是深入了解目标受众对健康的看法及其健康需求的极好方法（Slater，1995）。访谈和焦点小组包括与目标受众成员进行交谈，并询问他们与宣导健康相关的考虑过程和行为。访谈是与受众一个个进行交谈，而焦点小组则通常由八至十人组成，再进行小组讨论。在对个人或焦点小组进行访谈时，必须尽量使参与者感到放松。访谈开始或焦点小组讨论之前，研究人员应在告知研究目的和潜在风险后，获得参与者的知情同意或许可。焦点小组应该在舒适的环境中进行，主持人应该善于让参与者表达自己的观点。

与访谈相比，焦点小组的一个优势是，一个人在焦点小组中的回答可以使另一位参与者回忆起与此类似的健康经历或感受，这能让研究人员获得该话题的多种观点，从而增加数据的丰富性。然而，与一对一的访谈相比，有些人对焦点小组发言更有顾虑，因为他们可能觉得，如果表达了一个观点，小组中的其他人会对他们进行评判。此外，小组中的一些人往往会主导讨论，这可能会占用沉默寡言者的时间。在这种情况下，焦点小组主持人应对此进行干预，如果可能的话，应尽可能让小组中的所有成员都参与。

此外，研究人员应征得参与者的同意，才能对访谈或焦点小组进行录音或录像，这将为数据分析提供参与者反应的记录。录像带为研究人员提供了一个便利，即能够评估参与者的非语言线索，从而洞悉人们对正在讨论的某些话题的感受。录像带对于记录焦点小组讨论中的互动甚至更有价值，因为录音带通常很难让我们区分不同的参与者。然而，在访谈或焦点小组讨论期间以及从音频和录像带导出内容时，研究人员应使用化名来保护所有参与者的匿名性，磁带应存储在上锁的设施中，仅供研究人员及其同事使用。

二、细分受众

细分受众是根据一些有意义的指标，根据受众分析过程中的人口统计学、心理和行为特征，将较大的目标受众群体划分为较小的个人子群体过程（Rimal & Adkins，2003；Slater，1995）。人们往往在这些特征上存在着很大差异，我们很难设计出能够影响整个目标人群的宣导信息，因此，细分受众的目的是最大限度地扩大宣导信息的影响。通用的健康宣导信息（适用于大多数人的信息）对目标受众的影响往往有限（Atkin & Freinwth，2001），更具体的信息（即针对目标人群中子群体的具体特征而定制的信息）往往能更有效地影响受众的态度、信念和行为（Rimal & Adkins，2003）。

例如，肯塔基大学的传播研究人员根据一种被称为感觉寻求（sensation seeking）的心理变量成功地细分了受众（Everett & Palmgreen，1995；Palmgreen & Donohew，2003；Palmgreen，Donohew & Harrington，2001）。高感觉寻求者是那些热爱冒险，喜欢生动、刺激和新奇经历的人，例如喜欢蹦极、品尝异国美食以及"喜欢危险生活"的人。相反，低感觉寻求者倾向于平凡的日常体验，他们往往觉得"安全地玩耍"更舒服。根据Palmgreen等人（2001）的研究，"高感觉寻求者也会根据他们对新奇、不寻常和激烈的需求，对特定类型的信息有明显而一致的偏好"（p.301）。例如，高感觉寻求者喜欢快节奏和令人兴奋的信息，这些信息通常会运用特写镜头与音乐，以及快速剪辑的广告。通过一种基于寻求刺激倾向的宣导方法（SENTAR），Palmgreen及其同事成功地设计了反毒品信息，吸引了高感觉寻求者（他们往往是药物滥用、危险性行为及其他健康不良行为的高危人群），成功减少了自我报告的药物使用量。

当然，寻求感觉只是细分目标受众的众多变量之一，其他可使用的变量包括：①人口统计数据（如性别、种族、社会经济地位）；②心理变量（如健康信念、心理倾向、态度、价值观）；③健康技能。在确定用于细分目标受众各子群体的关键变量方面，受众分析和健康相关理论发挥着至关重要的作用。细分有助于设计者最大程度地发挥宣导的潜力——积极的健康结果，并对那些提高未来健康宣导效果的重要变量有一个清晰的了解。

三、创建信息

在健康宣导期间，具体信息中的大部分内容受目标受众特征与健康问题的影响。然而，在大多数宣导中，存在着信息设计的一些共同变量和考虑因素，宣导设计者应该熟悉这些因素。根据 Salmon 与 Atkin（2003）的说法，"宣导利用三种常见的沟通过程促使目标受众作出期望的回应：意识、指导和说服"（p.455）。本节将探讨信息设计的这些层面及其他重要的信息特征，包括吸引受众的注意力、激励受众采取行动的变量，以及改变目标受众的态度、信念和行为的感知个人与社会资源变量。

（1）吸引受众注意并促成行动。健康宣导信息的设计者必须与各种各样的信息竞争，包括广告、新闻和娱乐（Murray-Johnson & Witte，2003；Parrott，1995；Salmon，1989）。通过健康认知与行为变化的理论模型及细致的受众分析，宣导设计者通常可以确定一些关键变量，它们将有很大可能会激励到目标受众。根据健康信念模型，Murray-Johnson 和 Witte（2003）认为，宣导信息应包含行动线索，或促使个人关注内容的信息特征。回顾本章前面的内容，触发动机必须有行动线索，它们可以来自受众的内心，如内疚或恐惧；也可以来自外部，如通过请可信的发言人（如卫生局局长）来激励行为改变。在受众分析过程中，宣导设计者可以评估某些类型信息的显著性（salience）或信息对受众的感知重要性，诸如对健康威胁严重性的感知、感知敏感度以及围绕健康问题的态度、信念、价值观与感知资源等变量都会影响信息的显著性。

生动、重复及信息在媒体中的位置也是信息设计的重要因素（Murray-Johnson & Witte，2003）。生动的信息（vivid messages）可能会激发变化，因为包含更多令人兴奋、色彩丰富或详细的图像、音频暗示，它们比不那么生动的信息更令人难忘。此外，新颖或出乎意料的宣导信息往往能激发受众的参与（Parrott，1995）。信息的重复（repetition of messages）也可以激发动机，设计者应考虑在宣导材料中多次重复关键信息。活动期间，设计者也应评估宣导信息的理想位置。在宣导的受众分析阶段，设计者可以评估目标受众对生动性和重复性的不同反应。展示位置（placement）指目标受众最可能看到信息的位置，在受众分析阶段，评估理想的展示位置有助于设计者决定哪种媒体最适合传播宣导信息。

（2）劝说性信息诉求。为健康宣导构建劝说性诉求时，设计者需要考虑许多问题。在影响个体认知和行为的信息类型方面，每个人的差异很大。有些人会被强调可信度（credibility）的信息，或者说被信息内容的准确程度所影响，它通过传递宣导信息的人（本身的可信度和能力）以及有说服力的证据进行传递（Salmon & Atkin，2003）。根据 Salmon 与 Atkin（2003）的说法，宣导代言人（campaign messenger），或在健康宣导中提供信息和感受、展示适当行为的人，对于提高信息的可信度都至关重要。Salmon 和 Atkin 认为，在选择宣导代言人时，如果他能呈现出专业、可信、亲切、吸引及与目标受众的相似性，那么，他就对目标受众更具可信度、更有吸引力（进而更具说服力）。合适的代言人是指能向目标受众传达这些特征的人，不一定非要是名人，尽管对于某些目标受众来说，诸如魔术师约翰逊（Magic Johnson）这样谈论艾滋病病毒／艾滋病的名人可能会体现这些特征。名人代言人有时会对宣导产生负面影响，尤其是他们呈现在大众媒体上的生活方式及其他的争议性信息，都可能破坏宣导的信息。然而，医生、专家、癌症幸存者和其他类型的许多人都可能是宣导代言人的人选。除了宣导代言人外，通过使用来源可靠的认知与行为改变证据也可以帮助我们增强宣导的可信度，例如来自知名科学期刊［如《美国医学会杂志》（*Journal of the American Medical Association*）］或可信的政府来源（如CDC）的研究。

另一些受众则受到逻辑诉求（logical appeals）的影响，即那些说服性信息能为行为变化提供富有逻辑、令人信服的证据，而有些受众则受到情感诉求（emotional appeals）的影响，如强调强烈情感（如恐惧）的信息。一些研究人员发现，在健康宣导中，正向影响情绪的信息，如积极的想象和情绪，往往会增加人们对信息的关注、回忆、积极态度及对推荐行为的依从性（Monahan，1995）。人们对其他类型的积极影响策略（如幽默的使用）知之甚少。然而，积极的情感诉求似乎会减少心理抗拒，或让人们忽略具有威胁性或攻击性的信息。

使用这些诉求构建宣导信息时，设计者需要再次考虑目标受众的许多特征，在形成性研究和受众分析中，这些特征具有相关性。例如，相比于受教育程度低的受众，受教育程度高的受众更容易被统计数据或某些类型的逻辑论证所说服。对于受教育程度更高的受众来说，双向说服性信息（two-sided persuasive messages）或包含并反驳了反对拟议行为改变的信息，可能比单向信息更具影响力（Salmon & Atkin，2003）。根据受众的情况，强调积极的（如健康益处）和／或消极（如疾病症状）的改变动机可能同样有效。接种理论（inoculation theory）（McGuire，1970；Pfau，1995）认为，可以在健康宣导信息中提出多种观点。从本质上讲，接种就是向受众呈现与宣导目标相反的无力论点（例如，在反饮酒宣导中给出饮酒的理由）并驳斥之。当这些尝试获得成功时，目标受众就会受到与宣导目标背道而驰的信息的影响。例如，一个大学生如果接触过各种反对酗酒的论点，他就更可能抵制同龄人尝试这种行为。

健康传播的研究者和健康从业者使用前景理论（prospect theory），并通过信息框架来理解风险决策中的传播（Kahneman & Tversky，1979，2000；Sparks，2012；Sparks & Turner，2008；Tversky & Kahneman，1981）。阿莫斯·特维尔斯基（Amos Tversky）和丹尼尔·卡尼曼（Daniel Kahneman）在其最著名的论文中提出了前景理论，该理论认为，个人会对以收益或损失形式呈现的信息出现不同的反应。人们将与选择相关的信息进行编码，分为潜在的收益和潜在的损失，因此，虽然信息在本质上是等效的，但可以通过不同的方式呈现给人们，以将其编码为收益或损失（框架）。通过构建一个给定问题的两个明显等效版本，框架效应就可以呈现，但这两个版本会产生可预测的不同选择。框架问题的标准示例很早以前就被提了出来，这是一个"拯救的生命，失去的生命"问题，提供了两个公共卫生计划来应对威胁600人生命的流行病：一个计划将拯救200条生命，另一个有1/3的机会拯救600条生命，2/3的可能是谁都救不了。在这一版本中，人们更喜欢肯定能拯救200条生命的计划。但在第二个版本中，框架发生了变化：一个计划将导致400人死亡，另一个是有2/3的概率600人全部死亡，还有1/3的概率无人死亡。在这种情况下，大多数人更喜欢赌博。当然，这些表述呈现的情况完全一样，唯一的区别是，在第一种表述中，是以拯救生命为框架，而在第二种表述中，则以失去的生命为框架。因此，决策者采用的信息框架部分由问题的表述来控制，部分受决策者的规范、习惯和个人特征所制约（Tversky & Kahneman，1981，p.453）。几乎所有与健康相关的信息都可以用收益（获得）或损失（付出）来解释。例如，一个以收益为框架的信息会这样表述，乳房 X 光检查可以及早发现肿瘤，从而最大限度地增加治疗选择。如果以损失为框架，同样的信息就可以被表述为：如果你不做乳房 X 光检查，就无法尽早发现肿瘤，这就减少了你的治疗选择。那么，哪个框架效果更好？

答案取决于目标健康行为是疾病检测还是疾病保护（Rothman & Salovey，1997）。检测行为（例如前列腺检查）涉及不确定性——也就是说，你可能会发现问题。保护行为（例如使用防晒霜）通常会导致相对确定的结果——也就是说，你会保持当前的健康状态。

前景理论中的信息框架已被运用至健康风险研究，用于处理疾病检测中的不确定性与风险（Sparks，2012）。前景理论预测，包含损失框架的信息会导致受众对不确定性的偏好，而收益框架则会导致对确定性的偏好。研究结果表明，损失框架的信息对促进乳房 X 光检查、乳房自我检查及艾滋病病毒检测是有效的，收益框架信息则可用于促进安装婴儿汽车座椅、进行体育锻炼、戒烟和防晒等宣导。

（3）其他信息考虑因素。Snyder 与 Hamilton（2002）研究了多种健康宣导中的几种信息特征的影响。研究人员发现，对于某些类型的宣导，特别是与健康相关、具有法律后果的问题，例如酒后驾驶、滥用奥施康定等管控药物及安全带的使用，强制性信息（enforcement messages）或强调目标受众因不遵守法律而产生负面影响（如罚款、逮捕）的信息，可能会有效地激励行为的改变。Snyder 和 Hamilton 发现，使用强制性信息的宣导比不包含此类信息的宣导对目标受众的影响更大。此外，在行为改变方面，与依赖陈旧主题的健康信息宣导相比，利用信息给受众提供改变行为的新理由（new reasons to change）（例如，关于做乳房 X 光检查重要性的新信息）的宣导更具影响力。

四、渠道与信息传播过程

设计健康宣导的一个重要考虑因素是用于传播宣导信息的渠道类型。传统上，设计者在传递健康宣导信息时会依赖传统的大众媒体，如电视、广播和纸质媒体（Atkin，2001）。随着科技的发展，研究人员开始研究新媒体在传播健康宣导信息上的效果，如手机和互联网。本节将探讨对健康宣导设计有重要影响的不同渠道特征。

目标定位（targeting）是为传播信息选择最佳渠道的过程（Rimal & Adkins，2003）。再次使用受众分析结果，宣导设计者决定哪个或哪些渠道适合触及并能影响目标受众。例如，宣导设计者需要考虑目标受众最有可能在哪里看到宣导信息、使用什么样的媒体、渠道支持特定信息的能力、受众的文化水平以及各种渠道的潜在影响。

一些目标受众喜欢通过电视或广播来获得信息，而其他受众则更可能通过广告牌、互联网广告或人际渠道（如同龄人）接触信息。在文化水平较低的受众中，广播和电视宣导可能比纸质媒体更具影响力，因为广播和电视无须文字，可以通过音频信息和/或图像来传递信息，从而超越了书面文字。Snyder 与 Hamilton（2002）发现，与影响较有限的宣导相比，影响范围较大或信息触达比例较高的宣导在改变目标受众行为方面更有影响力。通过电视和广播传递的信息往往比其他渠道更容易触达受众，然而，电视和广播信息往往也比印刷品或人际信息（成本较低，更容易针对目标受众的不同群体进行调整）更缺乏针对性。

正如我们所看到的那样，在宣导中，定制信息往往比那些缺乏针对性的信息具有更大的影响力。这与其特定的生产规范（specification）有关，即一个传播渠道影响人群中某些子群体的能力（Atkin，2001）。此外，与广播或电视广告相比，通过互联网或社区发言人与目标受众的面对面对话等渠道可以吸引更多的受众。所有这些渠道的特征，和渠道成本、效率一样，都需要宣导设计者进行评估（Salmon & Atkin，2003）。

然而，研究人员最近更关注多管齐下的健康宣导途径，他们主张在适当、可行时，采用基于人际理论的方法来改变健康行为（Rogers，2003；Sparks，2012），特别是那些不使用媒介资源的特殊人群，如老年人和某些特殊文化与社会经济背景中的人，他们很少有机会接触到技术（Sparks & McPherson，2007；Sparks & Turner，2008）。健康行为和健康传播的研究者研究在健康传播语境下鼓励患者的积极参与的信息与干预措施。除了设计媒介上的健康信息，研究人员还关注有效的人际信息策略，鉴于患者及其家人经常面临的独特复杂性与障碍，这些策略一定会有效（Sparks，2007）。研究人员不能再忽视不同人群经常经历的独特认知和情感过程，人际信息更可能触达这些特定人群，每次只对一个患者、一个家庭（Sparks，2007，2008）。

正如我们所看到的那样，虽然总能创建一些更笼统或适合大多数人的信息传递给受众，但较之那些更有针对性的信息，这些信息往往会缺乏影响力。传统的健康宣导材料比较笼统，设计者们总想在一次活动中提供尽可能多的信息，而忽略了受众的具体特征（Kreuter & Wray，2003；Kreuter et al.，2000；Strecher，Rimer & Monaco，1989）。然而，在影响目标受众的认知与行为变化方面，那些量身定制（tailored）的健康信息，或者说根据个体特征而设计、用于影响目标受众特定子群体的信息（Rimal & Adkins，2003），往往会比笼统的信息更有效（Davis et al.，1992；Kreuter et al.，2000；Rimal & Adkins，2003；Rosen，2000；Sparks & Turner，2008）。

根据 Salmon 与 Atkin（2003）的观点，"一个典型的健康宣导可能会在十几个维度（如年龄、种族、变化阶段、易感性、自我效能、价值观、个性特征和社会背景）上对人口进行细分，且每个维度都有多个层次"（p.453）。在许多情况下，虽然我们有可能将目标受众细分为数以千计的子群体，但受财政和后勤所限，大多数健康宣导所创建的子群体数量都比较少。但是，即使将受众划分为相对较少的子群体，传播的准确度也会高于那些笼统的信息。

现在，通过计算机程序（Kreuter et al.，2000），我们可以在健康宣导中创建个性化（personalized）信息，这些程序利用算法，将目标受众中每个人（each）的特征都与特定的、个性化的信息相匹配。但是，这种方法会增加宣导的复杂性及成本。此外，根据 Schooler 等人（1998）的研究，健康宣导总要权衡信息的深度与广度。换句话说，笼统的信息往往比定制的信息覆盖面更广，这意味着缺乏针对性，但与定制消息相比，它又可以触及更多的人。另一方面，定制的信息更具体，但由于它们过于专业化，其覆盖面可能有限。

在设计健康宣导时，Atkin（2001）还指出了其他渠道的考量因素，包括目标受众对渠道的可访问性（accessibility）（如有些人接触互联网的机会有限）、深度（depth）（即渠道传递复杂信息的能力）、经济性（economy）（使用特定渠道的成本）及效率（efficiency）（一个渠道可提供的信息数量、质量与成本之间的关系）。正如你所看到的，健康宣导设计者需要作出许多决定，为目标受众选择最合适、有用的渠道。

第四节　形成性宣导评估

正如我们所看到的，创建健康宣导的过程可能很复杂，特别是处理某些健康问题与难以影响的受众时，这可能会导致许多可能出错的事。考虑到分析受众所需时间、制作宣导材料的费用及使用不同媒体的成本，大型宣导可能相当昂贵。因此，对于宣导设计者来说，采取措施尽可能减少可能出现的纰漏就很重要。启动宣导之前，识别并有可能将问题最小化的一种方法是开展形成性宣导评估研究（Atkin & Freimuth，2001；Valente，2002）。形成性宣导评估研究是宣导开始前进行的活动。Valente（2002）概述了形成性宣导评估阶段的重要目标与具体研究活动，包括：①了解目标受众的行动障碍；②学会以适当的语言来制定信息；③建立概念模型。具体而言，通过焦点小组讨论和深入访谈，确定目标人群的认知、态度与行为。在信息建构之前，前期准备尤其重要，因为对目标人群的数据评估有助于确定其各种特征与倾向，明确中间反应变量（intermediate response variable）[①]和行为结果，评估信息渠道的披露模式，并确定受众对宣导信息的接受程度（Atkin & Marshall，1996）。

有很多方法可以评估健康宣导，包括本章受众分析部分提到的一些研究方法。现有的数据、访谈、焦点小组和调查都可以用来评估宣导目标的实现程度，虽然每种方法都有其局限性。

一、可行性测试

通过目标人群样本，宣导设计者可以测量宣导在哪些层面有效，而无须与一大群人合作。从可行性测试样本中获得宣导反馈时，设计者应权衡宣导信息对群体认知和 / 或行为变化的影响程度，以及宣导存在的潜在问题，如确定信息是否被受众注意到、是否突出、是否被受众理解、为什么有些人可能没有受信息影响，以及发言人、媒介和信息内容的适当性。

二、发起宣导、过程评估与结果评估

在形成性评估和可行性测试后，需要对宣导信息作出进一步调整，此后，设计者就可以准备启动宣导了。健康宣导的持续时间在很大程度上取决于宣导的目标，例如宣导是否旨在提高人们对健康问题或与之相关的行为结果的认知，或宣导设计者可用的预算、资源，以及其他实际问题，比如宣导设计者可投入的时间。

结果评估研究可以用来确定宣导是否成功。然而，要了解一场宣导成功或失败的原因则需要进行过程评估。人们普遍认为，评估是作为一系列阶段展开的，需要系统地应用研究程序来评估干预方案的概念化、设计、实施及效用

---

① 行为结果产生之前，人们会对信息或其他外界刺激产生反应，这些反应包含情绪、认知等。产生在行为结果变量之前的变量，就是中间反应变量。——译者注

（Rossi & Freeman，1993；Shadish，Cook & Leviton，1991；Valente，2002）。健康宣导的策划者和研究人员可以依靠项目评估策略进行评估和改进，为未来的宣导提供信息。此外，评估还可以作为宣导规划者与资助机构确定健康宣导促进效果的一种手段。当宣导方案源自一个强有力的理论框架时，过程评估的设计、执行往往更容易。根据 Valente（2002）的看法，"通过构建行为变化过程的概念模型，理论明确了这些因素之间的关系"（p.30）。理想情况下，宣导设计者应将形成、过程和结果评估整合至整个宣导设计中（见图9-3）。

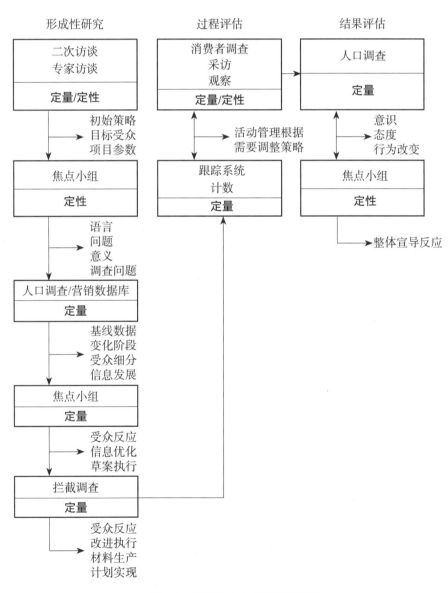

图9-3　整体性社会营销研究模型

资料来源：Weinreich，2010。

    然而，在日常的健康宣导中进行宣导评估存在一些实际障碍。例如，为了评估而在宣导中加入其他额外的研究，可能会耗费大量资金和时间。此外，一些宣导策划者认为，评估活动会分散人们对实际宣导的注意力。从操作层面来看，这些障碍当然是可以理解的，但在宣导中进行全面的过程与结果评估对研究人员非常有用，可以帮助他们更好地了解某种宣导方式是否有效，以及为什么有效。

    相比于评估宣导信息的认知度，衡量目标受众的行为变化需要的时间更多。宣导评估人员需要意识到诸如睡眠者效应（sleeper effect）之类的问题，或者说由接触宣导信息而导致的行为变化缓慢。在某些情况下，变化可能在宣导结束后几个月才发生，因此，评估人员通常很难找到评估目标受众变化的最佳时机。在测量认知度时，宣导评估人员应询问人们在宣导期间看到、读到或听到的宣导健康的具体例子，以及他们对该问题的记忆。当然，无论是记忆问题、宣导评估人员在访谈或调查中给出的引导性问题，还是其他方法学上的问题，都有可能在理解实际意识变化上造成偏差。

小结

    设计、实施和评估健康宣导的有效性是一个复杂的过程，宣导设计者必须作出许多决定，这些决定最终会导致宣导的成败。明确而现实的宣导目标是重要的第一步。研究人员已经提出了许多影响健康态度、信念与行为的理论，宣导设计者可以在制定宣导时借鉴这些理论。进行全面的受众分析之后，宣导设计者要决定如何进行信息设计与信息传播。最后，应在宣导实施之前进行可行性测试，以评估任何可能出现的问题，此外，宣导设计者需要对宣导过程、结果进行评估，以便这些信息指导未来的宣导活动。

参考文献

Ajzen, I., & Fishbein, M.（1980）. Understanding attitudes and predicting social behavior. Englewood Cliffs, NJ: Prentice-Hall.

Atkin, C.（2001）. Theory and principles of media health campaigns. In R. E. Rice & C. K. Atkin（Eds）, Public communication campaigns（3rd ed., pp. 49 – 68）. Thousand Oaks, CA: Sage.

Atkin, C., & Freimuth, V. S.（2001）. Formative evaluation research in campaign design. In R. E. Rice & C. K. Atkin（Eds）, Public communication campaigns（3rd ed., pp.125 – 145）. Thousand Oaks, CA: Sage.

Atkin, C., & Marshall, A.（1996）. Health communication. In W. Stacks & M. B. Salwen（Eds）, An integrated approach to communication theory and research（pp. 479 – 495）. Newbury

Park, CA: Sage.

Bagozzi, R. P., & Warshaw, P. R. (1990). Trying to consume. Journal of Consumer Research, 17, 127 – 140.

Bandura, A. (1977). Self-efficacy: Toward a unifying theory of behavioral change. Psychological Review, 84, 191 – 215.

Bandura, A. (1986). Social foundations of thought and action: A social cognitive theory. Englewood Cliffs, NJ: Prentice-Hall.

Becker, M. H. (1974). The health belief model and personal health behavior. Health Education Monographs, 2, 324 – 508.

Bennett, P., & Murphy, S. (1997). Psychology and health promotion. Buckingham: Open University Press.

Davis, S. W., Cummings, K. M., Rimer, B. K., Sciandra, R., &Stone, J. C. (1992). The impact of tailored self-help smoking cessation guides on young mothers. Health Education Quarterly, 19, 495 – 504.

Dillard, J. P., & Peck, E. (2000). Affect and persuasion: Emotional responses to public service announcements. Communication Research, 27, 461 – 495.

Dillard, J. P., Plotnick, C. A., Godbold, L. C., Freimuth, V. S., & Edgar, T. (1996). The multiple affective outcomes of AIDS PSAs: Fear appeals do more than scare people. Communication Research, 23, 44 – 72.

Everett, M. W., & Palmgreen, P. (1995). Influences of sensation seeking, message sensation value, and program context on effectiveness of anticocaine public service announcements. Health Communication, 7, 225 – 248.

Hale, J., & Dillard, J. (1995). Fear appeals in health promotion: Too much, too little, or just right? In E. Maibach & R. Parrott (Eds), Designing health messages: Approaches from communication theory and public health practice (pp. 65 – 80). Newbury Park, CA: Sage.

Kahneman, D., & Tversky, A. (1979). "Prospect theory": An analysis of decision under risk. Econometrica, 47, 263 – 291.

Kahneman, D., & Tversky, A. (2000). Choices, values, and frames. Cambridge: Cambridge University Press.

Kreps, G. L. (2001). The evolution and advancement of health communication inquiry. In W. B. Gudykunst (Ed.), Communication yearbook 24 (pp. 232 – 254). Newbury Park, CA: Sage.

Kreuter, M., & Wray, R. (2003). Tailored and targeted health communication: Strategies for enhancing information relevance. American Journal of Health Behavior, 27 (Supplement 3), S227 – S232.

Kreuter, M., Farrell, D., Olevitch, L., & Brennan, L. (2000). Tailoring health messages: Customizing communication with computer technology. Mahwah, NJ: Lawrence Erlbaum.

Kreuter, M., Oswald, D. L., Bull, F. C., & Clark, E. M. (2000). Are tailored health education materials always more effective than non-tailored materials? Health Education

Research, 15, 305 – 315.

Lippke, S., & Ziegelmann, J. P. (2006). Understanding and modeling health behavior: The multi-stage model of health behavior change. Journal of Health Psychology, 11, 37 – 50.

McGuire, W. J. (1970, February). A vaccine for brainwash. Psychology Today, 3, 36 – 39, 63 – 64.

Monahan, J. (1995). Thinking positively: Using positive affect when designing health messages. In E. Maibach & R. L. Parrott (Eds), Designing health messages: Approaches from communication theory and public health practice (pp. 81 – 98). Thousand Oaks, CA: Sage.

Murray-Johnson, L., & Witte, K. (2003). Looking toward the future: Health message design strategies. In T. L. Thompson, A. M. Dorsey, K. I. Miller, & R. Parrott (Eds), Handbook of health communication (pp. 473 – 495). Mahwah, NJ: Lawrence Erlbaum.

National Prevention Information Network. (nd). Health communication strategies. Retrieved July 23, 2012, from http: //cdcnpin. org/scripts/campaign/strategy. asp.

Noar, S. (2006). A 10-year retrospective of research in health mass media campaigns: Where do we go from here? Journal of Health Communication, 11, 21 – 42.

Paisley, W. J. (2001). Public communication campaigns: The American experience. In R. E. Rice & C. K. Atkin (Eds), Public communication campaigns (3rd ed., pp. 3 – 21). Thousand Oaks, CA: Sage.

Palmgreen, P., & Donohew, L. (2003). Effective mass media strategies for drug abuse prevention campaigns. In Z. Slobada &W. J. Bukoski (Eds), Handbook of drug abuse prevention: Theory, science, and practice (pp.27 – 43). New York: Plenum.

Palmgreen, P., Donohew, L., & Harrington, N. G. (2001). Sensation seeking in antidrug campaign and message design. In R. E. Rice & C. K. Atkin (Eds), Public communication campaigns (3rd ed., pp. 300 – 304). Thousand Oaks, CA: Sage.

Parrott, R. L. (1995). Motivation to attend to health messages: Presentation of content and linguistic considerations. In E. Maibach & R. L. Parrott (Eds), Designing health messages: Approaches from communication theory and public health practice (pp.7 – 23). Thousand Oaks, CA: Sage.

Pfau, M. (1995). Designing messages for behavioral inoculation. In E. Maibach & R. L. Parrott (Eds), Designing health messages: Approaches from communication theory and public health practice (pp.99 – 113). Thousand Oaks, CA: Sage.

Prochaska, J. O., &DiClemente, C. C. (1984). The transtheoretical approach: Crossing the traditional boundaries of therapy. Homewood, IL: Dow Jones/Irvin.

Rimal, R. N. (2001). Perceived risk and self-efficacy as motivators: Understanding individuals' long-term use of health information. Journal of Communication, 51, 633 – 654.

Rimal, R. N., & Adkins, A. D. (2003). Using computers to narrowcast health messages: The role of audience segmentation, targeting, and tailoring in health promotion. In T. L. Thompson, A. M. Dorsey, K. I. Mliller, & R. Parrott (Eds), Handbook of health communicatiom(pp. 497 – 513). Mahwah, NJ: Lawrence Erlbaum.

Rogers, E. V.(2003). Diffusion of innovations(5th ed.). New York: Free Press.

Rosen, C. S.(2000). Intergrating stage and continuum models to explain processing of exercise messages and exercise initiation among sedentary college students. Health Psychology, 19, 172 – 180.

Rossi, P. H., & Freeman, H. E.(1993). Evaluation: A systematic approach. Newbury Park, CA: Sage.

Rothman, A. J., & Salovey, P.(1997). Shaping perceptions to motivate healthy behavior: The role of message framing. Psychological Bulletin, 12, 3 – 19.

Salmon, C.(1989). Campaigns for social "improve-ment": An overview of values, rationales, and impacts. In C. Salmon (Ed.), Information campaigns: Balancing social values and social change. Newbury Park, CA: Sage.

Salmon, C., & Atkin, C. (2003). Using media campaigns for health promotion. In T. L. Thompson, A. M. Dorsey, K. I. Miller, & R. Parrott(Eds), Handbook of health communication (pp. 449 – 472). Mahwah, NJ: Lawrence Erlbaum.

Schooler, C., Chaffee, S. H., Flora, J. A., & Roser, C. (1998). Health campaign channels: Tradeoffs among reach, specificity, and impact. Human Communication Research, 24, 410 – 432.

Schwarzer, R. (1992). Self-efficacy in the adoption and maintenance of health behaviors: Theoretical approaches and a new model. In R. Schwarzer (Ed.), Self-efficacy: Thought control of action (pp. 217 – 243). Washington, DC: Hemisphere.

Schwarzer, R.(1994). Optimism, vulnerability, and self-beliefs as health-related cognitions: A systematic overview. Psychology and Health, 9, 161 – 180.

Shadish, W. R., Cook, T. D., & Leviton, L. C.(1991). Foundations of program evaluation: Theories and practice. Newbury Park, CA: Sage.

Slater, M. D.(1995). Choosing audience segmentation strategies and methods for health communication. In E. Maibach & R. L. Parrott (Eds), Designing health messages: Approaches from communication theory and public health practice(pp.186 – 198). Thousand Oaks, CA: Sage.

Snyder, L. B.(2001). How effective are mediated health campaigns? In R. E. Rice & C. K. Atkin (Eds), Public communication campaigns (3rd ed., pp.181 – 190). Thousand Oaks, CA: Sage.

Snyder, L. B., & Hamilton, M. A.(2002). A meta-analysis of US health campaign effects on behavior: Emphasizing enforcement, exposure, and new information, and beware the secular trend. In R. C. Hornik(Ed.), Public health communication: Evidence for behavior change (pp. 357 – 383). Mahwah, NJ: Lawrence Erlbaum.

Sparks, L.(2007). Cancer care and the aging patient: Complexities of age-related communication barriers. In H. D. O'Hair, G. L. Kreps & L. Sparks(Eds), Handbook of communication and cancer care(pp. 233 – 249). Cresskill, NJ: Hampton Press.

Sparks, L.(2008). Family decision-making. In W. Donsbach(Ed.) The international encyclopedia of communication, 4, (pp.1729 – 1733). Oxford, UK and Malden, MA: Wiley-Blackwell.

Sparks, L. (2012). Health communication and caregiving research, policy, and practice: A health literacy approach to reducing health disparities. Reducing health disparities: Communication interventions. New York and Berlin: Peter Lang.

Sparks, L., & McPherson, J.(2007). Cross-cultural differences in choices of health information by older cancer patients and their family caregivers. In K. B. Wright & S. D. Moore(Eds), Applied health communication(pp. 179 – 205). Cresskill, NJ: Hampton Press.

Sparks, L., & Turner, M. M.(2008). Cognitive and emotional processing of cancer messages and information seeking with older adults. In L. Sparks, H. D. O'Hair, & G. L. Kreps(Eds), Cancer communication and aging (pp.17 – 45). Cresskill, NJ: Hampton Press.

Stephenson, M. T., & Witte, K.(2001). Creating fear in a risky world. In R. E. Rice & C. K. Atkin (Eds), Public communication campaigns (3rd ed., pp.88 – 102). Thousand Oaks, CA: Sage.

Strecher, V. J., Rimer, B. K., & Monaco, K. D.(1989). Development of a new self-help guide: Freedom from smoking for you and your family. Health Education Quarterly, 16, 101 – 112.

Tversky, A., & Kahneman, D.(1980). Causal schemata in judgments under uncertainty. In M. Fishbein(Ed.), Progress in social psychology (pp.49 – 72). Hillsdale, NJ: Lawrence Erlbaum.

Tversky, A., & Kahneman, D. (1981). The framing of decisions and the psychology of choice. Science, 211, 453 – 458.

Valente, T. W.(2002). Evaluating health promotion programs. New York: Oxford University Press.

Witte, K.(1992). Putting fear back into fear appeals: The extended parallel process model. Communication Monographs, 59, 329 – 349.

Witte, K., Cameron, K. A., Lapinski, M. K., & Nzyuko, S.(1998). A theoretically based evaluation of HIV/AIDS prevention campaigns along the Trans-Africa Highway in Kenya. Journal of Health Communication, 3, 345 – 363.

第十章

跨学科医疗团队

呈现医疗团队时，电影和电视剧往往将病例管理中的很多关键因素戏剧化，却忽视了病例管理是否成功。一直以来，沟通被认为是团队协作的关键。你可能也发现了，以团队合作的形式来进行某项工作会比单打独斗更有成效。例如，在你的某堂课上，教授可能要求以小组形式完成一篇研究论文或课堂演示。很多学生喜欢小组作业，因为这样可以分担压力，每个人专注一部分，从不同层面对问题进行更细致的探究。你可能有过这样的经历，当小组的每个成员都努力工作时，团队任务会完成得更好。然而，如果某些成员不尽力，或者不理解其他成员的工作时，团队协作的结果可能就不那么令人满意。类似的小组合作可以帮助人们了解跨学科医疗团队中的成员体验。虽然，医疗机构存在着各种各样的团队，但本章主要关注跨学科团队，将来我们可能称之为协同团队（synergistic teams）或团队科学（以协作和跨学科的方式解决医疗问题）（Bennett，Gadlin & Levine-Finley，2010）。

第一节　多元背景的医务人员

医疗服务与众多学科关系密切，而这些学科都有着各自的专业特性，导致了医疗问题的日益复杂。很多学科都通过实证研究来探索医疗服务质量的提升，这有可能给我们带来改善医疗服务的新机遇。这些学科也因它们在护理患者方面带来的新进展而自豪。这些专业为综合性的医疗服务带来了更多的任务与加入者。医疗服务所涉及人员包括：

管理人员、牙医、家庭成员、健康教育者、口译员、心理健康医生、营养师、职业心理医生、助理护理师、药师、理疗师、外科医生助理、外科医生、心理学家、注册护士、社会工作者、职业护士。

专业化的提高给协调管理各类医疗服务的人员带来了挑战。团队科学或基于团队的医疗服务流程已经成为应对这一挑战的解决方案，确保所有医疗团队都能以一种不重复、无差错的方式来关照患者。

第二节　跨学科团队的重要性

跨学科团队协作已经成为现代医疗机构的要义（Hall et al.，2008），这些机构越来越坚信，没有一个人或一个学科能覆盖所有领域的专业知识，为状况复杂的患者提供高质量的医疗服务。就像Coopman（2001）所说的那样，"医疗服务的本质就是让各个学科的医疗服务人员一起来讨论医疗问题"（p.262）。

通过汇集一系列健康相关学科的医务人员的独特视角，跨学科医疗团队充分利用机构内医务人员的多样性。每个成员都受各自健康学科文化的影响，这往往会导致他们对患者及其健康状况有不同的看法。团队合作通常比单打独斗更有效率，此外，跨学科团队通常可以融合成员对健康问题的独特经验和不同观点，形成集体力量。并非所有的医疗团队都是跨学科的，而是成员来自不同领域。为了让医疗团队成为真正的跨学科团队，每个成员必须接受其他成员的学科培训或对其有一定了解（Hall et al.，2008；Poole & Real，2003）。换言之，高素质的团队成员和有效的团队沟通对于跨学科团队的成功都非常重要，仅仅把来自不同学科的人聚集在一起并不能保证患者的治疗效果（Rees，Edmunds & Huby，2005）。

跨学科协作和团队合作在解决患者护理的复杂性上有许多优势，特别是有多种慢性健康问题的患者（Hall et al.，2008）。例如，不同的跨学科团队可以针对患者的生理、社会心理，以及某些情况下的精神问题，为患者提供更全面的护理。良好的治疗效果受团队成员的专业知识与团体互动质量的影响，但是，如果我们能把患者的多种健康问题及其担忧纳入治疗考虑，效果可能会优于任何单一的治疗（Poole & Real，2003）。高效的团队协作在很多方面都要优于个体作战或不力的团队合作，包括减少医疗事故、降低死亡率（Bleakley et al.，2006；Catchpole et al.，2008）。团队还有助于全面改善护理（Cooke，1997）、改进患者的护理管理（McHugh et al.，1996）、缩短住院时间（Wieland et al.，1996），以及鼓励患者预防疾病（Mills，Neily & Dunn，2008）。团队还倾向于让患者更多地参与到自己的医疗服务，赋予患者更大的权力（Grant & Finocchio，1995）。从医疗的角度来看，团队创造了更多的学习机会（Edwards & Smith，1998），为团队成员培育了更高的工作满意度（Cage，1998）。

团队成员必须能解决患者的一个或多个问题，团队也必须有良好的合作，并制定切实可行的团队目标，从而保障合作的成功。对跨学科医疗团队而言，决策非常重要，而有效的沟通在决策过程中起着关键作用（Apker，Propp &

Ford，2009；Lefley，1998）。团队成员通常需要接受团队沟通和决策技能的培训，因为这些技能并不一定能在医学课程中获得。在团队会议中，更平等的决策往往能带来更好的患者护理（Apker，Propp & Ford，2009，Kirkmann-Liff，1999）。换言之，当每个团队成员都有机会平等地参与到关于患者的决策中时，团队成员多样化的观点往往会带来更好的决策。然而，其他因素，如患者的疾病类型与严重程度、可获得的治疗方法及组织问题（如管理式医疗），也对团队的成功起着重要作用。此外，在团队参与上，跨学科医疗团队的成员往往参与程度不同，一些成员是核心成员（通常是一名医生、一名护士），而其他医护人员可能处于外围，只在必要时参加会议。

对有效的团队协作而言，坚定而持续的努力不可能仅靠自己来实现。团队成员的分散、零星和不协调的行动都是团队合作现状的固有部分。基于团队的医疗服务不仅需要努力，也需要培训，这就是为什么一些政策和监管机构（美国国家医学研究所，Institute of Medicine；皮尤健康专业委员会，PEW Health Professions Commission；医疗卫生机构认证联合委员会，Joint Commission on Accreditation of Healthcare Organizations）建议或规定，要对基于团队的、跨学科的协作进行系统培训（Bokhour，2006；Ladden et al.，2006）。本章的一个主要目标是提出一个能促进医疗服务专业团队的内部沟通的模式。

第三节　医疗团队序列

几十年来，医疗机构已经设计并使用了多种医疗团队模式。典型的模式是，一个医务人员，通常是医生，作出了患者护理的所有决定，并以自上而下的传播模式下达了这些决定（向护士、药剂师等发出命令与指示）。另一个完全相反的模式是，所有医务人员汇聚于一个决策团队，进行多边、开放、互动的沟通。把这两种差异较大的患者护理模式放在一个序列（continuum）的两边，我们就可以更好地理解医疗过程中的各种沟通选择。根据以往的研究（Ellingson，2003；Grant & Finocchio，1995；Hall et al.，2008，Jones，1997，Wieland et al.，1996），我们可以构建一个序列，来理解医务人员共同提供护理时的动机与操作（图10-1）。

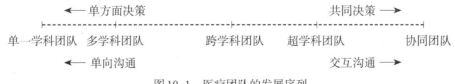

图10-1　医疗团队的发展序列

资料来源：Ellingson，2003；Grant & Finocchio，1995；Jones，1997；Pike，1991；Wieland et al.，1996.

图 10-1 中最左边是前文提到过的模式，它从单一维度（unidimensional）来看医疗服务。医生作出决定，告诉其他人各自的角色与职责，并期望指令被无一例外地执行。作为一种比较传统的医疗服务模式，它经常出现在医生的办公室，在那里，团队成员只是团队领导（医生）的直接雇员。这样的沟通往往是单向的，任何有关决策的交流都通过医生询问病情、检测结果或用药方案来实现。

多学科（multidisciplinary）的方法会考虑多个医务人员的专业知识与经验，并认可多种观点。在这种模式下，仍然很可能由一个人（通常是医生）作出大部分的决定，并将他的看法传递给团队的其他成员。单一学科模式下的医生扮演着无所不能的角色，而多学科的模式允许其他团队成员有规律地发表意见。但是，意见在多大程度上被采用并承认价值，这仍然是由医生决定的。

第三种模式则是流行的跨学科（interdisciplinary）团队模式。这一模式处于序列的中间部分，强调每个团队成员贡献的重要性，并努力培养团队中不同成员之间的合作与协调。将不同医学学科的多种护理方法用于患者护理充满着挑战，甚至存在很多问题，然而，"为了患者而走到一起"依然是跨学科团队的一个重要标志。在某些情况下，团队成员会因为设计患者的医疗计划而相互竞争，交涉与新兴领导力的要素得以出现。最终，如果团队依然犹豫不决，医生或主管护士会介入，代表患者作出单方的决定。

与跨学科团队不同，超学科（transdisciplinary）团队更多采用的是一种混合模式，在这种模式下，医疗并不强调提供护理、药物、治疗，或其他医疗学科的服务，而是一种混合方法，从咨询和解决问题的角度确定患者的需求。当团队成员之间建立起信任，并开始与其他成员分享权力、责任和专业知识时，跨学科团队就演变成了超学科团队（Wieland et al.，1996）。从本质上讲，在一个超学科团队中，跨学科的尝试被转化为患者利益至上的综合性团队，而不是执着于学科的影响力。显然，有效、反应迅速的沟通是医务人员进入这种转变状态的关键因素。

在序列的另一端是协同（synergistic）团队。与超学科团队一样，这种团队模式承担着共同决策的任务，尽一切努力确保决策不仅有团队所有成员的参与，而且以患者为中心。协同团队的模式在医疗机构中并不常见，但它为患者的健康与安全提供了最大的可能性（Lee，2010）。在下一节中，我们将探讨协同医疗团队是什么样的，及其如何被成功地应用至高度复杂的医疗机构。

第四节　协同医疗团队的模式

协同医疗团队为改善患者状况、提高机构与系统的效率提供了最大的可能性（Farr & Ames，2008）。协同医疗团队有三个基本要素：①培养归属感；②以绩效为基础；③培养团队协同。任一因素都将影响团队努力的有效性（图10-2），下面我们分别介绍这些要素。

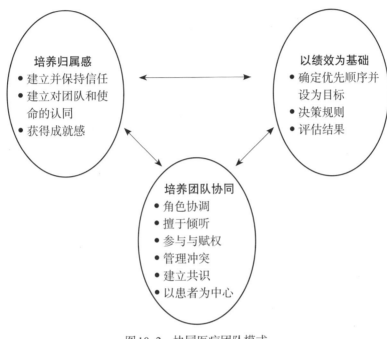

图10-2　协同医疗团队模式

一、培养归属感

罗莎贝斯·莫斯·坎特（Rosabeth Moss Kanter）在她的《进化！》（*Evolve!*）（2001）一书中提出，通过对更大利益的感知与认可，高效团队将自己与无效团队区分开来。高效团队对他们完成的事情、作出的决定及感知的方式都有归属意识。医疗团队往往承受着巨大的压力，从提供医疗的个人成就中找到内在的满足感。对建立信心而言，个人成就至关重要，然而，对于建立有效、协同的团队而言，最重要的是培养一种意识，即一个人所做的事情是一个更大目标的一部分，这个更大的目标就是将个人目标与团队、患者的利益相结合。培养团队归属感需要实现三个目标：建立并保持信任、建立对团队和使命的认同，以及获得成就感。

（1）建立并保持信任。把一群医务人员聚集在一起，并不能确保他们对团队或自己提供的诊疗有奉献意识。当团队成员来自不同背景、团体和地域时，情况尤其如此（Rees，Edmunds & Huby，2005）。对团队中的每个成员保有信心是协同作用中极具挑战但又不可获缺的要素。信任是发展团队归属感的一个关键因素（Smith & Cole，2008），有着多种形式。团队的信任是团队成员的希望、信念和信心，即在团队中所说、所做都有意义与适当性，团队成员期望他们的努力有价值。团队成员之间的信任来自于公开、真诚和始终如一的长期沟通。团队成员信任那些直言不讳的人，认为他们所说的话有价值，并认为他们所说的话诚实而坦率。团队沟通必须确保整个团队合作过程的高度信任。通过以下方式也可以增进信任（Kinlaw，1999）：

①表明你言出必行；

②行动一致；

③愿意倾听他人意见，并尊重他们的判断；

④分享信息并寻求帮助；

⑤避免偏袒；

⑥披露个人信息；

⑦认可他人的技能和才华。

在这些过程中，团队形成了更多相互尊重的意识，促进了信任，这是在缺乏直接证据的情况下代表患者采取行动的关键因素。团队必须相互理解并彼此尊重（O'Brien et al.，2009），举例来说，如果一个值夜班的护士看到患者的病历上写着两小时后取消氧气疗法（oxygen therapy），即使凭经验她认为患者应继续治疗，她也要信任呼吸治疗师而遵守指示。

（2）建立对团队和使命（愿景）的认同。尽管成员们有可能完全相互信任，但他们仍缺乏对团队和医疗机构使命的强有力的认同。那些主要由于社会原因而存在的团队就是这种现象的一个很好例证。在医疗团队中，归属感的形成离不开团队成员对团队及团队使命的认同。认同（commitment）是一种状态，反映了团队成员愿意关心团队及其成员，并维持着一种促进团队成功的坚定决心。通过明确阐释团队的愿景和使命，这种认同得以形成（O'Hair & Wiemann，2012）。沟通技巧包括努力说服团队成员相信使命和愿景的重要性，并提供反馈，说明他们的努力如何在更大的组织内产生作用。通过这种沟通，成员们会对团队有更多认同感，这往往成为他们行为的焦点。认同还可以通过以下方式呈现（Kinlaw，1991）：

①个人关心团队及团队的成功；

②忠于团队、团队成员和团队使命；

③始终专注于团队使命和患者医疗的目标；

④保持团队的高水平努力；

⑤向他人展现自己对患者、医疗机构和整体医疗的积极态度；

⑥要求医疗团队的其他成员作出承诺；

⑦为自己促进患者健康感到自豪。

一旦做到以上几点，认同就更容易维持，因为通过分享共同的目标和相互需要的感觉，认同会自我延续，来确保积极的健康效果。

（3）获得成就感。医务人员选择他们的职业的原因有很多，但寻求成就感是一个重要的目标。为患者的福祉作出贡献不仅仅是陈词滥调，而是一种感觉，奖励、激励成员承担起团队的责任。与那些超越一般期望的体育团队不同，无论成就大小，医疗团队都感到非常自豪。应该指出的是，当团队表现出色时，成员也会对自己的个人努力感到满意。也正是这种自我效能感，会促使医务人员寻求更多的经验。然而，体验团队成就感甚至可以超越个人成功，这也是团队存在的意义——比个人能做的更多。团队成就带来的归属感会自我反哺，成为所有参与者的共生体验（Zismer，2011）。团队成员的成就感可以通过以下方式培养：

①确认并表彰积极的患者结果；
②展示团队如何改善医疗机构；
③在团队成功的背景下承认个人成就；
④集体责任——让整个团队对不同程度的成功负责。

正是通过这些成就感，团队成员能够解决他们在压力时期所面临的挥之不去的不确定性，并理解团队随时准备提供鼓励和帮助。

二、以绩效为基础

高效的医疗团队必须认识到绩效很重要，并会得到相应的考量与奖励，但并非所有的奖赏都是物质奖励，团队也不一定希望这样。然而，团队应当期望他们的表现有助于患者的健康，且能以某种可接受的标准进行考量（Zismer，2011）。在医疗机构中形成以绩效为基础的团队建设结构，其中三个因素至关重要：确定目标的优先次序、考量结果、形成强有力的决策程序。

（1）确定目标的优先次序。将团队的努力建立在其绩效基础上的第一条经验法则就是设立目标。团队一定要在办公室、诊所和医院中承担责任，然后确定优先次序，制定切实可行、有意义，且以绩效为基础的目标。一些医院形成了团队模式，以促进患者医疗的集体化管理。一些医疗机构在设立目标类型与实现目标所需的支持方面更成功。除了设定成功的标准，目标设定／优先次序的确定有助于团队成员把精力集中在特定的患者或组织目标上，给予方向感，并帮助他们坚持工作。医院、诊所和长期护理机构最关心的问题之一是患者安全。在医疗领域，尤其在护理患者的设施上，有一句口头禅是：它们不应该对患者造成伤害。然而，医疗失误、安全操作不当、患者护理协调不力……每年都有数以千计的患者死于医疗事故。出于这个原因，医疗机构要求其团队将患者安全纳入整体的患者护理目标之中。

研究表明，当目标是具体、令人振奋、崇高和具有优先性时，绩效就会得到提升（O'Hair，Friedrich & Dixon，2011）。同样重要的是，团队在制定目标时，要允许目标的实施与评估具备一定程度的灵活性，以应对意外情况。根据O'Hair、Friedrich与Dixon（2011）的观点，其他需要牢记的策略如下：

①目标应基于问题，而不是基于价值。价值观很重要，尤其是道德价值观，但它们必须切实可行且具有相关性，团队应明确说明如何将价值纳入对患者的即时医疗中。

②团队应设定绩效标准。团队如何知道自己取得了成功？住院时间的长短是一个好的标准吗？相比常规物理治疗，止痛是首要关注的问题吗？团队必须通过协商来决定哪些患者需要优先治疗。

③应确定完成目标所需的资源（时间、空间、资金等）。一般来说，如果没有推动力，医疗机构不会主动提供资源。团队必须提出可信的资源请求，以完成他们的目标。

④团队需要对突发事件保持敏锐性。重症监护室的患者需要可调整的护理计划。团队成员是否都能理解并阐释患者的护理目标和计划，并且能第一时间作出调整？

（2）评估结果。团队有监测和报告进展的专业义务。团队始终需要有效、前后一致的信息来有效管理患者的医疗（Demiris et al.，2008）。在这里，我们并不关注患者的病情进展本身，这能通过出院报告和审查委员会来呈现。相反，成员必须评估自己作为一名团队成员的表现，以及团队能动性如何促成了积极的结果。因此，团队必须系统地评估他们的目标，只要他们对组织负责，对团队的使命与愿景负责，就应该由团队自己来决定如何评估医疗结果（Lee，2010），然而，在一些医疗机构中，这种理念并没有得到认可。无论如何，衡量或评估办法将根据团队目标的优先次序而有所不同，但肯定应包括许多用于绩效评估的标准。团队成员要了解并理解一个事实，即他们的努力会得到系统评估。以下指导方针很重要：

①结果应该被团队理解和接受。
②结果应该根据团队设定的目标进行评估。是否应该修改目标？
③结果应该与组织的使命进行比较。

④团队的工作结果可以与组织中其他团队相比较。

⑤团队对结果的看法是什么？这一结果是否让团队拥有成就感？

⑥团队对自身和团队任务的认可程度如何？

⑦团队期望是否设定在适当的水平？是否违反了期望？

⑧团队成员对自己有信心吗？

⑨团队成员彼此关心吗？

⑩推进措施是否有效？

⑪创造性地解决问题的过程效果如何？

⑫小组讨论的效率如何？

（3）形成强有力的决策程序。制定、理解和遵守一套代表患者决策的规则需要受到组织内部各方面的严格审查。作为分析、评估、评价、判断后的环节，决策在每一个可以想到的层面都会受到影响（Koopman，1998）。学科规范影响着专业人员的决策方式，法院制定的法律条文和规范标准也一样。在某些情况下，医疗服务系统本身也会影响医务人员应如何作出决定（"不伤害""不过度医疗"）。专业人士执业的医疗机构会对某些决策规则作出相应的规定，而团队本身也可能会制定适用于自身行为的决策规则。图 10-3 提供了一个简化的视角，让我们了解到复杂的决策程序与规定如何渗透到医疗团队的行动中。综合来看，这种决策规则系统或文化对团队成员有重要意义，特别是当决策规则出现冲突时，更是如此。

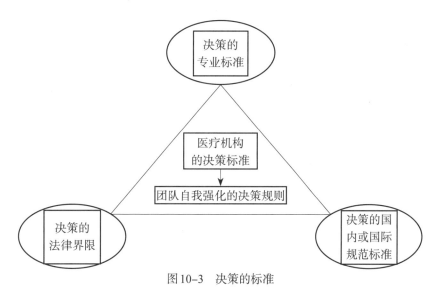

图 10-3 决策的标准

与其他组织类似，医疗机构也会影响下级单位（如团队）的决策。这种影响背后的一个关键原因是对法律责任和诉讼的关注。作为医疗机构的组成部分，团队可以通过所属医疗机构和医务人员个人的医疗事故保险团队得到合理的法律保护。医院可能会有自己的保险，医务人员也可能选择个人投保，但无论选择哪一种，医疗团队的决策都与医院息息相关。因此，医疗机构在这一过程中的作用体现在决策规则中，以保护其免受疏忽。与团队一样，医疗机构也会通过监测环境（Sutcliffe，2001）形成强烈的决策规范标准意识，避免被卷入那些因特殊操作而引发的诉讼索赔。一旦建立了规范化和标准化的准则，团队就有责任制定决策规则。这些规则将根据团队提供的医疗服务类型（如急性病，长期姑息治疗）和团队的组成而有所不同。然而，这里可以提供一些基于功能性视角的一般准则（Gouran & Hirokawa，1996；Hirokawa & Salazar，1999），以促进团队作出决策（Dewey，1993；Gouran & Hirokawa，1999；O'Hair，Friedrich & Dixon，2011）。

（1）确定问题。并非所有医疗团队面临的医疗状况都能一目了然。不熟悉的症状或意想不到的并发症会对如何使团队界定患者的病情产生疑问。对团队来说，确定病情并就病因达成一致非常重要。这通常需要团队进行讨论、分析，才能就医疗问题得出结论。在进入下一步之前，团队应尽可能地就问题达成一致。

（2）明确参数和标准。确定问题后，因为时间有限，团队会进入后续步骤，决定治疗方案是治疗过程中一个重要的干预步骤。然而，团队需要确保他们充分讨论了作出决定的标准及其所遵循的规则。在癌症诊断中，团队希望根据疾病的进展制定治疗标准，并确定在什么时候继续或停止积极治疗，转向姑息治疗（palliative care）。最好在早期就作出这些决定，并以此为指导原则，而不是在症状出现后才做决定，这会导致治疗上的情绪冲突。

（3）提出替代方案。团队的优势在于能够为医疗服务带来一些创造性的选择。有时被称为"风险转移或群体极化"（Myers & Lamm，1976；West，1998），团队存在一种倾向，即舍弃中立、正常或预期的替代方案，转向极端或不寻常的决定。团队会滋养自信，从而减小团队成员尝试新事物的阻力。这可能是好事，也可能是坏事。如果创新的治疗方案有效，就可以拯救生命、减少患者的痛苦。如果替代性治疗方案过于偏离常规，那么在继续推进方案之前，可能要接受外部机构的审查。这里的关键是，作为团队决策的试金石阶段，团队需要考虑所有成员的意见（包括患者），并避免在提出强有力、创造性的替代方案时畏首畏尾（Lee，2010）。

（4）评估替代方案。作为一个同样重要的步骤，团队成员必须准备随时站出来，对上个步骤中提出的所有替代方案给出深思熟虑的意见。正是在这一阶段，团队成员要对替代方案的独特性、谨慎性和安全性进行全面分析。所有替代方案的优点和缺陷都应该被展示出来并加以权衡，正是在这个步骤中，背景各异的团队成员可以给正在测试的方案带来关键的知识贡献。现有的最佳证据

（被称为循证医学）应应用于替代方案之中，并应测试其效度。例如，一个年轻患者的中腰部有突起，正在接受检测以确定是否为肿瘤。影像学检查尚未对肿块得出结论，两名团队成员主张按正常方案进行门诊无创手术，来确定肿块是否恶性。另一位团队成员则认为，基于患者的年龄，最好做正电子发射断层扫描（PET），以确定该肿物是否为囊肿。该团队成员之前读过的一篇文献论证了这种肿块的可能性，此时，做进一步的扫描检查要比手术的风险低。

（5）作出最佳选择。在前面的情况下，团队成员可能无法达成共识。重要的是，在作出最终决定之前，要进行充分的分析与讨论。显然，有些医疗状况需要更快地做决定，如在紧急情况下。在这种情况下，医生会尽可能多地考虑信息和团队成员的观点，然后作出单方面的治疗决定。当时间充足时，就治疗方案达成尽可能多的一致意见至关重要，这里有以下几点原因：首先，一个方案可用的证据和经验支持越多，就越有可能有效。其次，团队成员需要知道他们为患者所做的一切都是努力的结果，在为患者做决定时，他们会更加投入，并能形成前面所讨论的归属意识。最后，决定通常由团队领导在充分讨论的基础上作出。团队成员很少对治疗方案进行投票；如果时间允许，成员之间最好达成共识。

（6）实施方案。前面所有的决策步骤都完成后，实施治疗方案就容易得多，团队也更有信心。与治疗有关的许多细节和未决问题先前已经考虑过了，成功治疗的步骤也已制定。团队需要考虑最有效的治疗路径，并制订一个实施计划。与任何涉及复杂过程的团队决策一样，作为决策过程一部分的替代方案必须被保留在资料库中，以便在初始方案无法实施时随时参考。这是以团队形式完成医疗决策的重要原因之一。团队提出的第二和第三种方案可以放心地移至其他地方。

（7）评估结果。团队可以在失败中吸取教训，也可以在成功中获得经验，有效的团队决策的标志之一就是将过事后分析作为学习工具。事后总结由很多种称谓（行动后回顾、患者结果报告等），了解哪些措施有效、哪些措施无效对医疗团队来说非常宝贵。可以针对循证诊断过程和替代方案的制定提出问题。解决问题的系统过程是否有效？一些环节比其他环节更为薄弱吗？团队达成的决定与实施治疗的方式是否脱节？团队如何改进这一过程？在功能上和专业上，团队有责任去缩小现实情况和理想状态之间的差距。

三、建设团队协同

团队协同是指团队的整体表现超越了成员的个人表现之和。"整体大于部分之和"是描述团队协同的典型表达。团体协同包括角色一致、善于倾听、参与和赋权、冲突管理、建立共识和以患者为中心。

（1）角色一致。团队中的很多问题都可能会带来不尽如人意的结果。角色混乱以及任务与责任的重叠也可能会影响跨学科团队合作（Apker, Propp & Ford, 2005；Berteotti & Seibold, 1994）。角色一致对明确每个团队成员的角色、任务和责任非常重要，这些内容应该在最初的团队会议上得到明确讨论。值得注意的是，虽然医疗团队成员需要保持并提升其学科专业地位（如职业心理医生、护士、药剂师等），但也很可能要担任团队角色。谁根据需要召开会议？谁来做会议的主持人？谁负责记录团队的讨论情况？谁负责向其他人员传达决定？谁来负责治疗方案的后续工作？这些问题为确保团队决策与行动的有效、完整提供了重要保障。

角色一致还包括成员为了团队利益而放弃个人喜好的能力。在专业机构中，角色是促进个人身份认同的强大力量。身份认同是人们以特定方式行事的关键动力，而身份认同往往存在于医务人员期望自己扮演的特定角色中（Lingard et al., 2006）。当团队成员认为他们的知识与专长对患者和团队具有内在价值，同时感知到他们带来的是整个团队的一个组成部分时，更容易实现角色一致，而不是执着于单一学科的努力（Lee, 2010）。

（2）擅于倾听。团队的成功与否取决于他们的沟通技巧。从某种程度上说，团队协同以沟通为基础（Norris et al., 2005），当然，倡导运用良好的倾听技巧显然是关键。倾听是团队成员和团队主持人最容易忽视的技能之一，正如史蒂芬·柯维（Stephen Covey）在《七个习惯》（*Seven Habits*）（1986）一书中所说，在你被理解之前，先去理解他人。我们不仅要努力理解一个人在说什么，还要理解他们为什么这么说（他们的真实意图和动机是什么）。要试着理解他们的感受，确定他们是从专业角度还是团队角度进行交流的。如果你不确定，就提出问题（例如，"请问是我所理解的这样吗"）。要提高你对倾听他人意见的容忍度，尊重他人对团队的投入。当你倾听的时候，给予回应性的非语言反馈（点头、眼神交流、身体前倾等）（O'Hair, Friedrich & Dixon, 2011）。

平易近人的品质会给团队成员留下印象：你会以开放的姿态接纳他们的想法和意见。有效的倾听是展示平易近人的一种方式，善意的非语言行为（比如微笑、目光接触、开放的身体方向）也会有同样的效果（Romig, 1996）。你也可以通过询问意见、交流想法及积极关注团队或团队成员来展示亲和力。

（3）参与与赋权。医疗团队不会自发拥有沉浸式、积极、创造性的参与，这需要巧妙的促进技巧，才能保证团队在朝正确的方向前行。除了正常的提问与回应，团队成员必须互相了解、支持和鼓励。除此之外，还应该准备好应对团队成员可能扮演的各类非正常角色。

（4）提出问题。对团队运作而言，没有什么比提出好的问题更重要。以下是一些提出好问题的准则（O'Hair, Friedrich & Dixon, 2011）：

①以"谁""什么""哪里""何时""如何"展开提问。

②避免提出回答"是"或"否"的问题。

③提出的问题要让医疗团队关注手头事务（目标、任务）。

④用积极的措辞提问，尽量避免对抗性。

⑤利用追问进行阐述或说明。

（5）回应／反馈。保持讨论的最有效的方法之一就是有效的回应／反馈。回应能通过以下策略实现：

①复述：通过总结来解读大家的回应，用自己的话重新概括。

②评估：以建设性的方式判断回应的有效性和适当性。

③支持：安慰、鼓励和支持他人的回应。

④探究：寻求更多信息，引发更深层次的讨论。

⑤解释：就他人所说的话提出自己的理解（解释）。

（6）管理参与沟通形式。团队的成员不太可能带着相同的视角与技能加入团队，可以通过有效的引导沟通技巧来管理参与方式。表 10-1 展示了引导参与的团队沟通形式。

表10-1　以引导参与为目的的团队沟通形式改善方案

沟通形式	问题描述	改善方案
偏离主题	大量无关的讨论，失去重点	稍微举一下手，重新把注意力集中到问题上来
冗长啰嗦	过于健谈，急于展示自己，太啰嗦	提一些困难的问题让某人慢下来，请求他人重复，寻求更多的信息
词不达意	无法准确组织语言，无法表达自己的观点	对某人的评论进行释义，并询问其他人是否有同样的感觉
私下讨论	两个人在团队讨论时私下交流	叫其中一个人的名字，询问对方对讨论的感受
回避讨论	不参与，很少参与	点名提问，询问回避讨论者的观点
讨论受阻	陷入负面或不愉快的讨论	询问某人为什么会有这种感觉，让他们把自己的观点和他人的观点进行比较

（7）冲突管理。所有的团队都会经历某种程度的冲突，跨学科医疗团队的成功可能会受到不同团队之间冲突的影响。在医疗团队中，成员的社会地位和权力并不一样。例如，在医疗机构中，医生往往比护士或社工有着更高的社会地位和更多的权力。权力差异可能会导致权力较小的成员变得焦虑，对小组讨论的贡献减少。当这种情况发生时，可能会丧失治疗患者/满足患者需求的有益想法。权力差距也会引发团队成员之间的怨恨，并阻碍合作的成功（Abramson & Mizrahi，1996）。

在跨学科团队中，团队成员之间会因为各种原因产生冲突，比如当他们对团队的讨论感到不满意时，或者觉得自己的观点被忽视，又或者因性格差异引发冲突（Bennett, Gadlin & Levine-Finley，2010）。冲突有可能富有成效，当然也可能没有任何好处。冲突可能会带来某一问题本质上的不同观点，对治疗患者的竞争方案进行合理的讨论，作出更明智的决策，减少可能给患者健康或医疗机构带来巨大损失的疏忽和冗余。人际冲突有时因个性差异，有时因冲突的内容而起。无论怎样，以下是有效管理冲突的五个步骤（O'Hair & Wiemann，2012）：

①公开说明冲突的原因（是基于个性还是意见分歧）；
②讨论冲突中各方的目标；
③找到可以达成一致的领域；
④讨论通过共识解决冲突的方法；
⑤作出决定。

（8）建立共识。团队中兴趣和风格的多样性是一种优势。没有多样性，就没有组建团队的理由，个人就可以做决定了。然而，让不同的想法达成共识是一个挑战。建立共识的一个方法就是标准的规范化过程。随着时间的推移，所有的团体都会形成规范（常规化的操作和行为）。有些有效，有些则无效。大多数专家都认为，最好是在团队成立之初就制定某些规范。这样，各团队就能及早了解有关他们讨论的基本规则。作为一种促进策略，头几次会议可以从陈述和商定适当的规范开始（例如，准时到场、轮流发言、不作过多的发言、不发表充满敌意的言论、积极参与）。

团队成员之间的协调与合作也是达成共识的一个理想方式。借鉴彼此的想法，支持创造性的过程，以及合理的质疑都有助于建立共识。此外，在团队中达成共识还可以采取以下步骤（O'Hair, Friedrich & Dixon，2011）：

①当个人立场不符合逻辑或不可行时，鼓励团队成员让步。
②对建设性的冲突保持开放的心态。得到合理的处理时，冲突可以帮助团队作出更好的决定。利用冲突来引导团队，会让我们看到更多的可能性。

③除非时间紧迫，否则要避免通过投票或平均化的方式进行决策。

④在僵持阶段，找出各方的共同问题，并将其合并为一个综合的想法（决策）——这被称为公分母法则（common-denominator rule）。

对许多人来说，团队效率是团队"问题"的重中之重。团队工作往往被认为是繁重的工作或不值得花费时间的工作，当团队成员在组织内还有其他责任时，人们就更加会这样认为。维持高效团队进程的引导工作受到高度重视，并有助于达成共识。可以参考以下步骤来提高团队的效率：

①设定议程并坚持不懈。有效的议程都有时间限定（每个项目都有相关的最后期限）。

②使用时间监视器（计时器）来保证团队按计划运行。

③考虑参与的规则（不得发言，发言时间控制在一分钟以内等）。

④建立一套奖励制度以保证效率。

⑤当发现成员的效率低下时，要毫不迟疑地面对问题并提出质疑。

⑥作为高效团队工作的典范，要展现充满活力的沟通。

（9）以患者为中心。患者也可以在协同医疗团队的方法中发挥作用，许多团队将患者和 / 或其重要亲属作为团队成员（Poole & Real，2003）。医疗团队不应该让患者被动地接受医务人员的指令和药物治疗，而应该让他们了解自身健康问题所带来的生理和心理的影响，以及他们可选择的各种治疗方案（Coopman，2001）。作为患者机构的一种形式（O'Hair et al.，2003），让患者加入决策过程可以大大丰富医疗的备选方案，并让患者投入到治疗中去。正如我们所见到的那样，让患者成为自身医疗进程中积极、知情的参与者，可以最大限度地提高治疗结果的可能性以及患者的满意度（Howe，2006）。

四、组建协同医疗团队的建议

医疗环境并不总是允许成员们可以自由选择团队的其他成员，成员们往往在没有协商的情况下被分配到一个团队，这就是我们详细介绍团队如何高效的原因。然而，有时团队可以自愿组建，美国国立卫生研究院（National Institutes of Health）提出了以下建议，以组建强大而有效的团队（Bennett，Gadlin & Levine-Finley，2010）：

①将具有不同背景和经验的成员汇聚在一起，促进相互学习。

②确保每个人都了解他或她的角色、责任及对团队目标的贡献。

③作为领导者，要建立对合作的期望；作为参与者，要了解自己对最终目标的贡献。

④认识到公开、真诚地讨论团队目标是一个动态过程，并将随着时间的推移而发展。

⑤准备好面对分歧甚至冲突，特别是在团队形成的早期阶段。

⑥在分享数据、建立和分享成果上达成一致，在当下及项目实施过程中及时协调作者署名问题。

⑦定期思考与研究相关的新的科学观点与想法。

小结

医疗团队是医疗服务系统中不可或缺的一部分。相比于在患者医疗上采用单一学科方式的医疗机构，善于设计和组建团队的医疗机构更具优势。这些优势包括但不限于改善患者医疗和提高组织效率。医疗团队不会自行形成。为了培养有效的团队医疗，沟通过程是必需的。庞大的医务人员队伍是一个突出的问题，同时，让他们为了团队和患者利益而舍弃自己的专业期望也是一件破局挑战的事情，最重要的挑战是每个医务人员都更希望自己的知识和专长超越他人。我们认为，医疗团队需要转变医疗视角，充分利用成员所具备的跨学科优势，我们称之为提升团队科学的协同医疗团队。

协同医疗团队的模式可以被应用至任何希望提高不同跨学科团队的有效性与效率的医疗机构。发展协同医疗团队的基本要素包括培养归属感、以绩效为基础，以及发展团队的协同作用。

团队成员可以通过发展彼此间的信任、对团队进程的信任来获得团队归属感。信任会带来对团队和组织使命的认可（Heath & O'Hair，2009）。当成员从团队工作中获得成就感时，就对团队有了归属感。

当团队成员适当地为自己设立优先次序和目标时，团队就会成为以绩效为基础的团队。这些目标会导向一个创造性地解决问题的过程，在这个过程中，团队成员利用创新性和批判性思维，获得突破性成果。随后，团队对这些结果进行评估，以确保团队往正确的方向发展并对其使命作出反应。认可并庆贺这些成果显然有助于培养前面提到的成就感。

团队协同作用是成员采用有效沟通技巧的结果，也是有效参与和赋权于团队成员的成效。这些过程会促成共识，这对于成员感到自己属于某个"团队"非常重要。最后，可通过高效的团队流程，包括对患者的关注，使他们成为协同团队的一部分，从而维持团队的协同作用。

参考文献

Abramson, J. S., & Mizrahi, T. (1996). When social workers and physicians collaborate: Positive and negative interdisciplinary experiences. Social Work, 41, 270 – 281.

Apker, J., Propp, K. M., & Ford, W. S. Z. (2005). Negotiating status and identity tensions in healthcare team interactions: An exploration of nurse role dialectics. Journal of Applied Communication Research, 33, 93 – 115.

Apker, J., Propp, K. M., & Ford, W. S. Z. (2009). Investigating the effect of nurse-team communication on nurse turnover: Relationships among communication processes, identification, and intent to leave. Health Communication, 24, 106 – 114.

Bennett, L. M., Gadlin, H, & Levine-Finley, S., (2010). Collaboration and team science: A field guide. Rockville, M D: National Institutes of Health.

Berteotti, C. R., & Seibold, D. R. (1994). Coordination and role-definition problems in health-care teams: A hospice case study. In L. R. Frey (Ed.), Group communication in context: Studies of natural groups (pp. 107 – 131). Hillsdale, NJ: Lawrence Erlbaum.

Bleakley, A., Boyden, J., Hobbs, A., Walsh, L., & Allard, J. (2006). Improving teamwork climate in operating theaters: The shift from multiprofessionalism to inter-professionalism. Journal of Interprofessional care, 20, 461 – 470.

Bokhour, B. (2006). Communication in interdisciplinary team meetings: What are we talking about? Journal of Interprofessional Care, 20, 349 – 363.

Catchpole, K., Mishra, A., Handa, A., & McCulloch, P. (2008). Tleamwork and error in the operating room analysis of skills and roles. Annals of Surgery, 247, 699 – 3706.

Cooke, C. (1997). Reflections on the healthcare team: My experiences in an interdisciplinary program. Journal of the American Medical Association, 277, 1091 -1092.

Coopman, S. J. (2001). Democracy, performance, and out-comes in interdisciplinary health care teams. Journal of Business Communication, 38, 261 – 284.

Covey S. (1986), Seven Habits Of Highly Effective People. New York: McGraw-Hill.

Demiris, G., Washingon, K., Oliver, D. P., Wittenberg- Lyles, E. (2008). A study of information flow in hospice interdisciplinary team meetings. Journal of Interprofessional Care, 22, 621 – 629.

Dewey, J. (1933). How we think. Lexington, MA: D. C. Heath.

Edwards, J., & Smith, P. (1998). Impact of interdisciplinary education in underserved areas: Health professions collaboration in Tennessee, Journal of Professional Nursing, 14, 144 – 149.

Ellingson, L. L. (2003). Interdisciplinary health care teamwork in the clinical backstage. Journal of Applied Communication Research, 31, 93 – 117.

Farr, A. C., & Ames, N. (2008). Using diffusion of innovation theory to encourage the development of a children's health collaborative: A formative evaluation. Journal of Health

Communication, 13, 375 – 388.

Gage, M. (1998). From independence to interdependence: Creating synergistic healthcare teams. Journal of Nursing Administration, 28（4）, 17 – 26.

Gouran, D. S., & Hirokawa, R. Y. (1996). Functional theory and communication in decision-making and problem solving groups. An expanded view. In R. Y. Hirokawa & M. S. Poole (Eds), Communication and group decision making (2nd ed., pp. 55 – 80), Thousand Oaks, CA: Sage.

Grant, R. W., & Finocchio, L. J. (1995). California primary care consortium subcommittee on interdisciplinary collaboration. Interdisciplinary collaborative teams in primary care: A model curriculum and resource guide. San Francisco, CA: Pew Health Professions Commission.

Hall, K. I., Feng, A., Moser, R., Stokols, D., & Taylor, B. (2008). Moving the science of team science forward. American Journal of Preventive Medicine, 35, 243-249.

Heath, R. L., & O'Hair, H. D. (2009). The significance of risk and crisis communication. In R. Heath & H. D, O'Hair (Eds), Handbook of risk and crisis communication (pp. 5 – 30). New York: Routledge.

Hirokawa, R. Y., & Salazar, A. J. (1999). Task-group communication and decision-making performance. In L. Frey (Ed.), Handbook of group communication theory and research (pp. 167 – 191). Thousand Oaks, CA: Sage.

Howe, A. (2006). Can the patient be on our team? An operational approach to patient involvement in interprofessional approaches to safe care. Journal of Interprofessional Care, 20, 527 – 534.

Jones, R. A. P. (1997). Multidisciplinary collaboration: Conceptual development as a foundation for patientfocused care. Holistic Nursing Practice, 11（3）, 8 – 16.

Kanter, R. K. (2001). Evolve! Boston, MA: Harvard Business School Press.

Kinlaw, D. C. (1991). Developing superior work teams. San Diego, CA: Lexington Books.

Kirkman-Liff, B. (1999). Medicare managed care and primary care of elderly people. In F. Netting & F. Williams (Eds), Enhancing primary care of elderly people (pp. 3 – 23). New York: Garland.

Koopman, P. (1998). Decision making. In N. Nicholson (Ed.), Encyclopedic dictionary of organizational behavior (pp. 128 – 133). Malden, MA: Blackwell.

Ladden, M. D., Bednash, G., Stevens, D. P., & Moore, G, T. (2006). Educating interprofessional learners for quality, safety and systems improvement. Journal of Interprofessional Care, 20, 497 – 505.

Lee, T. H. (2010). Turning doctors into leaders. Harvard Business Review, April, 50 – 58.

Lefley, H. (1998). Training professionals for rehabilitation teams. In P. Corrigan & D. Giffort (Eds), Buildingteams and programs for effective psychiatric rehabilitation (pp. 13 – 23). San Francisco: Jossey-Bass.

Lingard, L., Whyte, S., Espin, S., Baker, G. R., Orser, B., & Doran, D. (2006). Towards safer interprofessional communication: Constructing a model of "utility" from preoperative team briefings. Journal of Interprofessional Care, 20, 471–483.

McHugh, M., West, P., Assatly, C., Duprat, L., Niloff, J., Waldo, K. et al. (1996). Establishing an interdisciplinary patient care team: Collaboration at the bedside and beyond. Journal of Nursing Administration, 26(4), 21–27.

Mills, P., Neily. J., & Dunn, E. (2008). Teamwork and com- munication in surgical teams: Implications for patient safety. Journal of American College of Surgeons, 206, 107–112.

Myers, D. G., & Lamm, H. (1976). The group polarization phenomenon. Psychological Bulletin, 83, 602–627.

Norris, E., Alexander, H., Livingston, M., Woods, K., Fischbacher, M., & Macdonald, E. (2005). Multidisciplinary perspectives on core networking skills. A study of skills and associated training needs for professionals working in managed clinical networks. Journal of Interprofessional Care, 19, 156-163.

O'Brien, J. L., Martin, D. R., Heyworth, J. A., & Meyer, N. R. (2009). A phenomenological perspective on advanced practice nurse-physician collaboration within an interdisciplinary healthcare team. Journal of the American Academy of Nurse Practitioners, 21, 444–453.

O'Hair, H. D., Friedrich, G., & Dixon, L. (2011). Strategic communication for business and the professions (7th ed.). Boston, MA: Houghton Mifflin.

O'Hair, H. D., & Wiemann, M. (2012). Real communication (2nd ed.). New York: Bedford St. Martin's Press.

O'Hair, H. D., Villagran, M., Wittenberg, E., Brown, K., Hall, T., Ferguson, M., & Doty, T. (2003). Cancer survivorship and agency model (CSAM): Implications for patient choice, decision making, and influence. Health Communication, 15, 193–202.

Pike, A. W. (1991). Moral outrage and moral discourse in nurse-physician collaboration. Journal of Professional Nursing, 7, 351–363.

Poole, M. S., & Real, K. (2003). Groups and teams in health care: Communication and effectiveness. In T. L. Thompson, A. M. Dorsey, K, I. Miller, & R. Parrott (Eds), Handbook of health communication (pp. 369–402). Mahwah, NJ: Lawrence Erlbaum.

Rees, G., Edmunds, S., & Huby, G. (2005). Evaluation and development of integrated teams: The use of Signifi cant Event Analysis. Journal of Interprofessional Care, 19, 125–136.

Romig, D. A. (1996). Breakthrough teamwork: Outstanding results using structured teamwork. Chicago: Irwin.

Smith, J. R., & Cole, F. S. (2008). Patient safety: Effective interdisciplinary teamwork through simulation and debriefing in the neonatal ICU. Critical Care Nurse Clinical North America, 21, 163–179.

Sutcliffe, K. M. (2001). Organizational environments and organizational information processing. In F. Jablin & L. Putnam (Eds), The new handbook of organizational communication (pp. 197 – 230). Thousand Oaks, CA: Sage.

West, M. A. (1998). Risky shift/group polarization. In N. Nicholson (Ed.), Encyclopedic dictionary of organizational behavior (pp. 493 – 494). Malden, MA: Blackwell.

Wieland, D., Kramer, B. J., Waite, M. S., & Rubenstein, L. Z. (1996). The interdisciplinary team in geriatric care. American Behavioral Scientist, 39, 655 – 664.

Zismer, D. K. (2011). The psychology of organizational structure in integrated health systems. Physician Executive, 37, 36 – 43.

第十一章
政治议题与健康传播

2010年3月通过的《患者保护与平价医疗法案》（*Patient Protection and Affordable Care Act*，*PPACA*）很快就开始改变了美国的医疗体系。*PPACA*，即医疗改革，在公民和政策制定者之间引起了广泛的争议和讨论，并可能极大地推动美国医疗体系的转型（Bevan et al.，2012）。

医疗改革通过修改立法、规范保险法和雇员福利，影响到几乎每一个美国人，并覆盖额外的3200万人（the Commonwealth Fund，2010）。尽管关于医疗改革及其对健康产业、经济影响的讨论仍在继续，但公众在这方面的系统知识却很少。如何获取医疗改革的信息？公众对医疗改革本身的认知和理解到什么程度？（Bevan et al.，2012）

作为一个新兴的健康政策，医疗改革带来的变化与健康传播的研究者的关系日益密切，原因如下（Bevan et al.，2012）：医疗改革既会直接影响那些生病的人，也会影响没有健康问题的健康人。另外，医疗改革的信息也包括了基于个人当前健康状况的预防、诊断、治疗和干预等方面。由于医疗改革的政治与政策影响及其党派性质，公众对它的认知与理解可能会受政治实体与政治组织的影响，比如那些片面、分裂的观点，但它们又与立法的成败有重大的利害关系，因此，对于了解公众对政策的认知与理解而言，确定公众如何获取，以及从哪里获取医疗改革信息就变得至关重要（Bevan et al.，2012）。

从2008年总统竞选期间的最早承诺，到奥巴马任期前半段的茶话会、抗议和市民大会，关于医疗改革的争论可谓是有史以来为一场立法打出的最昂贵的广告战。参议院和众议院演讲不断辩论发言，奥巴马政府试图重新控制辩论条款，而白宫的争论仍在继续。医疗改革的故事，从根本上讲，是健康信息（修辞）如何塑造了什么是理想的，甚至是可能的辩论，并最终形成了法律本身的内容。或许宁莫博士（Dr. Nimmo）和凯德博士（Dr. Kaid）是对的！

过去，美国创建了"医疗保险与医疗补助"制度，《患者保护与平价医疗法案》则是随后最重要的一项医疗立法，然而，公众会如何理解或误解？这是一个经验问题。

医疗改革的辩论故事并没有随着总统签署 *PPACA* 并使其成为法律而结束。随后，白宫面临着向公众推行新法的艰巨任务。利益集团参与了外联、教育和宣传工作。例如，美国退休人员协会（American Association of Retired Persons，AARP）启动了该组织的历史上最昂贵的宣传，向其知情、活跃的成员解释新法。然而，尽管做了这些努力，许多美国人仍然不知情或被误导，为什么这么多美国人仍然对这一时代最重要的立法一无所知？可能是因为我们没有过多地考虑到健康与政治的结合，但也许是时候换一种思维方式来审视健康、政治、公共政策的交集，以及健康传播在我们理解这些影响自身日常生活的复杂问题时所发挥的重要作用。

许多人乍一看可能认为健康与政治问题不相互关联。然而，当你停下来思考有关奥巴马总统国家医疗法案的（通常是激烈的）政治辩论、政治人物之间支持和反对干细胞研究的争论、公司的贪婪成性与制药产业，以及社会边缘群体是否能享有医疗权利的讨论，你就可以看到。

正如我们在第七章看到的那样，媒体在影响我们对各种健康问题的认知、信念和态度方面发挥了重要作用，政治问题也是如此。在社会中，我们不断接触电视和广播新闻、政治辩论、网站、博客甚至纪录片，如迈克尔·摩尔（Michael Moore）（2007）的《医疗内幕》，摩根·斯普洛克（Morgan Spurlock）（2004）的电影《大码的我》，李·福克森（Lee Fulkerson）和布莱尔·温德尔（Brian Wendel）（2011）的《餐叉胜于手术刀》，或者米歇尔·波伦（Michael Pollan）（2008）的《食品公司》。在健康与医疗主题上，这些媒体资源为我们提供了相对宽泛的政治观点，许多人倾向于从符合他们现有政治观点的媒体那里获取健康信息。此外，政治或健康问题还以许多其他方式与传播发生交集，例如，个人为主流公众相对陌生的疾病争取医疗和公共合法性，如演员迈克尔·J.福克斯（Michael J. Fox）在电视上讲述自己的疾病，提高公众对帕金森综合征的认知，或者患有慢性疲劳综合征、癌症或糖尿病的人通过社交网站向其他人介绍这些疾病。此外，当处于社会边缘的群体或因种族歧视、收入水平低而无法获得足够医疗服务的人们组织起来，并努力改善他们的处境时，或者当公民发起改变现有环境政策的运动时（比如从他们居住的社区中清除有毒废物场地以减少居民与致癌物的接触），在促进社会和政治变革方面，传播至关重要。

本章将探讨传播在当前与健康、医疗有关的各种政治问题中所扮演的角色。我们首先概述政治和健康传播以及医疗立法的一些背景，然后介绍一些与医疗和健康相关的政治问题，包括信息框架和政治传播的讨论、健康差异的影响、弱势群体、医疗服务获取及相关政策问题，接着讨论医疗系统问题、作为医疗获取问题应对措施的医疗旅行，最后是营养与国际健康传播的议题。

第一节　政治与健康传播

对于每个人来说，健康都是一个重要的问题。回顾一下美国医疗和医疗改革的历史，我们可以将新的医疗改革法案与1935年作为奠基石的《社会保障法》（*Social Security*）、1965年医疗保险和医疗补助法案放在一起来看。具有里程碑意义的*PPACA*和2010年的《医疗保健和教育协调法案》（*Health Care and Education Reconciliation Act of 2010*）都是2010年医疗改革立法的组成部分，它们以我们尚未完全理解的、独特、复杂甚至激进的方式影响着我们的医疗服务系统和患者医疗。

据《纽约时报》2012年7月29日的报道，2010年3月，美国国会通过了奥巴马总统提出的医疗法案。该法案启动了一个全国性的保险体制，为大多数美国人提供基本医疗保障，这是民主党75年以来一直坚持的目标。2012年，最高法院在审议了该法案大部分关键条款存在的几项质疑后，以5：4的投票结果基本上维持了该法案。这项医疗法案旨在将保险范围扩大到3000多万人，主要通过扩大医疗补助和提供联邦补贴来帮助中低收入的美国人购买私人保险。它为那些购买个人保险的人建立保险交易所，并禁止保险公司以先前存在的疾病为由拒绝承保。为了降低日益增长的医疗保险成本，他们成立了一个专家小组，规定政府只对那些被证明有效的治疗方案给予报销，并创造了一套激励机制，让医疗机构提供打包服务而不是按单项程序收费。

2012年，美国国会预算办公室称，该法案会在10年内花费政府约9380亿美金，并估计在10年内减少联邦赤字1380亿美元（Crowley，2012）。

这项立法并非没有争议，因为部分内容在政界人士、企业利益相关者、医生、公民和保险业之间存在重大分歧。如果你不太关注美国的医疗情况，现在是时候关注一下了，因为它很可能会在未来影响你和你的亲人。

Bevan等人（2012）对医疗改革信息来源与信息质量、信息寻求和不确定性的关系进行了探讨，发现杂志是获得优质信息和减少信息不确定性的首选来源。

特别是，当杂志被视为医疗改革的信息来源时，人们会进行信息筛选，认为这些信息是令人满意且更容易获得的，并且更确信自己对医疗改革的理解（Bevan et al.，2012）。此外，当报纸被评为最重要的医疗改革信息来源时，参与者会主动寻求更多的信息。这些发现与达塔·伯格曼（Dutta Bergman）（2004）的研究结果尤其一致，该研究发现，那些从报纸或杂志上获得健康信息的人更注重健康。

报纸和杂志都可以就健康问题提供积极的、涉及认知的、深入的报道，也可以被存档，以供未来的信息搜索（Bevanet et al.，2012）。对正在了解医疗改革的个体而言，这些特质可能是让杂志和报纸特别有吸引力的原因，从而解释了这一研究结果的模式。杂志作为健康信息来源，其增长（Gill & Babrow，2007）意味着这一媒体渠道有可能成为个人寻求医改信息的宝贵资源（Bevan et al.，2012）。

当医改信息源自家庭或朋友等人际关系时，参与者会认为这些知识不那么令人满意、更难获得，且对医疗改革的不确定性也更强。这一模式的发现与 Pecchioni 与 Spark（2007）对家庭医护人员健康信息来源的研究结果一致，家庭医护人员对互联网健康信息来源的满意度更高，但这与他们对患者的满意度和对基于人际健康信息源（即医生和护士）的偏好的研究结果不同。此外，当家庭或朋友被视为最重要的医改信息来源时，人们的信息寻求行为变少。然而，互联网仍是一个经常使用、重要的获取医改信息的来源，对那些非常在乎医改立法的持续性与成功的人而言，也应该考虑从互联网上获取相关信息。

健康和医疗政策的辩论是电视及其他媒体中经常出现的话题。虽然大多数人可能会认为健康是幸福生活必不可少的重要因素，但当讨论转向如何更好地为医疗服务提供资金、生命从哪里开始和在哪里结束、什么是合法的疗法，甚至什么类型的食物健康而什么类型的不健康时，分歧很快就出现了。简而言之，健康问题往往具有政治性和复杂性，对于专注健康传播的人来说，很多问题都很重要，如理解与健康有关的政治问题，如何在帮助人们与他人分享政治信仰方面发挥作用，以及与健康有关的政治信息如何影响个人的态度、信念和行为，等等。

第二节　信息框架理论与政治传播

大量的健康传播研究对大众传媒中健康信息的框架进行了研究。虽然信息框架理论并不总是涉及政治问题，但它可以作为一个有用的框架，帮助我们更好地理解大众传媒中政治化的健康信息。Entman（1991）认为，信息框架是选择问题的某些方面，使其在信息中更加突出，从而促进特定的定义、观点、解释、道德评价和 / 或治疗建议。信息框架在传播学的媒介效果研究中有着悠久的历史（Price & Tewksbury，1997）。在研究媒体时，框架效应是需要考虑的重要因素，因为信息的呈现方式可能会最终决定和判断问题（Levin & Geth，1998），包括健康问题。

大量的信息框架研究聚焦于收益框架与损失框架（gain-versus loss-framed scenarios）中信息的呈现方式，以及它们如何影响人们对问题的认知、意图和对问题的处理（Block & Keller，1995；Rothman et al.，1999）。收益框架信息强调的是某些行为的优势或好处，或采取这种行为的潜力，而损失框架信息强调的是从事某些行为所带来的劣势或代价。

可以想象，个人或团体的政治倾向会影响媒体对健康信息的报道方式。简而言之，较之以反对这一问题的人，支持者更有可能强调其立场的积极方面，而淡化其消极因素。你可能已经注意到，对于同一个政治问题，你会听到截然不同的观点，这取决于你是看《福克斯新闻》还是在看喜剧中心的《每日秀》。

一些研究人员发现，在影响人们的态度、信念和行为方面，损失框架往往更有影响力（Hale & XDillard，1995；Meye-Rowitz & Chaiken，1987），而其他研究人员则发现，在说服人们改变健康认知与行为方面，收益框架更有效（Rothman et al.，2006）。然而，研究发现，这两种类型的信息都可以说服受众，尽管还有许多其他变量，如信息来源的可信度、人们的认知处理能力等，都会让事情变得复杂。当我们在本章中讨论与健康相关的各种政治问题时，想想你在媒体上所看到的这些问题，它们是如何被不同政治观点的人和团体所框定的？

第三节　围绕健康和医疗的政治议题

在本节中，我们将重点介绍一些与美国健康、医疗相关的政治问题，以及在某些情况下，它们与全球医疗问题有什么相关性。为此，我们将重点放在传播在这些问题上发挥的核心作用，特别关注与健康有关的政治问题是如何在媒体中形成框架的。

（1）健康差距。不幸的是，我们是谁、住在哪里，以及赚多少钱都直接影响我们获得优质医疗服务的机会，以及改变医疗系统的政治权力。多年前，美国政府通过一项名为"健康人民 2010"（Healthy People 2010）的计划，为减少美国国内的健康差距制定了一系列目标。尽管进行了大量的研究，努力改变与健康相关的政策和立法，并在全国范围内采取措施提高医疗质量，为各地传统上被边缘化的群体提供更多医疗机会，但该计划的许多目标还远未实现。美国的弱势群体仍然无法获得优质的医疗服务，包括来自少数群体的低收入者，如非裔美国人和拉美人，生活在农村地区的人，以及低收入的老年人、妇女和儿童。

歧视和健康差距也与性取向有关，男同性恋、女同性恋和跨性别者面临着更高程度的抑郁和药物滥用（Archer, Hoff & Snook, 2009）。例如，非裔美国人患心脏病、糖尿病和癌症的比例最高（CDC, 2005）。生活在农村地区的人比城市里的人更不可能使用推荐的疾病预防筛查、接受癌症治疗，并定期去医疗机构就诊（Ndiaye et al., 2008）。这些群体的健康知识水平和受教育程度往往低于社会中较富裕的群体，就帮助这些人了解生活方式和预防行为对其健康的影响而言，难度较大。文化水平与政治权力相关，它可能会影响一个人改变其健康状况的能力，如影响政治家或在基层做一些组织动员。

由于种族主义、歧视、政府医疗计划的不足，如医疗补助和医疗保险，以及在获得充分的医疗服务方面对城市居民优于农村居民的经济政策和做法（例如，将一所技术先进的医院建在大城市比建在偏僻的小城镇在经济上更可行）等因素，许多弱势群体被边缘化。来自边缘化种族/民族群体的个人对美国的主流医疗系统表示不满（Ford & Yep，2008）。针对非裔美国人、亚裔美国人和西班牙裔患者的研究发现，这些群体经常表示，医务人员的文化敏感度低、歧视少数族裔群体且治疗效果不理想（Ford & Yep，2008；Merrill & Allen，2003；Saha，Arbelaez & Cooper，2003）。低收入群体和老年人也会遭遇来自医务人员的负面刻板印象及不充分的治疗（Becker & Newsom，2003；Greene & Adelman，2002），来自农村地区的人面临来自医务人员的负面刻板印象与歧视（Krieger，Moreland & Sabo，2010），而且由于农村地区医务人员（尤其是专家）的短缺，他们往往无法获得充足的医疗服务（Gamm，Castill & Pittman，2003）。基于种族/民族、年龄和性取向的歧视与更高水平的药物滥用有关（Kam & Cleveland，2011）。

此外，个体与个体之间，也存在着基本健康知识的巨大差异，这导致健康素养水平普遍较低。虽然这种普遍缺乏健康素养的现象在很多人群中都很突出，但在某些人群中尤其不成比例，这表明某些人群在当下的健康教育实施中被边缘化了。那些由于健康素养水平较低而更容易遭受健康风险的人，包括少数族裔群体、新移民、老年人、正规教育有限的人，他们的社会经济水平不佳且难以获得相关的健康信息（Kreps，1986；Kreps & Sparks，2008；Sparks & Nussbaum，2008）。这也说明，提升健康素养是减少健康不平等的途径之一。医疗服务是一个公共问题，但也是个人的问题，患者治疗上的健康素养差异也可能转化为对公共医疗系统、医疗改革法案与医疗决策的认知差异（Sparks，2008）。

例如，已通过的医疗法案就是2000多页复杂的法律语言。由于约25%的美国人是功能性文盲，我们可以认为，那些接受过有限正规教育的人在获取信息方面可能更困难，他们不得不在复杂的医疗改革法律系统中摸索。因此，这些群体可能会因为健康素养水平低而陷入永久的不公平循环，从而在复杂的医疗系统中更容易受到个人健康风险的影响，并在复杂的医疗系统中感到困惑。健康素养对健康传播研究人员和从业人员的影响巨大，他们的研究范围包括了健康信息的传递、理解以及随后可能出现的医疗依从性问题。

政治家、政府官员、医疗机构的行政人员、医生以及在医疗系统中有着经济利益的各种利益集团，往往比那些健康素养低的人拥有更多的政治权力。因此，尽管人们对改革医疗系统有着广泛的兴趣，但差距最大的个人并不具备政治与经济资源，更无法切入医疗系统、进行最符合其利益的改革。

（2）医疗系统问题。尽管媒体经常声称美国拥有世界上最好的医疗系统，但实际上，美国的医疗绩效排名世界第37位。然而，作为一个国家，美国在医疗上花的钱比其他任何国家都多，但美国还有许多人无法获得足够的医疗服务。即便是那些拥有某种医疗保险的个人，他们的医疗上的自付费用也造成了很多家庭无法承受的经济负担。本书的一位作者手部受伤，为医疗保险不覆盖的服务费用支付了超过5000美元，包括一些手术费用、化验费用和理疗费用。你可以想象，对于一个收入远低于大学教授的人（很可能医疗保险覆盖范围也更少）来说，这样的经济负担是难以承受的。奥巴马总统主导的医疗改革法案是对医疗危机的一个回应，然而，正如你可能已经看到、听到的，反对"奥巴马医改"的人会经常在媒体上发表反对这项法案的观点。然而，从很多方面来看，现在就评判这项法案的积极或消极影响可能还为时尚早，因为从长远来看，评估它在多大程度上有助于降低医疗成本还需要时间。这个问题不会很快消失，它将是一个关键而重要的政治健康问题，联邦最高法院将一直关注这一问题。

（3）医疗旅行：解决就医问题的对策。随着美国医疗费用的稳步增长、未投保或保险不足人群比例的增加，越来越多的人正在寻求其他国家更便宜的医疗服务，这种做法被称为医疗旅行（medical tourism）。每年有超过50万美国人到国外就医，以获得更实惠的医疗服务（GO，2008）。其他国家提供的医疗服务种类繁多，从美国严格控制的廉价易得的药品（如羟考酮或安定），到相对较小的美容手术，再到心脏瓣膜等复杂的手术，不一而足。然而，在美国境外，这些手术的费用要低得多。例如，在美国做一次心脏搭桥手术的费用通常要超过13万美元，而这项手术在泰国只需1.1万美元。美国因医疗旅行损失了数百万美元的医疗收入。这导致了美国境外的线上医疗广告增加，因为网络使境外医疗服务得以绕过美国的传统大众媒体。Mason与Wright（2011）分析了多个不同国家的医疗旅行网站，发现这些网站主要宣传其医疗的成本优势（与美国相比），以及医疗机构的异国情调（如泰国美丽的海滩），而大大淡化在国外获得医疗服务的风险，如术后护理不力、医务人员的资质问题，以及对服务不满意时拥有的合法权利。患者应该意识到网络广告中的这种偏向，以避免危险或可能更昂贵的医疗服务。但美国的医疗政策可能会继续影响人们选择境外医疗的决定，特别是当医疗费用的吸引力（以及到另一个国家旅行的经历）似乎超过了所涉风险时。对于一些人来说，能够获得美国传统医疗保险条款中不覆盖的生育治疗、变性服务和其他选择性治疗，可能足以诱惑他们到其他国家寻求这些医疗服务。

第四节　健康素养

健康差距也与健康素养（health literacy）有关。美国卫生与公共服务部（DHHS）将健康素养定义为获取、处理和理解作出适当健康决策所需的基本健康信息与服务的能力。它正迅速成为一个重要的健康传播主题，并在过去几年里受到了美国和国际的关注。

人们越来越认识到，健康素养是整个医疗过程中沟通的关键因素（Davis et al., 2002）。有研究表明，在接受如癌症和阿尔茨海默病等疾病的诊断时，患者及其家属往往面临着他们毫无心理准备的决定。令人惊讶的是，医务人员和医疗机构往往同样没有准备好帮助患者及其家属作出适合他们的决定。换句话说，健康素养对患者与医务人员都是一个问题。治疗选择通常是在不确定、模糊、信息错误、情绪激动和痛苦的环境中作出的，其结果往往不如医学进步所承诺的那般美好（O'Hair, Kreps & Sparks, 2007；Pecchioni & Sparks, 2007；Sparks, 2003a, 2003b；Sparks, O'Hair & Kreps, 2007）。

人们发现，健康素养会影响个人的健康状况。虽然人们还没有就衡量健康素养的最佳方式达成共识，但它通常涉及四个重要方面：①文化和概念性知识；②听和说（口语素养）；③写作和阅读（书面素养）；④计算能力（在医疗中使用的统计知识和其他数据）。正如 Merriman、Ades 与 Seffrin（2002）指出的那样，大多数读写能力的计算公式基于句子的长度和单词的难度，而单词难度通常会转化为单词的长度。换句话说（没有双关的意思），超过两个音节的单词比那些音节较少的单词更难。结果通常以阅读等级（RGL）表示，有时用小数或分数表示（例如"8级 RGL"或"12.5级 RGL"），且最高能完成哪个等级的阅读与个人的读写能力之间通常没有对应关系。尽管美国的大多数成年人都完成了高中学业，但平均阅读水平是八到九年级，这也是大多数报纸和电视新闻播报试图达到的阅读水平。当然，与许多其他的技能类似，如果不经常使用，阅读技能也会萎缩，因此，完成学业后不坚持阅读的人，其阅读水平也会相应降低（Merriman, Ades & Seffrin, 2002）。

健康素养较差的患者在书面和口头交流上都会存在一系列复杂的困难，这可能会限制他们对癌症等疾病的预防性筛查及症状的理解，对他们诊断的阶段也会产生不利影响（Davis et al., 2002）。此外，这些障碍妨碍了治疗方案利弊的沟通与讨论，也不利于患者对常规治疗与临床试验知情同意的理解。我们需要进行更多的研究，进而确定一些较好的方法，完成低健康素养患者的教育与沟通。

健康素养高的医生往往更善于与患者沟通。患者越来越希望更多地了解自己的健康状况和相关诊断，现在，医疗服务人员以恰当的方式提供健康信息的能力被认为是一项重要的技能（Gillotti & Applegate，1999；Sparks，2003a，2003b）。遗憾的是，医生往往仍然采取常规的医疗给予患者治疗方法，而不是根据每个病例和患者的需求来制定治疗方案。

然而，我们要认识到，健康素养不是一条单行道（即医疗服务人员的责任），患者必须学会如何从医务人员那里收集可靠的健康信息。患者健康素养的获得可能令人困惑和畏惧，但他们必须准备尽可能多的正确信息来应对可能出现的医疗状况。当患者阅读健康信息或与健康专家交谈时，重要的是要了解：关于某一疾病的统计数据不一定适用于他们的具体情况，每个患者都有不同的特点，可能导致更好的健康结果（例如，整体身体健康状况、遗传倾向、对某些药物和治疗的耐受性）。然而，毫不奇怪的是，那些只看某种疾病相关数据的人往往会失去希望和放弃治疗，甚至死亡，而对自己应该如何应对某些治疗方案一无所知，但这些知识可能会让他们多活几年甚至更长的时间，这并不奇怪。由于健康素养对患者来说是一个非常复杂的问题，美国成立了各种患者和医护人员宣传小组（例如www. pancan. org），努力提高人们对特定疾病的认识。

那些更容易存在健康风险的人，往往是因为其健康素养水平较低。这些高风险人群通常包括少数族裔群体、新移民、老年人、受正规教育有限的人、社会经济情况较差者及难以获得相关医疗信息的人（Kreps，1986；Kreps & Sparks，2008；Sparks & Nussbaum，2008；Sparks & Villagran，2010）。

除了医疗立法，缩小健康差距的其他重要机制便是媒体的健康宣导（health campaign），重点是预防和治疗对健康状况较差的人产生最大负面影响的疾病，包括心脏病、糖尿病和癌症。这些疾病是慢性疾病，需要长期治疗，费用很高。然而，它们在很大程度上与生活方式有关，如饮食与运动、吸烟与喝酒。此外，往往可以通过早期筛查来预防这些疾病。在美国，针对弱势群体的健康宣导通常强调积极的生活方式、预防性筛查教育以及克服文化障碍来改变健康行为。如果健康宣导还告诉人们改变生活方式的简单步骤，以及廉价或免费获得预防性筛查及健康服务的方式（如志愿服务诊所），就会达到最好的效果。遗憾的是，这种努力往往与以盈利为基础的医疗机构相悖，且健康状况较差的人往往也不信任这些健康宣导的发言人或消息来源，弱势群体长期遭受偏见和歧视，在他们眼中，健康宣导的设计者们与歧视他们的人没有差别。对弱势群体的文化误解和刻板印象会导致这样一种状况：当健康宣导的信息设计不当或无意中对目标人群进行污名化时，结果必然是弊大于利。例如，非裔美国人经常根据同伴和家庭的社会关系网作出医疗决定，而不会受到以医生为代言人的宣导信息影响。在这种情况下，针对非裔美国人社区内的社会环境或利用同龄人、家庭成员或可信赖的社区领袖开展健康活动，会更有效地改变其行为（Ndiaye et al.，2011）。

此外，旨在加强医患沟通的干预措施可能有助于缩小健康差距（Ndiaye et al.，2011）。已有研究发现，医护人员对少数群体的刻板印象会影响医疗的质量，因此，我们应对其进行干预，让医务人员了解文化差异的重要性，并教会他们与边缘群体互动时的有效沟通策略。

健康传播研究的一个重要目标就是改善医务人员对健康信息的获取，特别是在农村、服务不足和少数族裔群体居住的社区，这也是美国国家医学图书馆联盟（National Network of Libraries of Medicine，NN/LM）的目标（Witte，1998）。研究表明，人们越来越了解传播如何才能激发出理想的健康行为（Sparks & Villagran，2010）。

正如 Kreps 与 Sparks（2008）所指出的那样，就癌症认知相关的健康差距而言，移民是美国社会中最脆弱的群体之一。在全球范围内，特别是中低收入国家，移民与贫困人群也存在着癌症发病率和死亡率居高不下的问题。遗憾的是，目前的工作还严重不足，无法为移民提供相关的健康信息，使他们能在知情的状况下作出最佳医疗决策。健康传播包括疾病预防促进和健康促进的所有方面，并与很多方面相关，包括医患关系，个人对健康信息的接触、搜索与使用，个人对临床建议和治疗方案的坚持，公共健康信息与宣导的构建，个人与群体健康风险的传播，大众媒体与整个文化中的健康形象，以及教育公众如何接入公共健康与医疗系统。

就健康的利弊进行有效沟通至关重要，但深入到美国的移民群体时，这个问题却很复杂。移民往往是最脆弱的医疗服务对象，面临的风险最大，发病率和死亡率显著高于其他人群（Kreps & Sparks，2008），其次是老年人（Sparks & Nussbaum，2008）。弱势群体往往有着严重的健康素养障碍，在与其医务人员沟通时，存在着文化障碍，此外，他们在获取、理解相关健康信息方面也存在困难（Gaz-Mararian et al.，2003）。这些消费者往往对很多东西感到困惑与误解，如医疗服务、早期检测指南、疾病预防措施、治疗策略以及处方药的正确使用方法，这都会导致严重的错误及健康问题（IOM，2002）。

此外，我们需要重点关注那些与普通人有较大健康差距的个体，充分利用家庭、同伴的社会支持，推动他们向更积极的生活方式改变，并对预防性筛查进行干预，这都有可能有效缩小健康差距。

第五节　疾病污名化、歧视

许多健康问题，如艾滋病病毒/艾滋病、饮食失调和精神疾病，往往都与被污名化或负面刻板印象有关。疾病的污名化导致了贬低、歧视及拒绝给予患者适当的医疗服务等问题（McCarthy，Koval & MacDonald，1999）。例如，艾滋病病毒/艾滋病感染者经常受到保守派的指责，他们谴责男同性恋者之间的性行为、静脉注射毒品，以及其他被视为道德上应受谴责的行为。如果危险行为（如吸烟和饮酒）被视为道德问题或不负责任的结果，那么，肺癌、肝病这样的疾病也可能被政治化。在这种情况下，当人们遇到身患污名化疾病的人时，可能会出现"指责受害者"（blaming the victim）行为。Smith（2011）认为，了解污名如何在社会中传播，以及人们对污名化疾病的认知如何威胁被污名化群体获得正当权利及医疗资源，会使身患污名化疾病的人受益。此外，污名还会使被污名化的个体面对更大的压力、有限的社会支持及社会退缩（social withdrawal）。

例如，感染艾滋病病毒的人常常因自身的健康状况而背负污名，这可能会让他们远离他人（而不是寻求社会支持），进而导致更严重的抑郁。艾滋病病毒感染者的抑郁与 CD4 免疫细胞数量的快速下降、艾滋病病情恶化及死亡率上升都有相关性（Ickovics et al.，2001；Lesserman，2003）。

此外，人们越来越重视减少对心理健康的污名化与歧视（Rusch，Angermeyer & Corrigan，2005）。与心理健康作斗争的人往往要与多种问题作斗争，这些患者及其家人不仅要应付疾病本身的症状，而且还可能面临着诸如反复出现的幻觉、妄想、焦虑或情绪变化等问题，这些症状会使患有精神疾病的人难以工作或难以维持良好的日常生活。其次，由于缺乏对精神疾病的了解及认知，整个社会普遍存在着对这些人的污名化和歧视（有些人虽然能很好地控制自己的疾病状况并可以正常工作，但由于雇主对他们的歧视，他们仍然很难找到工作）。因此，精神疾病患者不仅会由疾病症状本身造成困难，还会因社会反应而造成不利影响。更为复杂的是，一些精神疾病患者可能会接受人们对精神疾病的普遍偏见，将其转化为对自己的偏见，然后失去自信。

正如 Sparks 与 Villagran（2010）所说，对于诊断和治疗个人心理健康来说，沟通至关重要，因为这些症状的产生往往基于那些被认为"非正常"或"越轨"的行为。心理健康经常会影响患者的家庭、朋友和社会支持网络，这甚至在他们走进医生办公室的几个月甚至几年之前就已存在。确诊精神疾病前的互动会极大地影响到患者对自己的看法，以及患者与周围交流、建立联系的方式，这将构建患者一生的社会身份（Sparks et al.，2010）。病例有严重也有简单，但所有的心理健康问题都有其沟通与行为特征，这会让它与我们的社会身份显著相关。这种污名化阻碍了我们就心理健康问题与家人、传统社会支持网络的坦诚沟通，使得患者与医务人员之间的互动变得尤为重要（Sparks et al.，2010）。

然而，被污名化的群体（及其医疗人员）可以通过组织社群（面对面和虚拟的）来改变公众对其疾病的认知。在社群中，个体可以相互支持，向政府机构和医疗机构申请支持，进行传播干预，通过教育改变人们对污名化疾病的态度与观念（Smith，2011）。Smith（2011）尤其提倡开展宣导，增加公众与被污名化人群之间的互动。这类活动有助于打破成见，增加人们对被污名化疾病患者的同理心。

第六节　国际健康传播的议题

技术的进步，包括通信技术和经济全球化，使世界比历史上任何时期都更加紧密地联系在一起。中国作出的环境决策（如政府对碳排放的监管）、美国高度依赖于工业化养殖，都会影响整个地球（不仅仅是个别国家）。正如我们在第八章中所看到的，气候变化、自然灾害和人为灾害造成的经济混乱及艾滋病、禽流感等流行病都可能在全球范围内影响人类的健康与福祉。随着全球各国之间的相互依存，我们看到了越来越多的国际政治辩论，讨论各个国家为预防健康风险、促进健康行为应采取的最佳政策与做法。就商业、文化与个人行为而言，我们不能认为美国是一个孤立的国家，因为其中许多行为都会对整个地球的健康产生广泛的影响。

气候变化会降低空气质量，引发更多的极端天气事件，创造有利于食物、水和病媒传染疾病的条件，以及加剧热应激条件，增加全世界的健康危害（Villagran et al.，2008）。所有这些情况都有很大可能对我们全世界的健康产生负面影响。

尽管许多人认为，气候变化只对野生动物和环境构成威胁，但气候变化对人类健康也有重大影响（Costello et al.，2009；Maibach，Roser-Renouf & Leiserowitz，2008）。气候变化素养可以发挥巨大的作用，因为它与个人现有的健康问题息息相关。患有气候变化相关疾病的患者需要更多的信息和背景，如环境危害如何导致健康问题（Villagran et al.，2008）。根据世界卫生组织的估计，全世界24%疾病和23%死亡源于可调节的环境因素（Pruss-Ustun & Corvalan，2006）。

医务人员通常是社区中具有影响力的领导者，因此，他们可以在增加与气候变化有关的理解、知识、功效及后续行为改变方面产生巨大影响（Villagran et al.，2008）。

小结

了解健康问题的政治基础对研究健康传播非常重要。此外，就媒体和日常信息来源所传递的各种政治观点而言，我们还要知道它们如何影响了人们对健康的现有认知与信念。在新媒体环境下，个人比以往任何时候都有更多的选择，可以从媒体获得与他们现有理念一致的信息。正如我们所看到的，围绕健康和医疗问题，目前存在着各种各样的政治议题。了解健康类政治信息的来源、信息的框架特点及信息对受众的影响，已经成为健康传播研究的重要组成部分，并且，它可能会继续激发更多的研究。

参考文献

Archer, R., Hoff, G. L., & Snook, W. D.（2009）. Tobacco use and cessation among men who have sex with men. American Journal of Public Health, 95, 929.

Becker, G., & Newsom, E.（2003）. Socioeconomic status and dissatisfaction with health care among chronically ill African Americans. American Journal of Public Health, 93, 742 – 748.

Block, G., & Keller, P.（1995）. When to accentuate the negative：The effects of perceived efficacy and message framing on intentions to perform a health-related behavior. Journal of Marketing Research, 32, 192 – 203.

Centers for Disease Control（CDC）.（2005）. Health disparities experienced by racial/ ethnic minority populations—United States. Morbidity and Mortality Weekly Report, 54, 1 – 3.

Costello, A., Abbas, M., Allen, A., Ball, S., Bell, S., & Beliamy R. et al.（2009）. Managing the health effects of climate change. Lancet, 373, 1693 – 1733.

Crowley, S.（2012）. Health care reform and the Supreme Court（Affordable Care Act）. New York Times, July 29. Retrieved August 1, 2012, from http：//topics. nytimes. com/top/ reference/timestopics/organizations/s/ supreme_court/affordable_are_act/index.html.

Davis, T. C., Williams, M. V., Marin, E., Parker, R. M., & Glass, J.（2002）. Health literacy and communication. CA：A Cancer Journal for Clinicians, 52, 134 – 149.

Doherty, R.（2010）. The certitudes and uncertainties of health care reform. Annals of Internal Medicine, 152, 679 – 682.

Dutta-Bergman, M. J.（2004）. Primary sources of health information：Comparisons in the domain of health attitudes, health cognitions, and health behaviors. Health Communication, 16, 273 – 288.

Entman, R. M.（1991）. Framing：Towards clarification of a fractured paradigm. Journal of Communication, 43, 51 – 58.

Ford, A. L., & Yep, G. A.（2003）. Working along the margins：Developing community-based strategies for communicating about health with marginalized groups. In T. L. Thompson, A. M. Dorsey, K. I. Miller, & R. Parrott（Eds）, Handbook of health communication（pp. 241 – 262）. Mahwah, NJ：Erlbaum.

Gamm, L., Castillo, G., & Pittman, S.（2003）. Access to quality health services in rural areas—Primary care. In L. D. Gamm, L. L. Hutchison, B. J. Dabney, & A. Dorsey（Eds）, . Rural healthy people 2010：A companion document to healthy people 2010（Vol. 1., pp. 45 – 51）. College Station, TX：The Texas A & M University System Health Science Center, School of

Rural Public Health, Southwest Rural Health Research Center.

Gazmararian JA, Williams MV Peel J, Baker, DW. (2003). Health literacy and knowledge of chronic disease. Patient Education and Counseling, 51, 267 – 275.

Gill, E. A., & Babrow, A. S. (2007). To hope or to know: Coping with uncertainty and ambivalence in women's magazine breast cancer articles. Journal of Applied Communication Research, 35, 133 – 155.

Gillotti, C. M., & Applegate, J. L. (1999). Explaining illness as bad news: Individual differences in explaining illness-irelated information. In B. B. Whaley (Ed.), Explaining illness: Research, theory, and strategies (pp. 101 – 120). Mahwah, NJ: Lawrence Erlbaum.

Go, P. (2008). Why is medical tourism so popular in America? Retrieved July 22, 2012, from http: / / ezinearticles. com/? Why-Is-Medical-Tourism-So- Popular-In-America& id=1170333.

Greene, M. G., & Adelman, R. D. (2001). Building the physician-older patient relationship. In M. L. Hummert & J. F. Nussbaum (Eds), Aging, communication, and health: Linking research and practice for successful aging (pp. 101 – 120). Mahwah, NJ: Lawrence Erlbaum.

Hale, J. L., & Dillard, J. P. (1995). Fear appeals in health promotion campaigns: Too much talk, too little, or just right? In E. Maiback & R. L. Parrott (Eds), Designing health messages: Approaches from communication theory and public health practice (pp. 65 – 80). Thousand Oaks, CA: Sage.

Ickovics, J. R., Hamburger, M. E., Vlahov, D., Schoenbaum, E. E., Schuman, P., Boland, R. J. et al. (2001). Mortality, CD4 cell count decline, and depressive symptoms among HIV-seropositive women: Longitudinal analysis from the HIV Epidemiology Research Study. Journal of the American Medical Association, 285, 1460 – 1465.

Institute of Medicine (IOM). (2002). Unequal treatment: Confronting racial and ethnic disparities in health care. Washington, DC: National Academy of Sciences Press.

Kreps, G. L., & Sparks, L. (2008). Meeting the health litracy needs of vulnerable populations. Patient Education and Counseling, 71(3), 328 – 332.

Krieger, J. L., Moreland, J., & Sabo, J. (2010, November). Hillbilly or redneck? Linguistic stereotypes of rural Americans. Paper presented to the Intercultural Division at the annual meeting of the National Communication Association, November 15 – 19, San Francisco, CA.

Lesserman, J. (2003). HIV disease progress: Depression rates, stress, and possible mechanisms. Biological Psychiatry, 54, 295 – 306.

Levin, I. P., & Gaeth, G. L.(1988). Framing of attribute information before and after consuming the product. Journal of Consumer Research, 15, 374 – 378.

Maibach, E. W., Roser-Renouf, C., & Leiserowitz, A., (2008). Communication and marketing as climate change-intervention assets: A public health perspective. American Journal of Preventive Medicine, 35, 488- 500.

Mason, A., & Wright, K. B. (2011), Framing medical tourism: An examination of appeal, risk, convalescence, accreditation, and interactivity in medical tourism websites. Journal of

Health Commimication, 16, 163 – 177.

McCarthy, G. M., Koval, J. J., & MacDonald, J. K. (1999). Factors associated with refusal to treat HIV-infected patients: The results of a national survey of dentists in Canada. American Journal of Public Health, 89, 541 – 545.

Merrill, R. M., & Allen, E. W. (2003). Racial and ethnic disparities in satisfaction with doctors and health problems in the United States. Ethnicity & Disease, 13, 492 – 498.

Merriman, B., Ades, T., & Seflrin, J. R. (2002). Health literacy in the information age: Communicating cancer information to patients and families. CA: A Cancer Journal for Clinicians, 52, 130 – 133.

Meyerowitz, B., & Chaiken, S. (1987). The effects of message framing on breast self-examination attitudes, intentions and behaviors. Journal of Personalily and Social Psychology, 52, 500 – 510.

Netherlands Ministry of Justice. (1999). Fact sheet: Dutch drugs policy. Utrecht: Trimbos Institute, Netherlands Institute of Mental Health and Addiction. Retrieved 22 July 2012, from http: / /www. minjust. nl: 8080/a_beleid/ feet/cfact7. htm.

Ndiaye, K., Krieger, J. L., Warren, J. R., & Hecht, M. L. (2011). Communication and health disparities. In T. L. Thompson, R. Parrott, & J. F. Nussbaum (Eds), The Routledge handbook of health communication, 2nd ed. (pp. 469 – 481.). New York: Routledge.

O'Hair, H, D., Kreps, G. L., & Sparks, L., (2007). Conceptualizing cancer care and communication. In H. D. O'Hair, G. L. Kreps & L. Sparks (Eds), Handbook of communication and cancer care (pp. 1 – 12). Cresskill, NJ: Hampton Press.

Pecchioni, L. L., & Sparks, L. (2007). Health information sources of individuals with cancer and their family members. Health Communication, 21 (2), 143 – 151.

Price, V., & Tewksbury, D. (1997). News value and public opinion: A theoretical account of media priming and framing. In G. Barnett & F. J. Bosters (Eds), Progress in communication sciences (pp. 214 – 257). New York: Ablex. Pruss-Ustun, A., & Corvalan, C. (2006). Presenting disease through health environments. Paris: World Health Organization (WHO).

Rothman, A. J., Martino, S. C., Bedell, B. T., Detweiler, J., & Salovey, P. (1999) The systematic influence of gain and loss-framed messages on interest in and use of different types of health behavior. Personality and Social Psychology Bulletin, 25, 1355 – 1369.

Rothman, A. J., Bartels, R. D., Wlaschin, J., & Salovey, P. (2006). The strategic use of gain- and loss-framed messages to promote health behavior: How theory can inform practice. Journal of Communtication, 56, S202 – S220.

Rusch, N., Angermeyer, M. C., & Corrigan, P. W. (2005). Mental illness stigma: Concepts, consequences, and initiatives to reduce stigma. European Psychiatry, 20, 529 – 539.

Saha, S., Arbelaez, J. J., & Cooper, L. A. (2003). Patient-physician relationships and racial disparities in the quality of health care. American Journal of Public Health, 93, 1713 – 1719.

Smith, R. A. (2011). Stigma, communication, and health. In. T. L. Thompson, R. Parrott, & J.

F. Nussbaum (Eds) , The Routledge handbook of health communication, 2nd ed, (pp. 455 – 468.). New York: Routledge.

Sparks, L. (Ed.). (2003a). Cancer communication and aging [Special issue]. Health Communication, 15(2).

Sparks, L. (2003b). An introduction to cancer communication and aging: Theoretical and research insights. Health Communication, 15, 123 – 132.

Sparks, L., & Villagran, M. (2010). Patient and provider interaction: A global health communication perspective. Cambridge: Polity Press.

The Commonwealth Fund (2010). What will happen under health reform—and what's next? Columbia Journalism Review, 1 – 12. http: / /www. commonwealthfund. org/ ~/ media / Files / Publications / Other/2010/2010-CJR_insert_What_Next_web_415.pdf.

Villagran, M. M., Weathers, M. Keefe, B., & Sparks, L. (2010). Medical providers as global warming and climate change health educators: A health literacy approach. Communication Education, 59(3), 312 – 327.

第十二章
展望健康传播研究的未来

在本书的每一章中，我们都强调了健康传播研究在各类语境下的各种研究和理论趋势。正如我们所看到的那样，这些语境包括医患沟通、护理、社会支持、组织传播及新技术的使用、大众传播、健康传播宣导与政治传播。虽然这些领域的重点研究及相关理论会在未来继续向前，但社会、医疗和传播技术的变化表明，健康传播领域的一些新兴趋势可能会变得很重要。

本章简要地介绍一些有前景的健康传播研究领域，这些领域很可能成为未来的研究趋势。为此，本章将关注多个主题，如媒体融合与自我护理、心理健康问题、跨文化健康传播的新趋势与新研究，以及风险/危机传播研究的发展。此外，本章将简要讨论当前健康传播研究的一些局限。

第一节　健康与新传播技术的新趋势与挑战

随着各种新的传播技术将持续得到开发与采用，这些技术的应用将进一步改变医患互动、社会支持、与医疗机构的沟通、健康传播活动和许多传播的其他层面。

例如，计算机技术、无线技术、生物反馈（biofeedback）①、软件、应用软件、卫星技术等许多领域的创新可能会带来更深层次的媒体融合（或几种技术的结合），设备和应用程序将为我们提供更大的便利和效率，在某些情况下还会降低成本。对于那些拥有手机或平板电脑以及使用社交网站、智能手机应用程序的人来说，他们可能对技术的日新月异有很好的感知。正如我们在本书中所看到的那样，健康世界中也发生了类似的变化，包括电子病历、用以监测健康状态的智能手机/计算机应用程序、以计算机为媒介的健康支持增加，以及健康宣导中的电脑化信息定制，随着这些创新与更新的创新相结合或被其取

① 指通过一些仪器来测量生理指标，借此更加了解人们心智想法的运作并且改善它们的一系列方法。——译者注

代，健康领域可能会出现变革。

新传播技术的快速变化将给健康传播的研究者的研究和理论发展带来众多挑战。随着新技术的采用，一些研究将变得更加复杂，比如如何使用技术、技术对健康的影响等。健康传播的研究者很可能需要发展新的模型与理论，以便作出有力解释。健康传播如何使用新媒体技术？这种使用对公众会带来什么样的影响？

在以切实可行的方式应用技术影响那些有着最大医疗需求的人的健康方面，有许多障碍可能会给健康传播的研究者和其他科学家、政府机构、医务人员带来挑战。这些障碍包括：财政资源有限而导致的新技术应用受限、某些人群的受教育与文化水平较低，以及医疗机构的成本。还有一些其他因素，比如研究人员、行政人员和医务人员不愿意采用新技术。

第二节　心理健康传播的新趋势与挑战

有心理健康问题的患者往往特别容易受到健康风险的影响，并有独特的沟通需求，因此，我们必须充分解决这些需求，才能为他们提供维护自身健康所需的相关信息。根据美国药物滥用与心理健康服务管理局（Substance Abuse and Mental Health Services Administration）的数据统计，每年有近五分之一的美国成年人，也就是超过4500万人，会患上某种形式的精神疾病。在加利福尼亚这样的大州，这意味着740万成年人患有精神类疾病。由于心理健康问题经常会带来污名和尴尬，许多人都无法得到他们需要的专业帮助。

娱乐和新闻媒体中的心理健康信息已经得到了健康传播研究者和非营利组织的关注，如加州心理健康服务管理（CalMHSA）。这些组织经常与娱乐行业协会及几个相关组织合作，在娱乐和新闻媒体上进行宣传活动，负责任地呈现心理健康疾病。

例如，评估关于自杀的新闻报道、描述戒毒者的电视节目、对双相情感障碍和精神分裂症的症状描述是否准确、处方药使用的准确性（如滥用止痛药），以及许多其他精神疾病的呈现。这项倡议的目标是确保新闻和娱乐媒体（包括印刷媒体）负责任地描述心理健康问题，并减少与我们社会所面临的无形或不太明显的疾病相关的污名化和歧视。

第三节　跨文化健康传播的新趋势与挑战

从健康传播的角度来看，解决跨文化健康问题的健康宣导越来越重要，从关注美国境内移民和其他少数族裔群体与普通人的健康差距到全球健康需求，不一而足。这种方法涉及跨学科、多层次的综合研究，希望揭示社会与自然环境、行为要素及生物途径间复杂的相互作用，这些因素决定了医疗服务不足人群的健康与疾病，所有这些都可以帮助我们理解和缩小健康差距。

对于美国的移民群体来说，对健康利弊有效传播的需求尤为迫切，但也极为复杂。他们是最脆弱的医疗消费群体，其发病率和死亡率明显高于其他人群。他们往往是现代社会最贫穷、受教育程度最低及权利被剥夺得最严重的群体，每个人的健康水平都不一样，导致了该群体惊人的发病率和死亡率。弱势人群往往有严重的健康素养障碍，在获取、理解健康信息方面面临着跨文化传播的障碍，并且往往对医疗服务、早期检测指南、疾病预防措施、治疗策略和处方药的正确使用感到困惑与误解，这可能导致严重的错误与健康问题。

弱势移民群体在健康方面存在严重差异，他们迫切需要与自身文化相关、准确而及时的健康信息，其成员通常包括老年人、移民、社会经济地位低下的人和少数族裔。在美国，许多弱势移民患者的母语并非英语，面临严重的语言障碍和健康素养障碍，就需要适应性强、符合其文化特性的传播策略，为其提供所需的健康信息。

有时，由于语言障碍，医务人员可能会在跨文化对话中遇到困难。涉及疾病原因与恰如其分的治疗时，如果癌症患者来自不同的文化背景，有可能会导致各类信息混杂。此外，就疾病与治疗而言，患者也有其文化信仰或价值观，但如果医务人员认为患者不如自己时，刻板印象就会影响到他们之间的坦诚交流。由于这一因素，研究人员发现，人们经常会寻找与自己文化背景相似的医务人员，因为有相同的价值观，或者他们可能会依靠家庭成员（可能有也可能没有医学知识）来提供医疗服务。这是一种转换策略，即人们寻找与自己相似的人。具有文化敏感性的健康传播是必不可少的，可以为弱势的消费者提供健康促进与医疗服务的信息。

第四节　风险/危机传播的新趋势与挑战

在未来，风险传播将继续成为健康传播研究中一个蓬勃发展的领域。正如我们在第八章中所说，风险传播涉及广泛，包括在悲剧发生前向公众、主要的州和地方政府、非政府部门提供健康/风险信息与应对策略。公共卫生领域的风险传播战略通常涉及三大部分：①农业、食品、饮用水、传染病和疫苗；②心理健康和一般公共卫生；③化学、生物、核和放射性威胁。风险传播可以涉及一系列问题，从癌症、艾滋病等令人恐惧的疾病到心理健康，再到地震与海啸（如日本）、学校暴力（如弗吉尼亚理工大学）等。有时候，疾病在科学上的不确定性会让人们怀疑自己可能通过哪些渠道感染疾病。

通过风险传播，传播者希望为公众提供一些信息，例如，某种行为或信息接触的预期结果是好还是坏？程度是强还是弱？通常，它是关于不良结果及该结果发生概率的讨论。在某些情况下，风险传播被用来帮助个人作出选择，是否接受医疗、是否继续住在核电站旁边、是否忽略遗传风险，以及是否为健康的婴儿接种百日咳疫苗。在某些情况下，风险传播被用于帮助个人适应已经发生的事情，如接触有害的致癌物质可能使他们未来面临更严重的健康风险，如癌症。

风险传播的进展比以往更加普遍。美国疾病控制与预防中心（US Center for Disease Control and Prevention）等联邦机构提供了现成的传播方案，可供寻求制定信息的专业人士使用，这让面对公众的风险传播有了更多的成功机会。美国国土安全部提供了一个"信息映射"（Message Mapping）计划，为开发与特定受众形成共鸣的信息提供了详细指导。随着风险传播研究的不断深入，更有效的警告、提醒与预防措施会逐渐出现，我们将有更多机会来减少伤害。对这项研究的投资将被用于保护公众。

第五节　健康传播研究的理论、方法与推广

任何情况下的社会科学研究都会给研究者带来许多挑战。尽管健康传播的研究者有最好的研究思路、方法设计和研究分析技能，但每项研究都有局限性。这些局限性可能是研究所忽略的问题，可能是研究参与者所造成的问题，也有可能是以有意义的方式传播研究成果，从而最终改变健康行为或对目标人群产生影响的问题。

尽管代表众多学科的学者们对健康传播研究作出了巨大贡献，但健康传播仍然是传播学科中一个相对年轻的领域，因此，我们需要通过发展新的理论、探索新（研究）方法来推进。正如我们在本书中所看到的，健康传播的领域非常宽广，仍有许多层面不为公众所理解。未来，我们需要更多的跨学科工作，将医学、心理学、社会学、政治学、传播学、护理学、药理学、计算机科学及公共卫生等不同学科的研究人员汇集在一起，努力完善、创造新的理论和研究方法，以更好地满足每个个体的健康需求。

例如，许多健康传播研究者在实验和调查研究中都依赖本科生样本，这就限制了研究结果的普遍性。公平地说，在对非学生群体（包括癌症患者、面临健康差距的少数族裔和有健康问题的老年人）进行研究方面，健康传播领域的研究者往往优于传播学科的其他领域。然而，研究人员可能很难接触到一些人群，即使找到这些人，通过合适的研究方法对其进行研究也是一种挑战。在研

究面临某种疾病、歧视和低文化水平的人群时，我们需要考量一系列伦理和实际问题。此外，所有的研究方法都有其局限性，调查只能让我们就问卷中测量的变量之间的关系得出某些结论，内容分析法并不总能适用于社交网站或医院网站等环境中的大量信息或资料，自然主义设计仅限于（相对）少数人的经验。实验设计可能也很麻烦，研究人员可能很难尝试使用严格控制的实验设计来研究某些人群。此外，实验设计可能缺乏真实感，不能准确反映实验室外的健康行为。

最后，基于经验的研究成果，健康传播的研究人员需要通过一种有意义的方式，将其传递给最有可能受益于此的人群。研究结果推广的其中一个障碍是，大多数健康传播的研究人员都受过高等教育，拥有一系列出色的研究技能，他们习惯于通过期刊文章、书籍章节和会议论文与其他学者交流研究结果，而普通人则可能对科学研究方法、理论、统计数据和学术术语的理解相对不足，因此，对那些最需要了解研究意义的人群而言，这种传播研究结果的方式影响不大。为了使健康传播研究具有变革性，研究人员、公共卫生官员和医务人员必须找到更好的方法，将研究结果及其影响转化为通俗易懂的语言。此外，为了找到更好的方法触达高风险人群并向其提供其所需信息，研究人员、公共卫生官员和医务人员应尽其所能，更全面地了解这些人群的需求、文化习俗、障碍与特点。

小结

健康传播仍将是传播学和其他学科中一个充满活力的研究领域。在健康传播研究相对较短的历史中，学者们为我们理解健康的本质、传播在各类健康问题上发挥的关键作用作出了不可估量的贡献，包括医患互动的洞察、社会支持与健康的深入理解、医务人员和健康宣导设计者如何更好地接触、服务于多元文化人群的建议，以及如何更好地影响人们改变有损其健康的危险行为、保持有益于持久健康的行为，等等。然而，正如我们在全书和本章所看到的，在开展研究、将研究转化为对公众和医疗系统产生重大影响的实操性建议上，健康传播的研究者依然面临着众多挑战。

索引